编委会

主 编

李卫强　朱西杰　赵　仁

副主编

杨利侠　徐建虎　魏雪红　崔瑞琴

编写人员

李卫强　朱西杰　赵　仁　杨利侠

徐建虎　魏雪红　崔瑞琴　龙一梅

韩金荣

宁夏中医消化病诊疗经验集萃

李卫强题

李卫强 朱西杰 赵 仁 ——主编

NINGXIA
ZHONGYI
XIAOHUABING
ZHENLIAO
JINGYAN
JICUI

黄河出版传媒集团
阳光出版社

图书在版编目（CIP）数据

宁夏中医消化病诊疗经验集萃 / 李卫强, 朱西杰,
赵仁主编. -- 银川 : 阳光出版社, 2019.6
ISBN 978-7-5525-4942-3

Ⅰ. ①宁… Ⅱ. ①李… ②朱… ③赵… Ⅲ. ①消化系
统疾病 - 中医临床 - 经验 - 中国 - 现代 Ⅳ. ①R259.7

中国版本图书馆CIP数据核字(2019)第133958号

宁夏中医消化病诊疗经验集萃　　李卫强 朱西杰 赵 仁 主编

责任编辑　郑晨阳
封面设计　晨　皓
责任印制　岳建宁

黄河出版传媒集团
阳 光 出 版 社　出版发行

出 版 人　薛文斌
地　　址　宁夏银川市北京东路139号出版大厦（750001）
网　　址　http://www.ygchbs.com
网上书店　http://shop129132959.taobao.com
电子信箱　yangguangchubanshe@163.com
邮购电话　0951-5014139
经　　销　全国新华书店
印刷装订　宁夏银报智能印刷科技有限公司
印刷委托书号　（宁）0013919

开　　本　720 mm×980 mm　1/16
印　　张　18.5
字　　数　300千字
版　　次　2019年6月第1版
印　　次　2019年11月第1次印刷
书　　号　ISBN 978-7-5525-4942-3
定　　价　48.00元

前　言

医界有云："熟读王叔和，不如临证多。"名老中医的学术经验与技术专长，是中医理论与实践相结合的结晶，是活的中医临床学科的精华荟萃。名老中医经验整理是继承和发扬中国传统医药学、培养造就高层次中医临床人才的重要途径。

2015年12月22日，习近平总书记在致信祝贺中国中医科学院成立60周年指出："中医药学是中国古代科学的瑰宝，也是打开中华文明宝库的钥匙。""深入发掘中医药宝库中的精华，充分发挥中医药的独特优势，推进中医药现代化，推动中医药走向世界，切实把中医药这一祖先留给我们的宝贵财富继承好、发展好、利用好，在建设健康中国、实现中国梦的伟大征程中谱写新的篇章"。

中国工程院院士王永炎教授及国医大师邓铁涛教授、朱良春教授等老一辈中医大家亦提出成就优秀中医临床人才的必由之路即是"读经典、做临床、跟名师"。

宁夏中医药事业发展起步较晚，力量较薄弱，人才梯队建设较为缓慢，中医经验整理相对较少。但黄河千载，惟蕴灵而涤俊；雪水百回，岂空逝而无歌。宁夏中医人在不断奋进，不断拼搏，先后涌现出了董平、雷声远、李遇春等一批名老中医专家，他们学术经验丰富，临床疗效显著。

本书首次对宁夏地区名老中医消化病诊疗经验进行认真体悟、深入挖掘整理，书中包括个人简介、学术思想研究以及多年中医消化病临证诊疗经验。达尔文说过："科学就是整理事实，从中发现规律，作出结论。"经验是一切认识的起点，通过对宁夏地区中医消化病诊疗经验的整理，便于后人从中汲取营养，体会和感受中医的疗效和魅力。另一方面通过将经验上升为理性认识即学术思想，可以更好地把握疾病本质，认识和治疗疾病，使老中医药专家经验发挥很好的辐射作用，造福患者。

本书在整理过程中得到诸多中医专家的大力支持，宁夏医科大学给予本书学术著作出版基金支持，中医学院领导和老师也给予很大帮助。此外，黄河出版传媒集团阳光出版社景岚总编辑和郑晨阳编辑也为本书的出版付出大量心血，在此一并表示感谢！

因编者水平有限，对老中医经验的认识感悟存在一定不足之处，敬请批评指正。

目 录

董 平 / 001

    学术思想 / 001

    学术经验 / 005

雷声远 / 009

    脾胃病诊疗经验 / 010

李遇春 / 027

    学术思想 / 027

    脾胃病证治经验 / 032

高亚陇 / 046

    治疗脾胃病学术思想及临床经验 / 047

汪建勋 / 055

    治疗胃痛经验 / 055

张凤武 / 058

    治疗脾胃病学术思想 / 059

    脾胃病治疗经验 / 068

    慢性胃炎辨证与辨病相结合 / 075

    慢性萎缩性胃炎从瘀毒论治 / 078

张 武 / 085

胃萎Ⅰ号治疗湿热型慢性萎缩性胃窦炎经验 / 085

朱西杰 / 088

学术思想 / 089

脾胃病临证治疗经验 / 103

韩继忠 / 127

学术思想 / 128

临床经验 / 133

李培润 / 138

从幽门三因素论治胆汁反流性胃炎经验 / 139

孙希圣 / 143

学术思想 / 143

消化病证治经验 / 148

冯奇刚 / 184

学术思想 / 185

临证诊疗经验 / 191

任进忠 / 194

慢性虚寒性胃病泡酒方治疗经验 / 194

钟仁寿 / 197

学术思想 / 197

加味仁寿五神汤治疗脾胃病经验 / 201

赵 凯 / 210

　　自拟三乌汤治疗慢性萎缩性胃炎 / 211

李生智 / 216

　　脾胃病临床诊疗经验 / 216

李淑英 / 218

　　过敏性结肠炎中医辨治经验 / 219

刘仁庆 / 222

　　脾胃病诊疗经验 / 222

邓存国 / 241

　　学术思想 / 241

　　临床经验 / 242

李卫强 / 248

　　学术思想 / 248

　　脾胃病临证诊疗经验 / 268

董 平

男，银川市中医医院中医内科原主任医师，从医50多年，学验俱丰，其治病常善化裁古方，自拟新方，方中有方，法外有法，圆机活法在脾胃病诊疗方面具有丰富的临床经验。善治内科疑难杂症，如各种胃炎、消化性溃疡、乙肝、早期肝硬化、糖尿病、胆囊炎、胆石症、头痛、眩晕、咳嗽、慢性肾炎、肾病综合征等。

❋ 学术思想

1. 重在升清降浊，调理脾胃气机

脾主升清，升则健；胃主降浊，降则和。《吴医汇讲》云："治脾胃之法，莫精于升降。"董老非常重视调理脾胃的升降气机，创制健脾和胃汤，主治中运不振、湿滞中焦、脾胃不和、升降失常所致各症，特设升清降浊2组药物理顺中焦气机，以达到健脾和胃之目的。方用党参、白术、茯苓、炙甘草、生麦芽健脾益气，升举清阳；用枳实、厚朴、半夏、陈皮、生姜理气化滞，降胃泄浊；用丹参和血化瘀止痛；砂仁壳芳香醒脾，行气宽中而不伤胃津。全方升降互济，消补兼施，调理气机，兼和血络。故能取得嗳呃平、泄利止、湿浊化、痞满除、脾运健、胃纳增之佳效。若偏寒者，加干姜、吴茱萸、桂枝以理中暖胃化饮；偏热者去生姜、半夏、砂仁壳加蒲公英、川黄连、焦栀子、竹茹以清中和胃；夹食者，加焦三仙，鸡内金、炒莱菔子以消食导滞；夹瘀者，加桃仁、红花、没药、延胡索以活血化瘀；夏令夹湿者，

改砂仁壳为砂仁，去枳实、丹参、生姜，加藿香、白扁豆、薏苡仁以和中祛湿；兼肝气郁滞者，加香附、郁金、白芍药、川楝子以疏肝理气；并溃疡病，加海螵蛸、白及、儿茶以化腐生肌。

【病例】患者，男，38岁。1991年2月4日初诊。胃脘痛胀反复性发作2年余，以痛为主，稍多进食则脘胀，有时作酸，嗳气频发，纳呆食少，脘腹有振水音，泛吐清涎，口干喜热饮，畏进生冷凉食，大便日1次。1990年9月25日于某医院胃镜检查示：①胃窦部浅表溃疡；②胆汁反流性胃炎。病理诊断：浅表胃黏膜慢性炎症伴肠化。脉细滑，苔薄黄。

辨证：脾胃不和，升降失常。方用：党参9g，白术9g，枳实9g，厚朴9g，丹参18g，砂仁壳6g，陈皮9g，半夏12g，茯苓9g，生姜12g，生麦芽12g，炙甘草3g，高良姜9g，肉桂6g（后下），海螵蛸9g，白及9g，儿茶9g，乌梅9g，焦山楂9g。

服药3剂，胃脘痛著减，胀满亦轻。已不嗳气，仍纳呆，脘腹振水音未减。后又在前方的基础上加减化裁共服10余剂，胃脘痛止、胀满除，纳食增，脘腹已无振水音。4个月后随访未复发。

2. 用药行气散滞，兼以降逆和胃

胃主通降，以降为顺，以通为用。胃气不降则滞，滞则不通，致成胃病，气滞中阻者多。董老抓住这一特点，自拟行气散滞汤，运用行气散滞、和中降逆的药物，主治中焦气滞、胃失和降所致各症，切中病机，达到行气散滞、除满和胃之目的。方中，乌药、香附、百合、青皮、陈皮、枳壳疏通气机，行气散滞，消胀止痛；苍术、厚朴除满燥湿；砂仁、莱菔子、炒谷芽、炒麦芽消食化痰，和中开胃；丹参化瘀。若夹寒者，加高良姜、吴茱萸；胃冷久呃者，加沉香、丁香；夹热者，加焦栀子、连翘、竹茹；夹食，加焦鸡内金、焦栀子；夹瘀，加莪术、红花、延胡索、制乳香、制没药、生蒲黄；胖人多脂，加三棱、莪术、焦山楂；痰多气逆喘急者，加紫苏子、半夏、沉香；胃气不降，嗳气频发者，加旋覆花、代赭石；肝气不舒，加

佛手、香橼；腑气不通，加瓜蒌、大腹皮；脾虚不运，加党参、白术。

【病例】患者，男，56岁。1990年5月20日初诊。胃脘胀痛反复发作3年余，以胀为主，空腹时微痛，饭后胀较著，伴恶心欲吐，嗳气频作，纳呆食少，口不干，大便干结，2~3日1次。1990年8月8日于某医院胃镜示：①慢性萎缩性胃窦炎；②慢性浅表性胃体炎。脉弦滑，苔薄白。

辨证：中焦气滞，胃失和降。用行气散滞汤加味：乌药9g，制川厚朴6g（后下），炒枳壳9g，香附9g，炒苍术6g，炙百合15g，砂仁6g（后下），炒枳壳9g，炒莱菔子12g，青皮9g，陈皮9g，炒麦芽9g，炒谷芽9g，旋覆花9g（包煎），代赭石30g（先煎），苏梗9g，半夏9g。服7剂，脘胀大松，痛亦轻，恶心偶作，嗳气著减，纳渐增，大便渐转正常。守前法继服10余剂，脘胀痛均止，纳增，恶平，嗳除。为巩固疗效，改为散剂服用两月余，诸症皆瘥。

3. 紧扣久病入络，调气补中祛瘀

叶天士云："胃痛久而屡发，必有凝痰聚瘀。"新病在经，久病入络，病程较长，病情复杂，久治不愈，虚实夹杂，多虚多瘀，多入血分，更以瘀血阻滞多见。董老抓住这一病机，创制了补中祛瘀汤。主治中虚失运，胃络受阻，瘀血停滞所致各症。方用生黄芪、党参、白术、陈皮、炙甘草调补脾胃气虚，用丹参，赤芍药、白芍药、三七、莪术、焦山楂、鸡内金、九香虫、刺猬皮活血祛瘀通络。若有中度以上肠上皮化生者，加三棱、地鳖虫，白花蛇舌草、漏芦、半枝莲；服药胀满不除者，去黄芪加枳壳、砂仁、莱菔子。合并溃疡病，去莪术、焦山楂、鸡内金，加白及、煅牡蛎、蚤休。

【病例】患者，女，45岁。1990年7月14日初诊。胃脘疼痛反复发作10余年，每于受凉、饥饿时脘痛发作，得温稍减，经中西医多方医治，效不显著，近6年来脘痛加剧，呈针刺样痛，痛甚时恶心稍胀，不泛酸，不嗳气，纳呆食少，形体日渐消瘦，四肢倦怠，头昏乏力，口干欲饮，大便干结，2~3日1次。胃镜检查示：①十二指肠壶腹部浅表溃疡；②浅表萎缩性胃窦炎；③浅表性胃体炎；④胃黏膜脱垂，病理检验示：轻度慢性萎缩性胃窦炎。脉

弦细滑，苔薄白。舌边有紫瘀斑，舌下脉络青紫。董老认为，始为中焦虚寒，中运不健，继而病久入络，虚寒夹瘀，用补中祛瘀汤加减治之：黄芪20g，党参9g，苍术9g，白术9g，青皮9g，陈皮9g，当归12g，炙甘草6g，丹参20g，白及12g，煅牡蛎30g（先煎），干姜6g，附子9g（沸水先煎40min），三七粉3g（冲服）。前方加减共服60余剂，诸恙悉平，复查胃镜，仅有胃黏膜轻度下垂。

4. 善抓溃疡病机，巧用和中生肌

胃溃疡、十二指肠溃疡的发病特点是胃脘痛反复发作，病程长，缠绵难愈。久病多虚，久痛入络，故中虚与血瘀是溃疡病的一对主要矛盾。董老自拟和中生肌散，药用海螵蛸（去皮净重）80g，浙贝母60g，延胡索50g，白及50g，血竭20g，没药20g，三七25g，生黄芪60g，炙甘草25g。上药共研细末，蜜水饭前调服4g，1日3次。其中生黄芪、甘草益气和中，缓急止痛。现代实验研究证明，黄芪能扩张血管，改善血行，使坏死细胞恢复活力，甘草的提取物甘草次酸可促进溃疡愈合；血竭、三七、没药三药联用活血祛瘀，生肌止痛，能祛除溃疡部周围的瘀滞，改善血液循环，使新陈代谢旺盛，极利于溃疡面的修复；延胡索、白术和胃止痛，护膜止血，消肿生肌，具有保护胃肠黏膜的功能，能促进溃疡面早日愈合；海螵蛸，浙贝母收敛止血，活血化瘀，制酸止痛，护膜生肌。全方共奏祛瘀活血、和中补气、止酸缓痛、护膜生肌之佳效。胃痛久病之人，脾胃已虚，宁用散剂久服、常服，不可用重剂贪功。根据临床验证，一般连续服用3个月，溃疡面即可愈合。

【病例】患者，男，25岁，1994年9月2初诊。胃脘痛胀反复发作7年，饥饿时疼痛较著，受凉及饮食不节时易加重。刻诊：脘腹胀满，嗳气频发，泛酸，恶心欲呕，纳呆食少，大便1日1次。胃镜示：十二指肠壶腹部溃疡。脉细滑，苔淡黄薄。用和中生肌散，每次5g，饭前30min蜜水调服，1日3次，连服3个多月。复查胃镜示十二指肠壶腹部溃疡愈合。随访2年未再复发。

❀学术经验

总结出治疗胃脘痛的十法。

1. 疏理和中法

疏理和中法主治肝胃不和之胃脘痛。症见：胃脘疼痛，有时牵及胁下，脐腹阵痛，胀满，每因情志抑郁而加重，纳谷不馨，欲得嗳气，矢气则舒，喜常叹息，大便不爽。脉弦滑，苔薄白。基本方药：柴胡、枳壳、白芍、香附、青皮、陈皮、佛手、香橼、郁金、川楝子、炙甘草。若胁痛甚者，重用白芍药，加醋延胡索；胸胁隐痛，口干者，去香橼、佛手、青皮、陈皮、柴胡，选加玫瑰花、代代花、厚朴花、炒麦芽等；食滞胀满者，加川厚朴、大腹皮、莱菔子、焦三仙；嗳气频发，时有呕吐者，去枳壳、白芍、郁金、香附、炙甘草，加姜半夏、旋覆花、代赭石、藿梗；泛酸、吐酸者，去青皮、陈皮、佛手、香橼、郁金，加吴茱萸、川黄连、海螵蛸、煅瓦楞子、三七粉（另吞）。

2. 温中暖胃法

温中暖胃法主治胃脘寒痛。症见：胃脘阵痛，或兼胀满，遇寒加剧，局部喜暖熨，畏进生冷，纳呆食少，大便溏薄，甚则完谷不化。脉沉细而迟，苔薄白或白腻。基本方药：丁香、肉桂、高良姜、香附、川厚朴、乌药、砂仁（后下）、木香、苍术、党参、吴茱萸、白芍、炙甘草。若呕恶甚者，去川厚朴、苍术、党参、吴茱萸，加半夏、藿梗、柿蒂；兼作酸、泛酸者，去白芍药、炙甘草，加海螵蛸、煅瓦楞子；兼食积者，加焦三仙。

3. 行气活血法

行气活血法主治气滞血瘀之胃脘痛。症见：胃脘疼痛，痛如针刺而有定处，拒按，腹部时有凉感，或大便色黑。脉沉略滑或沉细涩，舌面、舌边多有瘀血斑，苔薄白而润。基本方药：乌药、延胡索、川楝子、丹参、檀香、当归、香附、郁金、苍术、白术、青皮、陈皮、枳壳、血竭。若胃出血时（如吐血和便血），血量多，色鲜红，面色赤，脉数者，治宜清热凉血为主，当用四生饮加味：生侧柏叶、生地黄、生荷叶、生艾叶、海螵蛸、当归、阿胶、三七粉（另冲）。若胃络损伤血止之后，宜予益胃补络法善后，方用：高丽参（研末吞）、丹参、沙参、煅龙骨、煅牡蛎（先煎）、旋覆花（包煎）、代赭石（先煎）、半夏、陈皮、茜草、蒲公英、海螵蛸。

4. 通阳化饮法

通阳化饮法主治脾胃阳虚，饮邪犯胃之证。症见：胃脘隐痛，时有胀满，脘部有振水音，肠鸣，纳呆，气短，腹部自觉有凉感。脉沉细弦，苔白腻。基本方药：茯苓、桂枝、苍术、甘草、高良姜、香附、草果、白豆蔻。

5. 清热和中法

清热和中法主治阳明积热之胃脘痛。症见：胃脘痛胀，拒按，夏重冬轻，脘部时有热灼感，食热痛增，食凉则减，口干引饮，大便秘结。脉滑数，舌尖红，苔黄少津。基本方药：川黄连、黄芩、焦栀子、连翘、知母、蒲公英、枳实、木香、川楝子、陈皮。若泛酸，加吴茱萸、瓦楞子；兼痰热者，去连翘、知母、木香，加半夏、竹茹、桑白皮、川贝母；若胃热脾虚，治宜健脾清胃，药用黄芩、黄连、陈皮、知母、苍术、白术、葛根、神曲、乌梅、山药、炙甘草等；若胃热脾湿，大便常溏者，法宜清中健脾，拟用焦栀子、黄芩炭、炒黄连、苍术、白术、党参、茯苓、炙甘草、乌梅、赤石脂（一半入煎，一半研末另吞）、炒白芍药、陈皮炭等；若患者舌苔已转白，舌尖瘀点渐化，脘中热灼感减轻者，药用山药、白术、扁豆、莲子、茯苓、沙参、黄精、陈皮、百合、炙甘草、砂仁（后下）等以善其后。

6. 行气散滞法

行气散滞法主治中焦气滞脘痛证。症见：胃脘膜胀而痛，以胀为主，稍进食则胀益甚，纳呆，得矢气则腹中舒适，嗳气频作，口黏腻不欲饮。脉细滑，苔薄黄微腻。基本方药：乌药、制厚朴、炒枳实、木香、砂仁（后下）、青皮、陈皮、千年健、炒莱菔子、丹参、檀香、苏梗、大腹皮、九香虫。

若中虚者，加党参、苍术、白术；大便不爽者，加槟榔；大便溏而次数多者，去木香、枳实、丹参，加党参、茯苓、山药；若兼两胁不适，口干苦不欲饮，脉弦滑而数，苔黄较厚乏津者去檀香、千年健，加柴胡、薄荷、旋覆花（包煎）、鸡血藤。

7. 调中和胃法

调中和胃法主治中运不振，升降失司所致之胃脘痛。症见：胃脘痛胀间断发作，以痛为主，或刺痛或胀痛，每遇生气、劳累、饮食不节则脱痛加重，痛作时喜温喜按，畏进凉食，嗳气纳呆，大便时干时溏，脉沉细滑，苔薄白微腻。基本方药：党参、白术、枳实、厚朴、柴胡、丹参、莪术、半夏、茯苓、生姜、生麦芽。若呕吐清涎，腹有振水声，苔白腻者，酌加干姜、吴茱萸、桂枝；若脘腹冷痛，酌加高良姜、肉桂；胃脘灼热，口苦，苔黄，有痰热者，去半夏、茯苓、生姜，酌加蒲公英、焦栀子、竹茹、川黄连；痛如针刺部位固定不够，舌边尖有痕点者，去半夏、茯苓、生姜，酌加乳香、没药、五灵脂、桃仁、红花、延胡索；伴胁痛而脉见弦象者，去半夏、茯苓、生姜，酌加香附、郁金、川楝子、白芍。

8. 化湿和胃法

化湿和胃法主治寒湿犯胃证。症见：每因进食不调、受凉而致胃脘胀痛，恶心，呕吐，腹泻。脉细弦滑，舌苔黄白相间，微腻。基本方药：藿香（后下）、佩兰（后下）、苍术、紫苏、厚朴、半夏、竹茹、大腹皮、陈皮、茯苓、炒麦芽、炒谷芽、焦山楂、焦神曲。

9. 升清化浊法

升清化浊法主治中虚气陷、升降失常证。症见：胃脘及脐腹部不适，有下坠感，按压则痛，时胀，恶心，脉滑数，苔白微腻。基本方药：党参、苍术、黄芪、陈皮、木香、枳壳、大腹皮、砂仁（后下）、荷叶、葛根。

10. 补中和络法

补中和络法主治胃脘久痛入络、瘀阻阳衰证。症见：胃脘、两胁持续性的痛胀，以痛为主，痛如针刺，胀满仅于进食后发作，呕吐酸苦水，始为黄色，后为深褐色，有时呕吐胃内容物，纳呆，畏寒怯冷，入夏犹著厚衣，畏进凉食，大便滞而不爽。脉细弦，苔薄白。基本方药：黄芪、肉桂、白芍药、炙甘草、制乳香、制没药、儿茶、血竭、海螵蛸、煅瓦楞子、浙贝母、炒蒲黄（包煎）、三七粉（另冲）。

雷声远

  雷声远是宁夏德高、寿高、技术高的著名老中医，享年百余岁，原籍山西省平遥县，1901年出生，幼年私塾读书，兼由父兄传授岐黄之术，弱冠为众应诊，30岁地方知名，当地医界推选为"山西省中医改进研究会平遥县分会"会长，曾号召全县西医、中医组织"中西"联合义诊所，并任所长、主任医师。

  1949年来到银川，悬壶于万盛祥药店，中华人民共和国成立后任宁夏卫校、宁夏新医学校的主讲教师。银川市中医院成立，他是创业元勋，日诊一百四五，夜晚不误教学。他曾编写有《中药学讲义》，在1956年银川市政府召开的"卫生先进工作者大会"上受奖。《中医内科学》于1964年"文革"时期不幸遗失。《雷声远诊余随笔》由宁夏人民出版社出版，但遗憾只收录了20世纪60年代以前的部分医案。我们在学习他的临床医学的同时，发现他对胃肠疾病有独特的治疗方法，倡导"通调脾胃"。且20世纪60~90年代的学术思想更为成熟，临床治疗效果更为显著，但却没有系统地整理研究。如何挖掘和整理雷声远的学术思想及临证医案，总结并开发其临床诊疗特色及用药规律，继承宁夏中医药学的宝贵遗产，显得非常重要。基于此原因，我们有必要也有责任系统地挖掘雷老的学术思想渊源，并整理其相关病案，为中医药学的继承、发展作出贡献。以下就摘录雷老脾胃病治疗医案以飨读者。

❋ 脾胃病诊疗经验

1. 胃癌

【病例】患者，男，56岁。胃胀痛已两年之久，经中西医多次治疗不愈，半年来增加呕吐，经银川市人民医院检查，确诊为胃癌。患者面无华色，肌肤粗糙，胃脘部坚实有压痛，大便数日不行，口不渴饮，小便清长，舌淡苔腐而垢，脉缓弱而艰涩。苔腐而垢，乃瘀浊留滞不降之症，脉艰涩为血行障碍之表现。治以温中通阳，活血化积。

方药：当归12g，赤芍9g，桂枝9g，吴茱萸6g，胡椒9g，木香6g，党参12g，干姜6g，丹参12g，半夏9g，鳖甲6g，三棱6g，莪术6g，鸡内金9g，四服。

复诊自述药效显著，已能食，但不敢多食，近两日已有大便，但便色黑。原方加桃仁9g，五灵脂6g，每服送血竭粉0.15g，服上方10剂，症状基本消失，又以八珍汤加减调理，以善其后。

【病例】患者，男，65岁。食后胃胀已数月之久。近两月，每食至心下，便不能上达而吐出，无咳嗽，时咯泡沫痰，大便燥结，数日不行，行则便如羊屎，经银川市人民医院确诊为胃癌。现形体消瘦，面色不荣，饮水及小便皆少，胃脘部满实而有压痛，舌淡少有薄腻苔，脉沉而无力。拟以补气镇吐，活血化瘀。

方药：党参15g，莱菔子9g，半夏12g，代赭石30g，生姜15g，白豆蔻仁9g，当归12g，香附6g，丁香6g，桂枝9g，苏子9g，水煎服。又配花蕊石15g，血竭15g，三七15g，莪术15g，桃仁15g，没药15g，蜜丸每丸重1.5g，含化，1日3~4次。

上药连服7日，症状缓解，原方继服30余日，胃脘通畅，改用六君子加代赭石、鸡内金、三七、白芍为丸，药后痊愈。

【病例】胃脘肿瘤

患者，42岁。自述胃及少腹时胀，每日午后，上下交替作痛，痛则下痢，污浊腐臭，黏腻不爽。其脘部如地菌茁凸，如纲球半露，肤色不变，触之则痛。某医院疑为肿瘤，欲刺探检查，而本人畏惧，以致不能确诊。针药无效，复经中医某诊治，直至仲冬，无好转，以故旋里，邀余诊视。

患者面色黧黑，形体消瘦，饮食无多，精神不振。切其脉，往来艰难。视舌只中心褐垢。按脉之艰难，乃血行有所阻遏而然。其所以阻遏之由，根据面色及舌心推断，为湿浊之留滞。盖血阻则瘀，瘀积既久则成瘤。湿留腐化则下痢污浊。故治法当以渗湿化腐，活血破瘀为原则。

处方：当归12g，白芍15g，丹皮9g，桃仁6g，生大黄9g，元明粉6g（分冲），肉桂3g，蒲公英15g，冬瓜仁18g，薏苡仁6g，滑石15g，姜黄连3g，吴茱萸0.6g，水煎温服1剂。

药后畅泄数次，初则污浊，继则黄溏。其腹痛顿息，食欲有增，但上脘之瘤如故。切脉变缓，苔垢已退。原方去元明粉，又以熟大黄3g易生大黄，更加枳壳3g，乳香6g，没药6g，甘草6g，服3剂，大便未泻，反而转硬。其上脘之瘤，小如杏核。切脉仍缓，再进前法。服5剂，肿瘤消除，食欲大振，切脉和缓有神。以香砂六君子汤加归芍苓连为方，以善其后。

2. 胃下垂

【病例】患者，男，38岁。胃痛，腹时胀，左肋下亦胀，呕逆作酸，医院诊为胃下垂，经治疗效不佳。现大便干燥，口干不饮，食不多，五心烦热，睡眠不实，舌红苔黄，脉五至而细，以燥火伤阴为治。

处方：沙参9g，当归9g，白芍9g，甘草6g，生地15g，莱菔子9g，柴胡6g，半夏9g，麦冬15g，栀子9g，元胡6g，生赭石18g，川楝子9g，水煎，送服左金丸3g，药后各症大好，原方去赭石，麦芽。连服5剂，腹胀消，食欲增加而愈。

3. 胃溃疡

【病例】患者，女，40岁。胃痛已久，屡治不愈，经医院诊为萎缩性胃炎及胃溃疡。现胃胀而痛，心中灼热，泛酸，呕吐白沫，大便溏软而不畅利，手肢冰凉，肤色变黑，四肢微有浮肿，黄带如胶，月经早期，面白而浮，五心烦热，睡眠不佳，头目时有眩晕。舌绛、根部黄苔而津少，脉细弱，一息不至。此则脾阴虚损，不能滋胃，胃中燥火亢进，以益阴滋胃为主。

方药：麦冬15g，当归12g，白芍15g，沙参15g，山药15g，生地12g，川连9g，半夏9g，代赭石18g，牡蛎15g，苏子9g，柴胡6g，水煎服，药进6剂，呕沫胃痛好转，唯酸水多。再与原方，另配散剂，散剂处方：海蛸30g，贝母18g，研末分15包，每服1包。后为防复发，继服20余剂，又拟丸剂善后。

【病例】患者，女，35岁。胃胀痛，食后尤甚，医院诊为胃溃疡，大便干燥，五心烦热，心悸，失眠，口中辣味，月经早期，舌绛苔少，脉沉细而弱。以阳明燥火亢进，久而伤阴耗液论治。

方药：沙参9g，白芍18g，当归9g，生地18g，川楝子9g，甘草6g，麦冬15g，生赭石18g，牡蛎18g，茯苓9g，上药服3剂，胃痛、失眠、食欲、皆有好转，仍心悸、白带多，脉五至，原方加龙骨18g，地骨皮24g，川连3g，药进3剂，诸症大好，后连服6剂，病告痊愈。

【病例】患者，男，42岁。自述数年前吐血，经治疗1月多病愈，愈后不久胃又作痛，但每痛服胃舒平则解，去年胃痛加剧，服药无效，再经医院检查诊为胃溃疡，经治疗，时轻时重，现胃脘作痛，呕逆、泛酸、大便干燥色黑，头晕、失眠、常常疲乏，厌食、口干苦不欲食，面色苍白，胃部略有压痛，舌中见薄腻苔、脉弦略数。

此症多由饮食不节，冷热恣意，先伤胃阴，继伤胃体，进而伤及肌肉络脉，以调气和胃、养血防腐为治。方药：青陈皮各9g，乌药9g，香附9g，半夏9g，川黄连6g，良姜6g，吴茱萸2g，当归12g，白芍15g，五灵脂6g，生赭石18g，水煎服，另配散剂。散剂为白及30g，海螵蛸60g，旱三七30g，没药30g，贝母30g共为细粉，每服用2~3g，1日3次。上药服10剂，病情好转，继服10剂，后改为隔日服用又服10剂，未复发。

4. 十二指肠溃疡

【病例】患者，男，37岁。胃脘胀痛，医院诊为十二指肠溃疡，然经治疗，两年未能痊愈，近日来，胀痛加重，心中烧灼，大便黑色且干，头痛、呕逆、胃脘部压痛，舌苔黄，脉缓而有力。以清热解毒化腐生肌为治。

方药：金银花9g，连翘9g，蒲公英9g，枳壳9g，乳香9g，甘草6g，青陈皮各9g，五灵脂6g，生地12g，白芍15g，生石决明15g，海螵蛸15g，生赭石30g。上药服4剂，诸症显著好转，原方又服4剂，病告痊愈。

5. 胃痈

【病例】患者，男，39岁。胃脘痞闷，脐腹部微胀，嗳气，呕逆，饮食不思，形体削弱，胃部有压痛，泛酸，嗳腐食臭，厌油腻。舌苔厚腻而黄，脉沉细。此则胃中温热，气行壅滞，中医称为胃痈，治以芳香化浊，苦辛开泄。

方药：紫苏9g，藿香9g，木香9g，乌药9g，莱菔子15g，厚朴6g，陈皮9g，半夏9g，川连8g，滑石15g，大腹皮9g，神曲9g，生赭石24g，生姜8片，上药服2剂，自觉腹中舒畅，继服，诸症皆消，服20剂，后与香砂六君子丸合左金丸善后。

【病例】患者，32岁。素患胃痛，以发作有时，未曾重视。1943年秋，胃痛增剧而持久。经本县四和医院诊为胃及十二指肠溃疡。但打针吃药疗效不够显著。其院邻某亦胃痛，经余治愈，以故相信，自来就诊。主诉胃痛经过如上。问此外有无其他痛苦？饮食二便如何？答云："呕逆、不欲食，食则胃中胀闷；口干不欲饮，饮则腹中难受而鸣。大便色黑而不畅利。"切脉大而空，触诊胃腹，痛而拒按。视舌，质淡苔厚而腐腻。

此本中宫虚寒，荤腥瓜果杂食，更加饱食，劳动生热，因而伤胃动血，导致成痛。似此病情寒热交错、治疗棘手。谛思良久，选用半夏泻心汤，其中干姜炒黑，更加炒蒲黄、五灵脂为方。嘱服时冲三七细粉3g。服2剂，黑便转黄，痛亦削弱。原方再服3剂，痛胀皆止，饮食增进。脉之虚大，转见和缓。改用芍药甘草汤加党参、珍珠母，合失笑散、左金丸为方，以防腐生肌，促进愈合而善后。

凡处方有党参、五灵脂同用者，药房学徒便说"反药"，拒不配方，以致病家疑惧，耽误治疗。究其原因，实由师傅自学不精，传教不能讲明之故。本草所记十八反药，意谓诸药相合，水火不能相容，有导致种种不良反应之虞。然仲景犹有甘遂甘草同用者，取其反战以成功。后人识力不及。故用必审慎为妥。至如人参、五灵脂，并非相反，乃"相畏"之说。相畏之义，为相互畏缩，性能难以伸展之意。况人参、党参，性能亦有差别，不能混为一谈。常见古方中，两药并用者，不胜枚举，经过临证观察，没有不良反应，亦且疗效颇佳。故过去药房未闻有以此禁阻配方者。特此说明。愿从事药业者，勿以十九畏拘泥是幸！

6. 努伤胃痛

【病例】患者，42岁，患胃痛或轻或重，5年不愈。切其脉，微弱无力。问是否气短？答云，急行或用力时则咸气短。问饮食二便等？自谓饮食皆少，大便不实。触诊胃部，虚软不痛。

此由力小任重，努伤为病。以桂枝汤加黄芪，服3剂，病大好转。原方继服5剂，痛愈，饮食增加，精神亦渐恢复。

7. 胃炎、胃下垂、结肠溃疡综合征

【病例】患者，32岁，胃腹时胀，上脘时或小痛，左肋下不舒，大便中夹杂少量脓血。视舌，色红而苔乏。切其脉，沉弱而细，一息五至有余。问食欲。答云，颇好，但不敢多食，多食胀尤甚。问饭水多少。则谓口干而不欲饮。问病史。回言病已年余。曾经四方医院检查，诊为胃炎、胃下垂、结肠溃疡。屡治不愈，故欲中医治疗。

据其脉舌论，当属阴虚之痢，久而气亦耗伤。因问是否失眠。答云，此患已久。盖营阴虚损，心神失养，故脉细而少寐。心火化燥，不惟不能生土，反而暗耗脾阴。脾与胃，本自刚柔相济，今胃不得脾阴之滋，则枯燥而生炎症。燥火伤气，理极自然。气伤不足，则胃体不能撑持而下垂，随之机能衰退，升降失常，从而浊气下流，久则腐化而成溃疡。治当滋养心脾，益气助力。营阴复，则燥气平；气力足，则垂者复；升降自如，则溃疡速愈矣。

处方：朱砂拌制天麦冬各10g，生地15g，当归15g，白芍9g，生山药15g，野台参9g，柏子仁9g，炒枣仁9g，甘草9g，朱茯神9g，川芎6g，佛手9g，生麦芽9g，生鸡内金9g，左金丸3g，制马钱子0.3g，水煎。送服左金丸，马钱子研细分两次送服。药服2剂，诸症显著好转，原文隔日1剂，连服10剂，病告痊愈。

此所以捷效者，固属诊察病机之不讹，而诸药之性能，亦皆符合原定之治则，尤其马钱子，少量兑服，有激动胃肠气力作用。然此药有毒，必须制法适当，用量权衡而后可。

8. 胃气痛

【病例】患者，41岁，患胃脘痛，或数日，或1月、2月发作1次。西医巩大夫，诊为胃痉挛，每发病，给药则愈。如此者已3年之久。数月来，病发持续，服巩药不灵，为此前来就诊。主诉：除既往病情外，并谓近几天既痛且胀，呕逆、泛酸、头晕、溏泻，每便前少腹扭痛。切其脉，缓而浮大；视舌，苔白而腻。断为久病胃气痛，新加时气寒湿夹食以为病。与藿香正气汤加焦三仙，重加生姜为引。服1剂，痛泻皆愈。惟胃脘胀痛，虽亦减轻，仍不免有所发作。切其脉，缓而兼涩，显然为胃气郁滞之象。拟以香附、良姜、乌药、灵脂、当归、苍术、青陈皮、白芍、半夏、茯苓、姜枣为方。服两剂，病若失。唯恐复发，以香砂六君子汤加良姜、乌药为丸，早晚各服9g。药后食欲增加，再未复发。

9. 胃痛唾血

【病例】患者，32岁，体质健壮。以饮食不节，发生胃脘胀痛。然痛非持续，不以为是。阅数月，胀痛增剧，呕逆酸水，唾中带紫血。饮食减少，形体逐渐衰弱。某医院赵大夫，以溃疡给药治疗，病情大为好转，但因手头拮据中断，以致未能根治。逾数月，病复发，吐血较前更甚。适前医外出，他医则给药无效。闻余名，前来就诊。

患者消瘦，愁苦病容。切其脉缓而较大。以饮食伤胃，劳动生热，热动血络，则血溢而吐。理当清热降逆，以止其血；行气和血，以消胀止痛。

处方：清半夏9g，陈皮9g，苏子6g，代赭石18g，生山药15g，当归9g，白芍9g，元胡6g，枳壳6g，姜黄连3g，盐吴萸1.5g，生牡蛎15g，姜炭2g，水煎服。

上药服3剂，各症大为好转，惟偶然仍见微血。原方加血竭1.5g(分冲)，阿胶9g。连服3剂，诸症痊愈。切其脉变为缓弱。拟培养脾胃剂，以防再病。

处方：党参9g，山药18g，乳香6g，没药6g，姜黄连2g，盐吴萸0.6g，牡蛎9g，阿胶9g，半夏9g，陈皮9g，当归9g，白芍10g，姜炭0.6g，水煎服。

方毕，嘱咐坚持服10剂，间日1剂，20日服完。患者亦有诚心，遵嘱不渝，后未复发。

10. 噎食

【病例】患者，42岁。因与人发生口角，而致食道噎塞，饮食困难，大便数日不行，逐渐形体消瘦。屡经中西医治疗，病情有增无减。经人介绍来就诊。

切其脉，迟而弱；视舌，略有浮苔。因曰：此由素质虚弱，复为肝脾气机郁结，肺气被阻，不得下降以致噎塞。若得肺气顺降，则不惟食道无阻，即大便之不畅，亦自利矣。

处方：柴胡9g，桔梗9g，杏仁9g，当归9g，白芍9g，党参9g，炙甘草6g，枳壳6g，郁金6g，牛蒡子9g，连进6剂，自谓大有好转。仍守原方，略为加减，加沉香、降香、桃仁、花蕊石、代赭石、半夏、鸡内金、山楂、麦芽等，无非降气、化瘀、消结、导滞诸品。凡诊13次，服药60余剂，终告痊愈。

11. 老年吐泻虚脱

【病例】患者，70岁，而精神矍铄，忽于孟秋之朔，腹痛吐泻，迎余往诊，脉来沉迟。舌淡苔腻，以虚寒伤食论治。拟理中汤加三仙伏龙肝为方进之。傍晚云山慌慌而至，言其父药犹未服，病转危急，敢烦一往，再为诊治。至则神志不清，四肢厥冷，大汗如洗，六脉全无。此则元阳将脱，唯恐药力不能及，奈何？云山但谓尽力而为。遂用高丽参15g，干姜15g，炙甘草15g，附片15g，合为四逆汤之加味方。嘱勿延缓，立即煎服，4时后继服。次日复诊，诸症若失，惟脉虽复，而仍微弱，再以理中汤加附子。2剂痊愈。

12. 水逆呕吐

【病例】患者，54岁，下腹胀满，饮食顿减。医以宿食论治，与消导剂、泻下剂，不效且加呕吐。又与藿香正气汤、小半夏汤等，亦不效反剧。求余诊治。自谓心烦口渴，而饮水则吐，多食亦吐。问大便？溏软，1日1行。小便颇少，亦不利。切脉一息五至，微有滑象。视舌，苔薄而腻。根据脉证，尤其吐水、小便不利之特征论，即所谓"水逆"为病。遂以五苓散原方，捣细末，每服6g，1日3服，只1剂病愈。

13. 肠粘连

【病例】患者，20岁。1943年春因盲肠炎手术。术后不久，患部又痛，复找前医，诊为肠粘连。针药兼施，痛止。逾二月又痛，前医原法再治复愈。甲申正月腹又痛，适余为其院邻出诊，顺便求治。触诊适当于盲肠部位。问大便，早解1次。切脉沉而不调，以热瘀论治。拟消炎汤，加桃仁、丹皮、薏苡仁为方，嘱服2剂，得愈。

14. 疫痢

1943年夏，疫痢流行。病时发热、口噤、赤白滞下、里急后重。男女小儿，除素有宿疾者，尽皆相类。脉多沉数，舌多腐腻。

盖当年岁火主运，太阴湿土司天，太阳寒水在泉，天暑地热，淫雨流湿，人在气交之中，既感非常之气，更加饮食不慎，故病者十居七八。即采用白头翁汤，加滑石、金银花、生焦楂、白芍为方。凡就诊者，悉与斯方。轻则一药，重则两药，未有不愈者。经验可靠，特记之。

15. 下痢脓血

【病例】患者，32岁。暑月患水泻，昼夜无度，经治泻止，但时腹自痛。再次服药，泻复作。惟所下皆脓血，一日二三次，腹痛如故，时作时止，服中药不愈。又经四方医院以阿米巴痢治之，然治旬日仍无效，复找中医又不效。如此中西杂治，历年余病仍病，且呕逆不欲食，形体逐渐消瘦。有人推荐，前来就诊，言其疾苦并叙经历。

切脉微细，舌淡苔少。此必暑热致泻，服凉药太过，以致胃肠虚寒，络血瘀滞，久而腐化，便脓血相杂而下，理当温中和血，化腐止利，拟以桃花汤原方原法，更以三七末，药汁送服。服1剂腹痛稍减，脓血如故，脉仍微细。原方加附子、熟地，药后各症大为好转，继服2剂痊愈（桃花汤原方：赤石脂500g，以一半煎服，一半研末随汤送服。干姜30g，粳米500g。水煎分10余次服，每服送赤石脂末）。

16. 胁腹胀痛

【病例】患者，58岁，患肝炎3年余，今已硬化，右胁痛，胀及于腹。饮食不思，疲乏嗜睡，曾注射、内服诸多理肝保肝药不愈，故欲老兄费神为之设治。余念其诚，遂不辞偕往。

察其容，黧黑而消瘦；观其形，萎弱而懒动。解衣诊腹，胀而膨大。击之、压之皆不痛；唯两胁略有痛感；视胫踝，不肿；舌苔微薄；切脉沉弱而来去艰涩；问饮食，不思；小便无多，大便数日不行。

按弱脉见于久病者，理所应当，实为顺症。其沉而来去艰涩，合两胁之胀痛，面色鳌黑论，则应断为气滞瘀血。若以芳香行其气，辛温通其血为治，则诸症随之消解矣。

处方：当归15g，党参15g，桂枝6g，川芎9g，赤芍9g，桃仁9g，青皮9g，乌药9g，玉片6g，沉香3g，檀香3g，三棱6g，柴胡6g，厚朴6g，鲜姜2片，大枣2枚，水煎10min温服。

服药3剂，胀痛减其半，食欲萌动，大便和畅。切脉虽弱，但不似前之艰涩。唯患者自谓噫气颇多。此乃气机运转之象，吉兆也，可喜不可忧。原法加公丁香9g，服如前法。

阅二月余，言药继5剂，诸症尽皆消失，食欲增加，精神恢复。疗效如此神速，因即奇之、疑之。迟迟不晤老兄者，正以待观其变也。然病迄未反复，他症亦未出现。证明药效确凿，可见中医理法方药之卓越，实非西医所能及。今弟有志中医之学，愿老兄教之。

17. 肠痈

【病例】患者，腹痛剧烈，请急救命。不遑详诘，随之而往。至则患者扼腹蹲地，蹙颜裂齿。问其所苦？但谓疼痛。其母代诉：昨夜田间归来，胃痛不能食。院邻某针刺减轻，但仍时有小痛。今日上午犹好，下午突然增剧，某又为之针刺，痛反播传全腹。查其痛处，适在少腹右侧；手压之，缩身直叫。问大便，两日未行。切其脉，沉缓有力。据此断为肠痈。遂以消肿解毒汤加桃仁9g，丹皮9g，白芍15g，五灵脂6g，大黄9g，芒硝8g。嘱服1剂。原方除硝黄再服1剂。隔日，患者自来，言药后泻两次，痛大减。遵嘱去芒硝、大黄，又服1剂，痛已止。唯少腹部似胀，手压略有痛感。切其脉，五至而滑。此则犹有余热，炎肿未能根解之象，与消肿解毒汤原方，嘱服2剂痊愈。

18. 脏毒

【病例】患者，26岁。1942年夏，患便血，紫黑污浊，1日数行。无力医药，近月不愈。渐至肛门肿痛，小便短赤而刺痛不能劳役，生活愈加困苦。适余为其邻出诊，其母求治。

患者面色萎黄，行动迟迟若惰。切其脉数而无力。问否腹痛，回言不痛，但肛门肿痛，小便短赤而灼痛。视舌，腻苔满布。据脉症推断，即所谓"脏毒"之症。盖农夫野作，劳动生热，渴而饮冷，则肠运机能失常，食物为之腐化，更兼近日阴雨地湿，烈日蒸腾，困而蹲坐，则潮热浸淫。内患外贼，两相勾结，久则化毒。犯于气则浊，犯于血则污，以故紫黑污浊而时下，小便灼痛，肛门肿痛。治当清热解毒，化腐渗湿为原则。然若大剂方药，贫家难以为力。想今马齿苋、小蓟正在繁盛，嘱令大量剖取，更加赤小豆、绿豆，水煮，随时任意服之。越数日，其比邻复诊，知其病已痊愈。

19. 慢性腹泻

【病例】患者，腹泻两年，屡治不愈。邻人荐余为治。患者面色萎黄，形体羸弱，肌肤甲错，饭食懒进。年甫30岁，月经已绝。切其脉缓弱颇甚。检阅既往所服方药，非理中、六君，即参、附、诃、罂。思温补止涩不愈者，以其气下陷不升之故也。

盖患者肌肤甲错，脉缓微弱，即气陷之征兆。且其月经不至，不仅气卫虚损，即营血亦不生化矣。桂枝汤不仅建中益气，调和营卫，且于气陷者可升，气逆者可降，为调气机之妙剂。遂书原方加党参，并嘱药后啜粥微汗为佳。服3剂泻止，饮食大增，精神焕发。又服3剂，便能劳作。唯月经不至。切其脉大有起色。仍以前方加当归、薏苡仁、红糖。连服10余剂，肢体渐丰腴，月经亦按时而至。

20. 鸡鸣泻

【病例】患者，患赤痢，中西医治疗半月余，痢愈。然从此溏泻，一日二三次，尤以每黎明前，必行1次。复经数医诊治，几半年未见好转。忧思恐惧，饮食减少。闻余名，特邀往诊。

患者面容消瘦，精神不振。切其脉，一息五至而细弱。腹诊柔软亦无痛感。问别有痛苦否？答云，无，惟腰困酸疼，乃多年之陈病。余曰：此则久泻不愈之根由。

盖腰为肾之外府，肾又为胃之关。肾虚易劳疲，劳则腰痛，合之脉细，则肾虚必矣。当患痢时，治多消克，且经多日甫愈，伤损其阴，不言而喻。旧虚新虚相加，可谓虚虚，无怪治者不能为功。遂以赤石脂禹余粮汤加山药、芡实、熟地、茯苓为方，嘱服3剂。

药后复诊，自谓便次减，但每早依然。切脉较前有所起色。原方又加山萸肉、白术，服3剂大便转干，但时间仍在早上。切脉和缓，理当病愈。其每早必登圊者乃习惯而然。因嘱令午饭多吃，晚饭不吃。继服原方3剂必愈。后晤面自叙，果如其言。

21. 火泻

【病例】患者，44岁，体质健壮。但每半月或月余，患泄泻两三天。服药自愈，不服药亦愈。历两年之久，终不能治。其院邻王三虎之痢疾，为余治愈，因亦来治。自诉病史外，又谓两月来，便次更多，今则泻已两日，一日四五次，每次急迫不能稍缓，泻则如水龙直射。腹亦不痛，饮食不少。切脉细少而数。视舌，质红，苔黄，唇亦干裂。此则《内经》所谓暴注下迫，皆属于热者。遂以葛根黄芩黄连汤重加山药为治，一剂则止泻。嘱继服两剂，以固疗效。后果不再反复。

22. 虚寒便血

【病例】患者，34岁。1942年季夏患溏泻，一日二三行。每便尾，则下清血；时腹自痛，小便短赤。经诊治，历两月余，病不愈。渐至饮食减少，酸软不能久坐。安友某，闻余名，因荐之。一日驱车迎余，至则患者倚壁而坐。面色苍白，虚浮似肿。问所患，悉如前记。问月经，素本落后，今则准时而至。切其脉，着手而大，久按则空虚无力，一息不足四至。

按脉虚缓而面苍白，虚寒显然。但寒性凝，血应滞，何得反为妄行，不无疑问。盖虚寒则阳气不振，机能衰退，气机运血之力不足，则营血不能自持而内陷，肠中络血漾溢，则随便而下。况月经准时，小便短赤，可知虚寒在于气分，故虽见血病，应责于气。若与养血温阳，可冀药至病除。遂采用《金匮要略》黄土汤原方，加茯苓化气利水。服药两剂，病告痊愈。

23. 肺热便血

【病例】患者，42岁，一贯便秘。近两年屡患便血，血色紫红，肛门灼痛。经中西医治疗，皆无效果。慕余名，前来就诊。切其脉，细而数。饮食一般，面舌皆无特征。但云，喉间干燥，时欲漱水不欲咽。据此判断便血之由，原因肺热移于大肠所致。

盖肺与大肠相表里，肺热移于大肠，则便秘；肠络为热所迫，则溢血。血新渗则鲜，血久留则变黑，新久混合则为紫。理当清肺滋燥治其本，通便止血治其标。

处方：生地25g，元参25g，当归9g，白芍9g，桔梗6g，甘草6g，川连3g，丹皮19g，桃仁6g，川军6g，芒硝6g（冲），槐花10g，地榆9g，水煎服。得泻，去芒硝、川军，继服2剂。

复诊：血已止，便不燥，惟喉间仍干。脉犹细数。处方：生地30g，元参30g，桔梗6g，甘草6g，地榆9g，槐花9g，川连3g，花粉15g，每剂煎4次，分服。2日1剂，连服10剂。药后不再便血。

24. 五更泻

【病例】患者，37岁，脐腹扭痛，痛则溏泻，尤以鸡鸣时，必泻1次。中西医杂治，两年不愈，渐渐饮食减退，精神疲惫。太原某医院诊为肠结核。经治两月之久，病不好转，自家失望，出院返里，友人荐余为治。

患者面色苍白，羸弱气怯，行动迟迟而双目炯炯。切其脉沉迟无力，且觉尺肤冰凉。问饮食，言其脘满呕逆，不能多食，且常噫气。

据上症推断，可谓虚寒性之"五更泻"。

处方：附子、于术、干姜、茯苓、党参、半夏、公丁香、甘草各9g，砂仁4.5g，吴茱萸6g，厚朴1.5g，赤石脂30g，姜2片，枣2个，水煎温服。

上药服两剂，腹痛顿止。大便虽溏，但1日1行。其脘满、呕逆，亦皆好转，脉象仍迟。原方加山药30g，吴茱萸增为9g，再服两剂。

药后呕逆、噫气皆止，大便已能成形，但每五更必须登厕。切脉转为缓弱。缓脉乃胃肠中和之象，惟虚而无力，犹属虚候。然便已成形，不应五更必便，其所以有此象征者，实为久泻习惯而然。原方去厚朴、半夏，加肉蔻、补骨脂，继服3剂，并嘱晚饭少食，可以改变习惯。后闻患者遵嘱，病告痊愈。

25. 噤口五色痢

【病例】患者，患痢。某医院给药，初服较好，继服无效。又服中药，痢越剧。五色相杂，1日数10次。10余天腹痛呻吟，噤口不食。一医主以攻下，所谓通因通用之法；一医以为气阴将竭，危在旦夕，必先固脱，而后徐图治本。病家惶惶，无以自主，邀余诊视。切脉，细数而沉；察其舌，薄苔满布，色黄津乏。因曰此症原由暑热夹食以为病。治疗不当，遂致轻病转重。攻补皆不可施，理当清消为法。

处方：川黄连3g，黄芩9g，党参9g，石莲子15g，扁豆9g，半夏9g，生焦楂9g，白芍15g，莱菔子15g，滑石15g，甘草3g，山药30g，肉桂3g，鲜姜1片，水煎温服。服1剂，病大好转，继服1剂，病告痊愈。

26. 厌食

【病例】患者，68岁。1977年秋，邀余出诊。患者羸弱，起床困难，两目深陷，大肉陷脱，望之几如骷髅。自诉：1976年因溃疡，胃切除三分之二。手术后饮食如常。由春节开始，逐渐厌食，虽鸡鸭鱼肉，山珍海味，也无馋意。为此住银川市人民医院，经过各种检查，肝、胆、胃、肠皆无病，只透视证实为肺结核。经治月余无效，且即使强食一点，也不能畅利大便。家人失望，遂出院回家。近几日每下年两足水肿，看来已将就木，烦请判断死期，是余之目的。问大便，常旬日不行；视舌苔无多；切脉弦硬有力。想久病不食，体质虚极，而反脉来弦硬。《内经》谓之"真脏脉"乃胃气将绝之象。历代医家，亦以脉不应症者，为不治之死候。然临症经验，凡诊断明确，用病恰当，治愈者并不乏人。况此人神志清醒，便不能诿之不治。今且急救胃气，以观转化如何。

处方：党参24g，白术9g，茯苓9g，炙甘草9g，当归12g，白芍9g，代赭石18g，生麦芽9g，生山楂15g，麦冬15g，首乌15g，黄芩9g，生姜2片，大枣3枚，水煎温服。

服药3剂，自叙颇好，药后大便1次胃腹舒畅，且未药前呃逆连连，药后亦止。切脉仍弦，但硬形稍煞，仍进原方。药进6剂，病情仍然毫无进展。且足肿较前为甚，切脉仍然弦硬有力。反复考虑，原本不治之症，而自以为能。仿病趋败境，足证古训之不诬。计欲推手，转念为医不能活人，殊属惭愧，且只两诊，责任未尽，医德何在！

谛思脉弦，乃肝之本脉；弦且硬而有力者，虽则《内经》指为"真脏脉"。然深究此脉之因，实由肾阴将竭，不能涵木之象征。况肾下丹田，内藏先天真元之气，先天与后天，原本两相依存，此症两天俱败，而前则独救后天。故初药脾胃苏，病情好转。继药肾元不能复，故症见败象。今度两面皆顾，以观疗效。

处方：生熟地各12g，山药12g，茯苓15g，泽泻9g，丹皮9g，附子9g，肉桂6g，车前子15g，党参30g，白术15g，肉苁蓉15g，山楂15g，乌梅2片，生赭石24g，生姜2片，大枣3枚，水煎温服。

药进3剂，病人思食。继进3剂，能食小碗汤面。脉之硬，略有和象，惟足肿不消。仍与原方，另以车前子60g炒香，随时嚼服。又服3剂，足肿显著缩减。嘱原方连续服用，每日1剂。病家遵嘱，连服15剂，食欲大增，精神恢复，足肿全消，脉变迟弱，遂以原方倍量配为丸剂，巩固疗效。

按：此人胃切三分之二，其消化功能之弱可想而知。久而中气不足，肾元不得补充，故亦衰弱。脾肾渐竭，肝失所养，故弦硬之真脏脉见矣。古人以脾肾显生命之根，根枯岂能枝荣。故其断为死症，确有真理在焉。

然此人神志清醒，足证肾元犹未尽绝，故余敢于任怨者，据此一线之存也。惟初药单救脾胃不顾肾元，犹属失策。幸而见败觉悟，变法脾胃双补，终于化险为夷。否则命归于尽，犹不知为己所误矣。故临证必随时留神其变，方可言存心活人之医者也。

27. 贲门癌

【病例】患者，男，57岁。数年来，胃时胀满，饮食渐减。有人教饮凉水，每早一碗，月余必愈。并叙某人现今体质如何健强，皆凉水为功。田信其说，以凉水为金丹妙药。为时不久，食量愈为减少。遂停止冷饮，由某医者为治。经治多日，食欲有所恢复，但每食则停留胃脘，难以下达。约两月，又间断出现回食呕吐，遂赴某医院诊治。经胃镜检查，诊断为贲门癌，但须手术，方可根治。家人畏惧，转来就诊。所叙症状，悉如上记，惟近日喉间不利，常咯白沫。食干饭困难，故必柔软或奶酪等物、大便燥结今已半月未解。视舌质淡，舌边齿龈有小泡沫黏着。触诊胃部，空虚软弱，惟巨阙下偏右侧饱满坚实，以指重压略有痛感。切其脉，沉迟而弱。据脉象舌象论，是属虚寒之候。其大便之不行者，是久虚肠胃蠕动无力所致。惟沫痰一症，经验是癌病特征。能否治愈，不无疑虑。然沫痰发现为时不久，且医院承应手术，说明病根犹浅，治疗得法或有希望。

处方：附子9g，干姜9g，半夏9g，党参18g，当归15g，代赭石30g，炙甘草6g，肉桂3g，炒芝麻18g，生姜2片，大枣3枚，水煎温服。上方以党参、当归、炙甘草、大枣，益气养血；肉桂、附子、二姜，助阳散寒；半夏、代赭石、芝麻，降逆利肠。服药3剂，自谓胸脘较为舒畅，不再回食。切脉变为缓弱。以大便未行，原方再加桃仁18g，苁蓉24g。服3剂，大便已利，食物有所增加，唯感下肢困乏，阴囊冰凉。切脉依然缓弱。更可喜者，沫痰不见，证明恶瘤有所改善。仍守原方，共服28剂，食物顺利，大便自如，切脉亦为和缓。改用健中汤加当归、党参、山楂、鸡内金、丹参、陈皮为方，以善其后。次年晤面，言药后病未复发。惜乎未经医院复查，不知癌瘤是否存在。

28. 胃瘤

【病例】患者，男性，56岁。胃胀痛，已两年之久，屡经中西医治疗，不愈。春节以来增加呕吐，经银川市人民医院透视，诊为胃瘤。但未活检，不能确定良性或恶性。

诊视患者面无华色，肌肤粗糙。舌色清淡，苔腐齿垢。解衣腹诊，未见变异，惟触左行梁门、关门穴处，坚实而有压痛，问大便，数日不行；口不渴饮，小便清长。切其脉，缓弱而往来艰涩。观苔腐齿垢，乃瘀浊留滞不降反潮之外征。脉搏往来艰涩，又为血行障碍之表现。结合触诊梁门、关门处之坚实压痛，则症积于胃，在所必然。西医诊断胃瘤，瘤之形成与癥积块物相同，故彼此所诊，两不相悖。

治疗应以温中通阳，活血化积为法。处方：当归12g，赤芍9g，桂枝9g，吴茱萸6g，胡椒8g，木香6g，党参12g，干姜6g，丹参12g，半夏9g，鳖甲6g，三棱6g，莪术6g，鸡内金9g，水煎2次，汤温和，分4次服。

上方党参、干姜、胡椒、木香，温中而助运行气；当归、赤芍、丹参、桂枝，活血通阳而助血行；三棱、莪术、鳖甲、鸡内金，软坚化积；吴茱萸、半夏，温降吐逆。

复诊：言初服1剂吐出，继服两剂则未吐。以疗效显著，遂原方又服3剂。今已能食，但不敢多食，多食则仍有胀痛切其脉，弱象有所起色，而艰涩依然。视舌苔变薄。问大便，近二日已行两次且色黑。想此色黑，可能有瘀血下行。原方加桃仁9g，五灵脂6g。服法如前，每服送血竭细粉0.15g。再次复诊：自谓上方连服5剂，大便已成黄色，食后亦不胀痛。视舌，微有薄苔。切脉，虽仍缓弱，但往来较为调节。此症积已消，胃气未能复原之象。拟八珍汤加桂枝、姜、枣，健中和胃；恐有残余，更加少量莪术、焦山楂，以善其后。愈后虽然未经西医复查，但每晤面，言其健康无病。

李遇春

男，1941年9月出生，宁夏医科大学中医学院中医学教授，中医主任医师，全国第三、四、五批名老中医经验继承工作带徒指导老师。现为全国名老中医师带徒导师。2009年被授予"宁夏回族自治区名老中医"称号。1966年毕业于北京中医学院，曾兼职中国针灸协会理事、宁夏针灸学会理事长。参编多部中医药专业书籍，主要著作有：《毒药本草》（副主编）、《矿物本草》（编委）、《动物本草》（副主编）、《宁夏中药志》（编委）、《毒剧中药古今用》（编委）、《基层中医临证必读大系——伤寒分册》（编委）、《金匮讲义》（编委）等。

学术尊崇"病症结合，宏观辨证和微观辨证相参"，如对胃痛病，在中医临床辨证分型的基础上，结合胃镜下观察胃黏膜及病理活检结果，确立胃黏膜相微观辨证类型。

✿学术思想

李遇春教授经过长期的临床实践，在脾胃病诊治方面形成了一定的主导思想，体现在辨治思路、诊治观点等各个方面。

1. 木克土、土壅木，疏肝理脾（和胃）为常法

李老认为脾胃与肝的关系最为密切，在病理上，无论情志伤肝，木郁克土或饮食损伤脾胃，以及脾胃久病虚弱，土壅木郁，均可导致肝脾失调

或肝胃不和病证。如由于情志不遂，导致肝气郁结，疏泄失职，气机不利，进而使脾胃升降失常，临床可见精神抑郁、胸胁胀满、腹胀腹痛、泄泻便溏、早饱、厌食，谓之"木不疏土"；由于情志刺激太过，郁怒伤肝，致肝气偏旺，横逆犯胃，胃失和降，从而出现胃脘胀痛连及两胁、嗳气、纳呆、呃逆、恶心呕吐，谓之"木横克土"；若忧愁思虑使脾气郁结，脾失健运亦能影响肝之疏泄，肝之疏泄功能异常，反过来加重脾胃不和症状，临床可见胃脘胀满、纳呆、恶心、泛酸、大便异常等，谓之"土壅木塞"。可见，脾胃病证临床多见肝脾失调、肝胃不和之证，故李老在脾胃病诊治中始终以疏肝理脾（和胃）为常法，常用四逆散、逍遥散、柴平汤、小柴胡汤、大柴胡汤、痛泻要方等疏肝理脾、疏肝和胃之剂，以胃痛痞满最为多用，在180例胃痛痞满病案中，即有82例用了疏肝理脾（和胃）法。在其他脾胃病证的治疗中也常辅以疏肝理气，如治肝郁呃逆，以旋覆代赭汤、丁香柿蒂汤为主化裁，又加柴胡、当归、白芍、枳壳。

2. 脾宜升、胃宜降，调节升降是关键

脾胃为气机升降枢纽，脾气主升，胃气主降，《素问·藏气法时论》云："饮入于胃，游溢精气，上输于脾，脾气散精，上归于肺……"即指脾胃升降运化功能。清代医家叶天士则谓"脾宜升则健，胃宜降则和"。脾胃气机升降正常才能保证机体正常的生理活动。故李老认为脾胃病证的治疗调节升降是关键。在调理升降方面，李老强调，不能仅考虑脾胃本身的因素，补中益气即为升，旋覆代赭即为降。肝失疏泄，肺失宣降等也是造成脾胃升降失常的病机所在，故疏肝和胃，宣肺降逆，亦为调节脾胃升降之法。如李老治胃脘痛常用四逆散、柴平汤（柴胡疏肝散合平胃散），疏肝理脾、疏肝和胃以调脾胃之升降；肺与大肠相表里，治便秘常用提壶揭盖，使用杏仁、桔梗、桑白皮等宣肺以通肠。另，"辛开苦降"亦为调气机之大法，李老最善用半夏泻心汤。对复杂病例，还须掌握升中有降、降中有升，才能使升降不息，脾健胃和。如李老用补中益气汤加枳实治疗胃下垂，用旋覆代赭汤加葛根治疗顽固性呕吐。

3. "久病入络"，病久者不忘通络

清代著名温病学家叶天士提出了"久病入络"说，叶氏认为"大凡经主气、络主血，久病血瘀"，"初病气结在经，久则血伤入络"，"经年宿病，病必在络"。脾胃病多反复发作，经久不愈，故李老治脾胃之疾，叶氏"久病入络"之思想贯穿始终，辨证用药，对病久者不忘通络，尤其对胃脘痛的治疗重视通络法的运用。

汉代张仲景开辟了络病用药的先河，所创立的旋覆花汤被后人尊为治络病祖方，该方治"肝着，其人常欲蹈其胸上，先未苦时，但欲饮热"。药用旋覆花苦降辛开，下气祛痰，又能温通经脉；青葱管辛温，通阳散寒，行气散结；新绛（李老常用茜草、红花代替）活血通络。该方药体现辛温通络、活血通络之法。另有出自《时方歌括》的丹参饮，药用丹参苦寒，既可活血通络，又可清络中之热；檀香、砂仁辛温，行气止痛，芳香通络。亦为治络病脘痛之良方。李老临证，对脘痛日久，辨证属寒者，常取旋覆花汤之意，配旋覆花、茜草辛温活血通络；辨证属热者，多用丹参、檀香、砂仁清热活血通络。其他方面，如李老治腹痛反复发作，腹痛日久之证，借鉴于印会河抓主症用方经验，除用芍药、炙甘草、元胡、川楝子外常加赤芍、当归、降香，细推当属辛润通络法。

4. 重视心胃相关，脾肾相关

一般认为脾胃的功能失调与肝的关系最为密切，疏肝和胃、疏肝健脾为脾胃病治疗常法。李老调脾胃也以疏肝理脾、疏肝和胃为常法，但重视心胃相关、脾肾相关。

（1）重视心胃相关，治脾胃注重养心安神

所谓心胃相关，是指心和胃在临床表现上是密切相关的，心的功能失常影响脾胃功能，脾胃功能失常反过来影响心的功能。如长期失眠或抑郁、烦躁的患者可能会出现腹胀、纳差、便溏等脾胃病证，脾胃病患者或多或

少都有一些心神方面的症状，如失眠，心烦多梦，急躁易怒，进而心慌、心悸、头晕、头痛等。故李老有一句常挂在嘴边的话"胃不和则卧不安"。在临床中人们往往重视调畅情志在胃肠疾病方面的作用，而忽视了作为五脏六腑之大主的心，特别是心主神志这一功能对胃肠的影响。从理论上讲，《灵枢·邪客》曰："心者，五脏六腑之大主也，精神之所舍也。"《素问·灵兰秘典论》曰："心者，君主之官也，神明出焉，主明则下安，主不明则十二官危，使道闭塞不通，形乃大伤。"说明了心在五脏六腑中的主导地位与作用，在心神失常的情况下，机体整体调节的能力、抗病能力均下降。结合现代医学知识，神经心理学家研究早已证实，在某些心理素质人群中消极的情绪过于强烈或持续过久，都可以导致神经功能失调，神经功能的失调有可通过神经内分泌功能的改变，使机体脏器出现各种不同的功能性变化，如过度的焦虑、生气可以使胃酸分泌减少，长期的情绪严重紧张可以使胃黏膜充血、糜烂等病理改变。

基于这样的心胃相关认识，李遇春教授治疗脾胃病在疏肝和胃的同时，注重养心安神，加用夜交藤、酸枣仁、合欢皮、生龙牡等药物，也就是和胃健脾与养心安神并用，使疗效更显著而巩固，这也是李老治疗脾胃病的特点所在。如消化性溃疡后期患者多有胃脘隐痛不适，失眠多梦等症，而胃镜检查往往溃疡已愈合，此时辨证多为阴虚血瘀，但单纯养阴化瘀和胃往往疗效不佳。李老根据"心胃相关"理论，将丹参饮中檀香易为养心安神和胃的百合，并加入三七、夜交藤、合欢皮等治疗，往往疗效甚佳。再如一些脾胃病患者用药期间症状尚稳定好转，但一旦停药病情又加重。这种情况，李老改用从心论治，用调心安神和胃之法，辨证用药酌加夜交藤等养心安神之品，使心神失养等症状得到明显改善，疗效也较为巩固。

（2）重视脾肾相关，治脾胃常从温肾

脾与肾，分别为后天和先天之本，互相滋养。脾虚则化源衰少，日久则肾失所藏；肾阳衰弱，则脾失温煦，运化失职。脾胃之阳气有赖于先天肾气的充养，古即有"肾为胃关"之说。临床上对于脾胃气虚或脾胃阳虚者，常常只知用参、黄芪、白术之类温补或配干姜、附子之类助阳祛寒，往往忽视了肾阳对脾阳的温煦作用，不知用温肾暖土、补火助阳之法。李老诊治脾胃病，对脾胃气虚、脾胃虚寒患者亦按常规用理中汤类或建中汤类治疗，如疗效不佳，则加用菟丝子、鹿角胶或改用金匮肾气丸，补火助阳，常常会收到意想不到的效果。

5. 主张辨证与辨病相结合，衷中参西

辨证论治是中医的特色。李老在中医功底深厚的基础上擅长辨证论治，但李老认为医学是研究生命的科学，不论中医、西医，它的对象都是人体，只是中医学偏重于宏观、辩证的思维，西医学偏重于微观、本质的研究。因此，他主张辨证与辨病相结合，衷中参西。

在脾胃病诊治方面，李老常参考化验、B超、胃肠镜、病理等检查结果及现代医学研究的新认识、新成果，以明确疾病的位置、病名，了解疾病的轻重缓急，判断预后，判断临床疗效，有时也作为辅助用药的参考。如胃痛，很多情况下不仅是胃本身的问题，而是心脏疾患或肝胆疾患的一个表现，如治胃不效，则参照西医相关检查结果，如因胆囊炎、胆结石，则治以疏肝利胆之法，方用大柴胡汤之类。结石过多或过大，则建议患者手术治疗；如属心脏疾患，则通阳行气，活血化瘀，用瓜蒌薤白类方。如明确为胃癌，则首先建议患者尽早手术，并在处方中加入白花蛇舌草、银花、蜥蜴粉等抗癌中药；如胃镜示萎缩性胃炎则常用蜥蜴粉，化验 Hp（＋）则多加蒲公英、黄连等。另，如患者配合，也主张以患者治疗前后的胃肠镜或 B 超等客观检查结果的对照来评价疗效。

6. 重视调护

李老常说："一个好的医生，不仅要懂得药物治疗，更应懂得药后的调护。"就脾胃病而言，其形成的主要因素，不外乎情志、饮食、起居三方面

的不利因素，这些方面又是影响到疗效的因素。所以，李老对脾胃病患者必嘱其保持情绪乐观，忌恼怒、忧思，饮食要有规律，忌暴饮暴食、久饥过饱，忌酒辣油腻、生冷硬食，起居要寒温适时，生活有序。

❋脾胃病证治经验

1. 辨证经验

（1）细推症状

症状对于辨证起关键性的作用，同一症状可有虚实的不同，病机的不同。李老辨治脾胃病常仔细推敲症状。

①辨脘痛　空腹痛、喜按为虚，夜间痛多虚多瘀，食后而痛多热多实，定时刺痛多瘀。胃溃疡之痛，多见于食后1~2h，十二指肠溃疡则夜间空腹时亦作，两者均得食即缓解。

②辨痞、胀、满　"浊气在上，则生䐜胀。"胸胁苦满，病在肝胆；能食而胀者脾病；食后即胀者胃病；纳少或不能纳而胀者脾胃俱病。此均为气滞，惟胀而实者有积滞。慢性胃炎大多食后即胀，稍重者日晡也胀。

③辨吞酸、嘈杂　二者多为肝侮脾胃而"曲直作酸"，但有寒热之分。吞酸吐苦，伴口苦、心烦、舌红者为肝火犯胃；泛酸而清涎多者为肝寒犯胃。证之临床，单纯之胃溃疡多吐酸嘈杂，单纯之十二指肠溃疡则无此症状。

④辨呃逆、嗳气　呃逆多虚寒或暴寒阻遏中阳，舌红少苔者为胃阴虚，因情志不畅而作者为肝郁；嗳气为食滞阻于气机，但有虚有实，实者口气浊，食后多作，虚者口气清而平时亦作。

⑤辨便溏、便秘　便溏夹杂有不消化饮食者多见于脾虚；便溏如水样者多见于中焦虚寒；便溏臭秽者乃大肠湿热；便先硬后溏多肠热脾虚；便干而次数增多也同样见于肠热脾虚；便溏而不爽，往往因内有湿热，脾胃气滞。便秘多属实热，排便时长、艰难者多中虚，老年者往往中气不足、肾虚肠燥并存。

（2）精于验舌

舌为脾胃之外候，李老诊治脾胃病尤其重视验舌且精于验舌。

①舌质方面　嫩红多属阴虚津亏，淡白多属阳虚气虚。

②舌体方面　瘦者多热多阴虚，胖者需据舌色而分虚实，舌边齿痕不能一概视为脾虚，其胖而色赤体充，为脾胃之热，惟胖而体软色淡者属脾虚。

③苔色及厚薄方面　除白厚寒湿、黄厚湿热等常情外，要注意舌苔出现的部位，舌中心无苔多属脾胃阴伤，若苔厚中光为食滞或痰浊阻滞脾胃，舌根大片光肃，多属肾精不足；舌面光而滑润，多为痰饮不化，不能认作阴虚，盖痰饮在脾胃，使苔不能滋长；胃受禀不足，也可见舌光无苔。惟无苔而涩或光而色绛者为脾胃津液、阴分损伤，其程度远甚于舌中心无苔，口渴不欲饮者兼见舌光红而润则病重矣。慢性胃炎之舌苔，近30%可于舌中脾胃区见到或黄，或白，或腻，或糙之紧贴舌面之舌苔，且化之甚难。舌苔之黄润无根，不可只作热看，当兼求于虚；苔之白润微罩黄，也不能只作热看，湿邪郁之气分而不化者，也有此苔。

（3）注意情志、体质

恚怒可以伤肝，忧思可以伤脾，悲则气消，恐则气下，凡此均可影响脾胃功能而成为致病因素。在体质上，肥人湿盛，湿盛则气易虚；瘦人多火，多火则易肝旺。因此，情志、体质亦为李老临床辨证所需考虑的因素。

2. 用药经验

（1）对症用药

点滴"对症用药"即针对症状用药，在此亦包括针对病原、病理用药。李老辨治脾胃病，常借鉴他人经验或结合现代医学对疾病的认识、现代药理研究结果等对症巧用中药以提高疗效。

①龙胆草、黄连醒脾胃　纳差食少乃脾胃病常见之症，或因脾胃虚弱，或因寒湿、湿热、困脾……李老对食少纳呆者，不论寒、热、虚、实，在辨证论治的基础上常于方中佐以少量黄连或胆草（1~2g）以"苦寒开胃"，

增加食欲。此经验实借鉴于近代北京中医药大学名医印会河《内科新论》，经反复应用，切实有效。细推理论，脾喜燥恶湿，胃主降，《内经》的气味治疗理论中即有"脾苦湿，急食苦以燥之"，黄连、龙胆草味大苦，性燥，用之少量取其大苦能投脾胃之所好，顺应其性，故有醒脾开胃之效。

②乌梅、木瓜消食和胃　萎缩性胃炎脘痛纳差、食后不消者，李老认为胃酸分泌量少为因素之一，常喜用乌梅、木瓜，辅以消食和胃。乌梅、木瓜味酸，酸能补胃酸之不足，开胃助消。如果只从这层考虑，酸味药有很多，也可选择山楂、五味子、酸枣仁之类。在酸味药中山楂、木瓜本有"消食"之效，尤以山楂消食力强，但木瓜气味芳香，能化湿和胃，又有助运之功，乌梅则较其他酸味药性味温和，又开胃助消佳，故李老喜用二药，且对症于"食后不消"。

③蒲公英、黄连抗 Hp　1981年澳大利亚的 Mashall 医生报道幽门螺杆菌（Hp）是造成胃黏膜损伤，导致慢性胃炎、胃溃疡的元凶。随着 Hp 与消化道疾病关系研究的深入，抗 Hp 治疗日益普及，西医治疗上以"三联两周"疗法，中医治疗多将 Hp 归属于"邪""热""毒"的范畴，予清热解毒施治。目前已证实，对 Hp 有杀灭或抑制作用的中药有蒲公英、黄连、黄芩、白花蛇舌草、红藤等，大多属于清热类药物，其他如乌梅、丹参、大黄等也有不同程度的杀灭幽门螺杆菌作用。李老针对 Hp（+）患者，多用蒲公英、黄连。如无 Hp 检查结果，考虑其可能性也常加用。

（2）辛开苦降用药

"辛开苦降"法是中医一种常用的、独特的治疗法则，主要应用于脾胃病的治疗中。传统上多认为辛开苦降法的用药仅指半夏泻心汤中所用的干姜、半夏与黄芩、黄连的配伍，但李老对辛开苦降法的用药有新的见解，认为不应局限于《伤寒论》的认识，应在更广泛的范畴内理解与认识辛开苦降法的用药，生（干）姜、半夏、橘皮、桂枝、细辛、麻黄等均应在辛热（温）药候选之列，黄芩、黄连、黄柏、栀子、龙胆草、板蓝根、苦参、蒲公英、败酱草等均应在苦寒（凉）药候选之列。此外枳壳（实）味辛、苦，性寒，辛能开，苦能降，亦为具有辛开苦降之效的药物。

（3）蜥蜴粉的应用

蜥蜴，又名"守宫"，宁夏俗称"沙扑扑"。关于其临床应用记载零散，民间传统多用于治疗癫痫、瘰疬、胃癌等。近年来对其研究逐渐增多。李老自1993年起，开始有目的对蜥蜴的应用进行临床观察。《中药大辞典》载："蜥蜴能破结利水，消瘰散结，故试用于抗癌。"加之受蜥蜴可断尾再生的启发推断蜥蜴可能对人类组织损伤有修复功效。宁夏的一些沙漠地区产密点麻蜥，李老亲自捕捉，将其焙干制成散剂，即蜥蜴粉，用于治疗急（慢）性胃炎、胃癌，并进行临床观察。

3. 用方经验

（1）久痛入络，多用丹参饮

胃脘痛除因寒邪客胃，饮食伤胃及情志过激，肝气犯胃可致暴痛外，多为反复发作之慢性过程，常迁延不愈，甚或数十年。基于清代临床大家叶天士提出的"久病入络""痛久必入络""久病必瘀闭"的理论，李老治脘痛多用、善用"丹参饮"。

"丹参饮"出自《时方歌括》，组成为：丹参一两，檀香、砂仁各一钱半，具有活血祛瘀，行气止痛之效，用治血瘀气滞的心胃诸痛。组方重用丹参活血祛瘀，少佐檀香、砂仁行气止痛。李老处方谨遵原方之旨，常用丹参30g，檀香6g，砂仁6g。方中丹参，味苦、性寒凉，用量大；檀香、砂仁味辛，性温，用量小，故全方药性偏于寒凉。原书方后云："治心胃诸痛，服热药而不效者宜之。"说明本方性偏于寒，适用于胃痛偏瘀偏热者。老师深谙方药，亦多用于热证者且随证运用灵活。如见胃痛以胀痛为主，伴两胁及后背疼痛不适，反酸口苦、喜太息，脉弦数等，证属肝郁气滞血瘀，常用丹参饮合四逆散，疏肝理气，活血止痛；胃脘胀闷而痛，伴不思饮食，素喜饮酒等，舌苔厚腻，脉滑，证属湿滞血瘀，以丹参饮合平胃散或二陈汤燥湿运脾，活血止痛；胃痛得温则减，遇寒或饥饿时痛甚，证属气虚血瘀，以丹参饮合归芪健中汤温中补虚，活血止痛。如胃脘痛甚，以血瘀气滞为主，李老则以丹参饮合百合汤、金铃子散或再合芍药甘草汤，活血行气，缓急止痛。

【病例】患者，女，69岁，2004年10月9日初诊。主诉：胃脘疼痛3月余，加重3天。患者诉3月前因家事不顺，引发胃脘疼痛，服中成药调治。3天前因饮食不慎致胃脘疼痛加重，每于凌晨四五点钟左右疼痛较明显，伴胃脘堵闷不舒、灼热感，起床活动后可减轻。口干，鼻热，大便偏稀，每日2~3次。舌淡暗，苔薄黄，脉左弦右濡。诊断：胃脘痛（气滞血瘀型）。治法：理气活血止痛。

处方：丹参30g，檀香（后下）6g，砂仁（后下）6g，柴胡6g，枳壳10g，白芍15g，元胡10g，陈皮6g，黄连6g，黄芩10g，炙甘草6g，6剂，1日1剂，水煎服。二诊、三诊又随症加减连服8剂。四诊：胃痛已愈，偶有腹泻，予成药参苓白术散益气健脾善后。随访半年胃痛未作。

（2）秉承名师，常用治胃"三合汤"

李老在大学临床实习时曾跟随近代名医焦树德先生，焦老之《用药心得十讲》《方剂心得十讲》均为切实之用药、用方之心得体会。"三合汤"为焦老自命名治胃痛经验方，即丹参饮、百合汤、良附丸三方之合方应用，用于久治不愈，虚实寒热证交错互见的胃脘痛。如痛点明显、固定及舌质暗或有瘀斑的，则加失笑散，为记忆方便，称"四合汤"。老师秉承先师，常将"三合汤"或"四合汤"用于此类脘痛，确能取得比较满意的疗效。缘胃脘痛初起多为实证，久治不愈，寒郁生热，气郁化火，气滞而血瘀，且日久耗伤正气，往往转致虚实并见，寒热夹杂，气血皆病之候。丹参饮（丹参、檀香、砂仁），活血行气止痛；百合汤（百合、乌药），百合，《神农本草经》谓之可疗"邪气腹胀心痛"，又能"补中益气"，配以乌药散寒行气；良附丸（高良姜、香附），温胃散寒，行气止痛。三方相合，活血调气，散寒通滞，益气补中，最适合于脘痛久治不愈，寒热夹杂，正气损伤之证。

在此基础上，胃痛较甚属血瘀气滞为主，老师则变化为丹参饮、百合汤、金铃子散三方合方或加芍药甘草汤四方合方，亦称为"三合汤""四合汤"，诸方相合，活血行气，缓急止痛，的确能使胃脘痛在较短时间内减轻或消失。

【病例】患者，女，57岁，2003年4月8日初诊。上腹疼痛不适，反复发作10余年，加重半年。胃镜提示：慢性萎缩性胃窦炎。病理报告：中度萎缩性胃窦炎，轻度肠化。患者自觉上腹疼痛，胃脘痞满不适，无反酸，纳食尚可，大便如常，睡眠不实，苔少，脉细。中医辨证：寒热错杂，气滞血瘀。治以补中散寒，理气活血止痛。处方：百合30g，乌药6g，丹参30g，砂仁（后下）6g，檀香（后下）6g，高良姜10g，枳壳10g，香附10g，党参15g，茯苓15g，白术10g，陈皮10g，夜交藤30g，炙甘草10g，水煎服，1日1剂。服上药6剂后，胃痛痞满减轻，停药两天，胃脘疼痛又作，上方去良姜加元胡10g，川楝子10g，芍药20g，又连服10剂后自觉症状消失，食生冷食物胃亦不痛。

（3）辛开苦降，善用半夏泻心汤

辛开苦降，是指将辛热（温）和苦寒（凉）两种药性截然相反的药物配伍使用，同组一方，起到平调寒热，燮理阴阳，调畅气机的作用，用以治疗脏腑功能失调，寒热错杂，气机逆乱，升降失常的病证。本法肇源于《内经》，广泛应用于东汉·张仲景的《伤寒论》《金匮要略》中，后世（尤其是温病各大家，如清代叶天士）又多有发挥。半夏泻心汤出自《伤寒论》，《伤寒论·辨太阳病脉证并治》曰："但满而不痛者，此为痞，柴胡不中与之，宜半夏泻心汤。"后世以之为"辛开苦降"法的典型代表方，李老遵仲景、叶氏，最善用半夏泻心汤。

仲景创造了许多著名的辛开苦降法方剂，除半夏泻心汤外，尚有生姜泻心汤，甘草泻心汤，黄连汤等。李老遵仲景之旨将半夏泻心常用于寒热错杂之"心下痞"，胸闷加瓜蒌；呕吐、嗳气加代赭石、旋覆花；肝气不舒加柴胡、香附、木香、佛手。

叶天士对辛开苦降法有了更大的发挥，认为湿为阴邪，非辛热不能宣通，热为阳邪，非苦寒不能清解，故临证每用辛开苦降之法灵活变通，随症加减，取黄芩、黄连清降邪热，用生（干）姜、半夏温通化湿，配合他药广泛用于湿热阻结中焦的多种病症。李老遵之，亦常以半夏泻心汤为基础，辛温、苦寒并用，以治中焦湿热之症。胃脘灼热疼痛者加重芩、连并酌加大黄，病久入络有瘀血者加丹参、蒲黄、五灵脂、元胡，嗳气泛酸较重加煅瓦楞子、乌贼骨，胃痛甚加白芍、元胡、川楝子。

【病例】患者，男50岁，2005年2月26日初诊。患者5年来反复发作上腹不适，膜胀感为主，饭后加重。近一周来上腹不适加重，痞满、嗳气时作，纳食一般，大便干稀不调，1日1次。舌尖略红，苔薄白，脉弱。胃镜提示：慢性萎缩性胃窦炎。中医诊断：胃痞。证属脾胃升降功能失司，气机逆乱。治法：健脾和胃，辛苦通降。药用：旋覆花8g，代赭石30g，党参15g，半夏10g，黄连3g，枳实12g，白术10g，干姜6g，木香6g，炙甘草6g，大枣5枚掰，1日1剂，水煎服。服上药6剂后，脘胀消失，嗳气亦减轻，大便正常。

（4）制酸止吐，活用左金丸与吴茱萸汤

脘痛吞酸吐苦或胃中或胸骨后烧灼感明显乃胃酸过多或胆汁反流，多见于胃、十二指肠溃疡或胆汁反流性胃炎。李老常用和胃制酸之剂：海螵蛸、煅瓦楞、炙甘草、白芍、浙贝、左金丸或吴茱萸汤。然李老用左金丸、吴茱萸汤选择有据，变通灵活。左金丸清肝泻火，降逆止呕，适用于肝火犯胃的吞酸呕吐之证，故伴口苦、心烦、舌红者，选左金丸，但又不必拘于黄连：吴萸=6:1，偏寒，无口苦，可加大吴茱萸的用量；偏热，口苦、心烦，则重用黄连，少用吴茱萸。吴茱萸汤温中补虚，降逆止呕。适于肝寒犯胃之阳明寒呕证，见返酸而清涎多者，则用之。

【病例】患者，男，56岁。2003年3月9日初诊。胃痛3年，时轻时重，近日因食生冷，胃痛又作，胀痛不食，时时泛吐酸水，大便稍溏，舌淡，苔白腻，脉沉弦。李老辨证为：寒湿困脾。处方：茯苓15g，当归10g，白芍20g，肉桂6g，党参10g，炒白术15g，苍术10g，元胡10g，陈皮10g，木香10g，旋覆花（包）10g，茜草10g，吴茱萸10g，黄连6g，海螵蛸15g，生姜15g，炙甘草10g，1日1剂，水煎服。连服6剂后脘痛大减，泛吐酸水偶作，上方去旋覆花，白芍、吴茱萸、生姜减量，继服6剂，诸证消失。

（5）灵活用方，五苓散化裁治泄泻

五苓散出自《伤寒论》，原用治"蓄水证"及"水逆证"，近代常规用治水肿、癃闭。全方功专利水渗湿，亦可用治"泄泻"，其机理为"利小便以实大便"，但适用于水湿内盛，以"水样便"为特点的泄泻，如急性胃肠炎、秋季腹泻。李老治此类泄泻常用五苓散，但认为将方中"桂枝"易为"车前子"渗湿止泻更佳，合用燥湿和胃的平胃散则标本兼顾。如中焦虚寒，见畏寒肢冷、脘腹冷痛，即合附子理中汤，再加木香、砂仁以温中补虚，行气止痛，用之效捷。

【病例】患者，女，29岁。2005年10月21日初诊。腹泻3日，5~6次1日，腹痛，大便稀溏如水样。自服黄连素、思密达治疗，腹痛、腹泻减，但畏寒肢冷越甚，裹衣缩身，面㿠白，舌淡，苔白腻，脉细弱。治以渗湿止泻，温中补虚。处方：泽泻20g，茯苓15g，猪苓10g，车前子（包）6g，党参15g，干姜6g，制附子6g，木香10g，苍白术各10g，砂仁（后下）6g，炙甘草10g，3剂，1日1剂，水煎服。因为本门诊职工，后告知，3剂后腹泻、畏寒皆愈。

（6）呕吐、反胃，小半夏加茯苓汤治验

小半夏加茯苓汤出自《金匮·痰饮咳嗽病脉证并治第十二》，原用治痰饮呕吐眩悸之证，曰："卒呕吐，心下痞，膈间有水，眩悸者，小半夏加茯苓汤主之。"李老用治晕车呕吐不止、食已即吐，屡用屡效。晕车呕吐及食入即吐皆胸膈间素有痰饮水气，小半夏加茯苓汤，药虽三味，但半夏、生姜能和胃止呕，辛散水气；茯苓能健脾渗湿，导水饮下行，故用于痰饮呕吐当取效甚捷。李老临证应用常合平胃散，以增其燥湿和胃之效；有明显脾胃虚寒象者，则配伍党参、白术、良姜之类；呕甚者必加藿香、伏龙肝甚或旋覆花、代赭石。

【病例】

①晕车呕吐：患者，女，26岁。2005年1月20日初诊。患者平素即晕车，春节前因乘长途客车赴隆德探亲致呕恶不能食，食入即吐四五日。静滴胃复安等无显效。电话诉告李老，李老处以：半夏15g，茯苓、藿香各10g，生姜、竹茹各6g，伏龙肝60g煎汤代水，1日1剂，水煎服。后电话告知，服上药2剂即愈。

②食入即吐：患者，男，23岁。2004年10月16日初诊。患者食后吐食5年，多食则食入后2~3min即吐，纳差，曾服中、西药治疗，时轻时重。春夏缓，秋冬受寒或食冷易作，舌淡，苔白。处方：半夏、茯苓、党参各15g，苍术、旋覆花（包）各10g，厚朴、陈皮、炙甘草、砂仁、良姜各6g，代赭石（先）20g，三剂，1日1剂，水煎服。3日后复诊，主症即明显减轻，去旋覆花、代赭石，随症加减继服5剂。再诊，主症消失，前方继服5剂以巩固疗效。

（7）酒后脘痛、手抖，东垣葛花解醒汤治验

胃脘痛常于酒后而作，多舌红，苔黄腻，李老认为治当以燥湿化痰为要，常以平胃散合二陈汤（陈平汤）化裁，疗效较满意。长期嗜酒者，除可见脘痛外，甚至可出现手抖、心慌气短、呕吐等症。李东垣《脾胃论》载"葛花解醒汤"方（白蔻、缩砂、葛花、干姜、神曲、泽泻、白术、橘皮、猪苓、人参、茯苓、木香、青皮），曰"治饮酒太过，呕吐痰逆，心神烦乱，胸膈痞塞，手足战摇，饮食减少，小便不利"。酒为湿邪，伤中焦元气，东垣"解醒"方，芳化、渗利又温中补虚，消补兼施。李老用之，曾获良效。

【病例】患者，男，63岁。2006年8月17日初诊。饮酒史20年，近来出

现心慌气短，手抖不能执笔。李老即予葛花解醒汤化裁，2周后，手抖、心慌气短之症消失。

（8）自制方治胃病

针对慢性胃病中常见的痛、痞、胀、酸，李老在长期的临床实践中，形成了一些相对固定的、有效的自制方。

①和胃制酸汤　海螵蛸、煅瓦楞、炙甘草、杭白芍、浙贝母、黄连、吴茱萸。用于慢性胃炎胃酸较多者。

②消痞和胃汤　枳壳、白术、木香、砂仁、山药、鸡内金、陈皮、黄连。用于萎缩性胃炎胃脘痞满，食欲不振者。

③除湿消胀汤　白蔻、木香、砂仁、陈皮、厚朴、苍术、炙甘草、焦三仙。用于慢性胃炎胃脘胀痛不食，舌苔厚腻者。

另有自制治胃止痛"三合汤""四合汤"，在前已述。

4. 病证治疗经验

（1）穴位埋线疗胃痛

胃脘痛，因其病因病机复杂，部分患者针药难效，病情缠绵难愈，尤以慢性萎缩性胃炎治疗比较困难，且易癌变。遇此，老师常征得患者同意予以穴位埋线，或配合药物治疗，多获良效。

穴位埋线是在留针的基础上发展起来的，"深纳而久留之，以治顽疾"。近年来，虽关于穴位埋线治疗胃脘痛等的报道、研究颇多，所使用的器械主要有皮肤缝合针、三角弯针、改良腰穿针等，但多需先进行穴位局麻，而局麻的疼痛很多人都不易接受。老师的埋线方法简便易行，如手法娴熟轻巧，痛苦甚小。

方法：将2/0$^{\#}$羊肠线剪成1.0~1.5 cm长短泡入75%的酒精中备用，选中脘或上脘、足三里（双）、胃俞（双）或脾腧（双），穴位局部消毒后，用灭菌镊子夹起一段羊肠线穿入经消毒的9号腰穿针（改良）前端内，胸部及背部的穴位在局部下方向上斜刺，下肢穴位直刺。然后边推针芯边退针管，使羊肠线埋入穴位皮下，线头不得外露，消毒针孔。2周1次，4次1疗程。据情况，治疗1~2疗程。术后，患者初有局部酸胀之感，一般24小时后即无任何不适。

【病例】患者，女，40岁。胃脘胀痛，偶泛酸1年。胃镜示：①胃底、十二指肠球部溃疡；②慢性胃炎。经服用雷尼替丁、麦滋林及抗生素等，有所缓解，但停药或饮食不慎仍作，痛时较甚。李老建议其做埋线治疗，2疗程后，胃脘痛即完全消失，亦未再服药，随访5年未反复。

按：疼痛与经络闭塞，气血失调有关，有"痛则不通，通则不痛"之说。埋线疗法有"制其神，令气易行"，它能转移或抑制与疼痛有关的"神"的活动，使"经气"通畅而达镇静止痛的效果，故可疏通经络中壅滞的气血，使气滞血瘀的病理变化得以恢复正常。

（2）通因通用除便垢

便次增多，大便稀溏为泄泻。脓血便，里急后重为痢疾。然又有长期便次多，大便黏滞不爽，甚或里急后重的"便垢"证，李老对"便垢"常通因通用，予以消导或攻下之治。常用槟榔、枳实、莱菔子或小承气汤之类，往往收效甚捷。

【病例】患者，男，11岁，便次增多，饭后即泄数月。小儿体壮面红，大便2~3次1日，黏滞不爽，里急后重，饭后即泄，舌红苔厚。李老认为此为内有食积未去，当予以消导。处方：莱菔子15g，枳壳10g，槟榔10g，木香10g，焦三仙各10g，大黄6g，3剂，1日1剂，水煎服。后其母来诉，药后诸症悉除。

按：六腑以通为用，对食积泄、痢疾等则当"通因通用"，邪实去，泄自止。此证，患儿肠胃积热，气滞不行，故大便黏滞不爽，又里急后重，药用大黄、槟榔之类通因通用，去其肠胃积滞；莱菔子、木香之类行气以除后重。

（3）疏肝降逆止呃逆

"呃逆"以胃气上冲，呃呃连声为主症。究其病机虽为胃气上逆，但又有气虚、肝郁、寒客、虚寒、虚热之不同。李老的辨治规律是：以降逆止呃为总则，药以旋覆花、代赭石、半夏、丁香、柿蒂、沉香为主，随症加减。胃气虚加党参、炙甘草、白术、大枣等；肝气郁结加柴胡、当归、白芍、薄荷、枳壳等；寒邪客胃加干姜、生姜、乌药等；虚寒加党参、白术、干姜等；虚热加竹茹、橘皮、党参等。

【病例】患者，女，38岁。2004年4月5日初诊。呃逆频作伴胸咽部不适3月余。患者3月前因与其夫口角生气后作此症，一直未予重视，经月不愈，故来诊。李老辨证为肝气犯胃，治以养血疏肝，降逆止呃。方药：旋覆花、木香、柴胡、炙甘草各6g，柿蒂、枳壳、白芍、当归各10g，党参15g，代赭石30g，丁香、薄荷各3g。3剂即愈。

按：临证遇呃逆病证，多从胃虚论治，然肝郁呃逆亦为常见。此证显然为肝气郁结，横逆犯胃，致胃失和降。方以旋覆代赭汤合丁香柿蒂汤降逆止呃，柴胡、当归、白芍、木香、枳壳养血疏肝，方证切合，故起效甚捷。

（4）塞流、澄源、复旧治"便血"

便血一症，有"远""近"之别，血色鲜红或深红，多系大肠、肛门病变，为"近血"；呈柏油样便或黄酱色者，多系上消化道出血，为"远血"，常见于有胃痛病史患者。治出血，当"塞流澄源"。李老治"远血"，常用三七粉、白及粉、大黄粉之类"塞流"，大黄、黄芩、黄连，即《金匮》之三黄泻心汤"澄源"。血止后益气养血复其旧。

【病例】患者，男，38岁。脘痛、黑便1月。面萎黄，乏力，舌体淡胖。血常规：HGB 78g/L，大便常规：RBC（+++）。处方：三七粉（冲）3g，白及粉（冲）3g，大黄6g，元胡10g，白芍20g，炙甘草6g，川楝子10g，海螵蛸10g，黄连6g，黄芩10g。3剂，1日1剂，水煎服。3日后复诊：黑便消失，便OB（+）。

按：急则治其标，出血当先止血，方用三七粉、白及粉、海螵蛸化瘀收敛止血，此为"塞流"。因此证多为热迫血行，泻心汤苦寒清泻，直折其热，使火降则血自止，此为"澄源"。血止后用八珍汤之类益气养血，此为"复旧"。

（5）益气理肺通便秘

便秘是临床的常见证，亦属难治之证，究其证候当有寒秘、热秘、虚秘之不同。虚秘之证多见于老年人，亦常见于习惯性便秘者，以排便困难、大便燥结为特点。李老诊治常以补中益气汤为主，佐以理肺（桔梗、杏仁、紫菀）、润肠（当归、肉苁蓉、生地、元参、麦冬、火麻仁）、理气（枳壳、莱菔子）之品，每获良效。

【病例】患者，女，35岁。2008年9月11日初诊。习惯性便秘8年，常二三日甚至三四日不解大便，有便意常需如厕久蹲半小时以上，便多干结。常自服果导、大黄苏打片或麻仁滋脾丸等，用则通，不用则又如故。李老治以益气理肺通幽之法，方用：党参15g，黄芪15g，当归15g，白术15g，柴胡6g，升麻6g，枳壳10g，莱菔子10g，桔梗10g，杏仁（杵）10g，麻子仁（杵）10g，炙甘草10g，1日1剂，水煎服。服药3剂后即大便2日一行且软，连服10剂后，改服补中益气丸。二月后因他疾来诊，诉大便基本正常。

按：便虽出于魄门，然需气之斡旋，方能传导下行，脾气虚则运化不健，传导无力。肺为华盖，主一身之气，肺与大肠相表里，肺之肃降与大肠传导息息相关，理肺通肠乃"提壶揭盖"之意。故李老治疗便秘益气理肺为主，佐以润肠理气，中气得补，肺气得畅，肠道得润，则大便自通。方用补中益气汤，方中升麻、柴胡虽非补气之品，但脾阳得升，脾气才得补，此为李东垣"升阳补气"之理论，用此二药，又寓有"升清降浊"之意。对虚秘者如乱投硝、黄、番泻叶之类峻攻，初用尚可通便，继用非但无效，且徒伤正气，愈攻气血津液愈伤，大便愈秘。

（6）祛风脱敏愈痛泄

所谓"痛泄"，以腹痛泄泻，泄必腹痛为特点，常反复发作，往往和情绪紧张、精神刺激等相关，类似于肠易激综合征（IBS）。对于IBS，西医认为肠道过敏可能是主要的因素之一。中医一般认为此为土虚木乘之证，治以补脾泻肝法，方用痛泄要方为主。李老治痛泄亦以痛泄要方为主，但常加柴胡、乌梅、五味子等，祛风脱敏止泄，疗效较满意。

【病例】患者，女，38岁，2000年10月24日初诊，4年前因工作调动精神过度紧张，出现大便次数增多，日行3~5次，腹痛即泄，腹胀肠鸣。曾做大便培养、肠镜等检查未发现器质性病变，西医诊断为IBS。曾服多种西药，效不佳。现症：腹痛，肠鸣腹泻，大便每日3~4次，每次泄后稍安，大便如水样，每遇情志刺激及精神紧张则腹泻加重，伴身困乏力，心悸失眠，舌淡苔薄白，脉弦细。李老辨证为土虚木乘，湿浊下注，治以补脾泻肝，祛风脱敏，胜湿止泻。方用：防风30g，白芍30g，炒白术15g，柴胡10g，乌梅10g，五味子6g，车前子（包煎）6g，茯苓10g，秦皮6g，珍珠母（先煎）30g，夜交藤30g，炙甘草10g，1日1剂，水煎服。连服7剂后，便次减少，大便基本成型，其他症状明显减轻。服药4周后症状全部消失，大便正常。

按：柴胡、乌梅、五味子合防风、炙甘草、白蜜为20世纪60年代北京西城区中医院的协定处方"过敏煎"，药理实验有抗过敏的功效。李老熟知此方，常用于有过敏因素的疾病，如荨麻疹、肠易激综合征。重用防风，为过敏煎原方之旨，祛风为主且能胜湿止泻。因心为五脏六腑之大主，又加珍珠母、夜交藤，意在安心神以调肝脾。

高亚陇

男，1945年4月出生，1968年9月毕业于宁夏大学医学系，本科学历，中共党员，宁夏医科大学附属银川市中医医院主任医师。从事中医临床与教学工作40余年，曾拜名老中医董平、雷声远先生为师，曾担任过内科科主任等职。2002年评为"银川市高级专家、拔尖人才"。2006年被遴选为"第一批自治区老中医药专家学术经验继承工作指导老师"。

学术上推崇张仲景的辨证论治思想，钦佩吴鞠通"学医不精不若不学医"的可贵精神。认为医生应重视医德和医疗水平；临床工作应理论联系实际，严谨求实，不尚空谈，中医要汲取现代医学之所长；治病重点应放在常见病及多发病上。

从医40多年，积累了丰富的临床经验，擅长治疗脾胃肝肾疾病，尤其是消化系统疾病。培养和带教大中专学生及实习医生500多人，在全国核心期刊及省级杂志上发表中医论文28篇，参加自治区内外学术会议17次，大会交流论文22篇（其中19篇获优秀论文奖）。治疗慢性胃炎的有效方剂被收编在山西科技出版社出版的《中华效方汇海》一书中；论文《辨证分型论治溃疡性结肠炎50例》获1998年银川市科技论文三等奖。

※治疗脾胃病学术思想及临床经验

张仲景的辨证论治思想是中医学的精髓，它为中医学的发展奠定了理论基础。辨证的准确与否关系到疗效的好坏，疗效是检验辨证论治的唯一标准。正确合理地运用辨证论治，才能不断地提高疗效。而辨证施治的正确合理运用，主要体现在辨证方法、辨证分型及治疗方法上。但是，由于历史的原因，不同的辨证方法对疾病的辨证分型有所不同，对疾病的治疗方法也存在很大差别，这样，反倒容易使初学中医者对疾病的认识趋于复杂。其实，"大道至简"，看似复杂的疾病本身并不复杂，它们之间既有个性，也有共性，有客观的发展变化规律，也有相应的治疗方法，只是人们在了解它之前，没有认清这些，把它看得复杂化了。所以，只要我们从整体出发，合理辨证，准确施治，不断学习，反复实践，就一定能认清和掌握这些规律，也同样能总结出来好的治疗方法。

慢性胃肠疾病是临床常见病和多发病。对脾胃病的认识，首先要重视李东垣先生提出的"胃气为本""内伤脾胃，百病由生"的理论，因为它为我们治疗胃肠疾病"养胃固本""调补脾胃"提供了可靠依据。另外，还应重视"慢""胃""肠"三个字。"慢"指病程长久，"胃""肠"指病位在腑。依据中医"久病多虚""久病多瘀""久病多痰多湿"之说，以及"脾气宜升胃气宜降""六腑以通为用"的理论，我们在确立治疗原则时就应放在"补益脾胃，通调气机，祛瘀化痰，行气化湿"等方面。只有在理论上确立了正确的治疗原则，才能为处方用药打下坚实的基础。

1. 以辨证为基础，专病用专方治疗消化病

我们在多年实践中认识到，消化病，特别是胃肠疾病，尽管种类多种多样，症情复杂，但从表现症状来看，既具有共同的整体症状（共性），如恶心、呕吐、痛胀、乏力、大便失调等；又具有不同的局部症状（个性），如胃脘痛胀、腹部痛胀、肛门附胀等。笔者在临床实践中发现，用一个具

有共性治疗特点的方剂，并在此基础上对局部个性症状做加减化裁，用来治疗多种胃肠疾病，往往能取得比较满意的效果。所以，临证中将胃肠疾病分为三种证型：脾胃偏虚型，脾胃偏实型，脾胃虚实夹杂型。

同时，我们又根据"虚则补之，实则泻之，虚实夹杂攻补同治"的原则确立了治疗方剂，最后从董平先生治疗消化病的众多方剂中选出了疗效真实可靠的四个方剂，即：（1）健脾和胃汤，用来治疗胃及十二指肠病的偏虚型。健脾和胃汤中参、术、苓、草健脾益气，升举清阳，意在补益脾胃，调和升降，用意在补；枳实、厚朴、陈皮、半夏、麦芽、生姜理气化滞，调胃降浊，丹参化瘀止痛，砂仁芳香宽中，意在辅助脾胃，调其升降，用意在调。全方虽补调同用，但补针对本，调针对标，故立意重在于补，所以将其用于胃及十二指肠疾病偏虚型。（2）行气散滞汤，用来治疗胃及十二指肠病的偏实型。行气散滞汤中台乌、香附、百合、青皮、陈皮、枳壳疏理气机，消胀止痛，意在行气；苍术、厚朴燥湿除满，砂仁、莱菔子、炒麦芽消食化痰，丹参化瘀，意在散滞。两组药合用，共用针对脾胃气滞所致的偏实证，故将其用于胃及十二指肠病的偏实型。（3）补中祛瘀汤，用来治疗胃及十二指肠病的虚实夹杂型。补中祛瘀汤中黄芪、党参、白术、炙甘草、陈皮调补脾胃，其意在补虚，针对虚证；丹参、赤白芍、三七、莪术、炒山楂、鸡内金活血化瘀，其意在攻邪，针对实证。全方补中祛瘀，虚实同治，故将其用于胃及十二指肠病的虚实夹杂型。（4）清化解郁汤，用来治疗食道疾病的痰热证。清化解郁汤中黄芩、夏枯草、玄参、牛蒡子、僵蚕、青果清热化痰，解毒散结，佐以香附、青皮、陈皮，共奏清热化痰，理气解郁之效。故将其用于食道疾病中的痰热证。

2. 食道疾病中最多见的痰热证用清化解郁汤治疗

临床中，食道属中医脾胃范畴，其病变受情绪影响较大，因此，我们多从疏肝解郁、通降食腑之气立法，应用清化解郁汤治疗。

组成：黄芩10g，玄参10g，牛蒡子10g，僵蚕10g，生牡蛎20~30g，夏枯草

12g, 香附10g, 青皮6~10g, 陈皮6~10g, 青果10g, 浙贝末2~3g（冲服）。

功效：清热化痰，理气解郁。

主治：食道疾病，包括各种食道炎，食道憩室及食道肿瘤等，也可用于梅核气。凡辨证属痰热郁阻，气滞痰结之痰热证均可用之。症见咽喉有噎堵感，胸前有烧灼感（或伴疼痛），咳痰黏稠，或伴恶呕，口干舌燥，胸胁胀痛。大便秘结，脉滑数或弦滑，舌红苔黄等。

加减法：

①痰火旺：痰黏稠，不易咯出，色或黄或白，口干口苦，加全瓜蒌12g, 蒲公英15g, 栀子10g;

②火热伤津：口舌干燥，五心烦热，舌红苔少，去青皮、陈皮，加沙参12g, 麦冬12g, 蒲公英12g;

③心慌，烦躁，寐差，加生龙骨12~20g;

④胃脘胀，加香橼10g, 佛手10g; 胃痛，加元胡10g, 川楝子10g;

⑤两胁胀，加郁金10g, 兼痛再加川楝子10g, 元胡10g;

⑥恶心，加苏叶10g, 半夏10g; 伴呕吐，再加旋覆花12g（包），代赭石10g;

⑦纳呆，去浙贝，加炒麦芽10g, 炒神曲10g;

⑧便秘，加火麻仁10~12g, 甚者加大黄10~12g（后下）;

⑨苔黄厚腻，加藿香12g, 佩兰12g, 蒲公英15g;

⑩反流性食道炎，泛酸，食道烧灼感明显，加黄连6g, 吴茱萸3g, 煅瓦楞子12g, 蒲公英15g;

⑪食道癌，加半枝莲15g, 白花蛇舌草15g。

【病例】患者，男，38岁，工人，1996年8月10日初诊。主诉：胸部正中处烧灼感时重时轻2年多，加重1月余，伴口咽干苦，心烦，手心热，咽部有异物感，胁脘胀痛，大便干结不利，2~3日1行，脉滑略数，舌苔黄稍厚。6月7日查胃镜：1.反流性食道炎；2.慢性浅表性胃炎。辨证属食道郁热，气滞痰阻，治以清热化痰，理气解郁，予董氏清化解郁汤治疗：黄芩10g，玄参10g，牛蒡子10g，僵蚕10g，生牡蛎20g，夏枯草12g，香附10g，青皮10g，陈皮10g，青果10g，黄连6g，吴茱萸3g，蒲公英15g，香橼10g，佛手10g，川楝子10g，生大黄10g（后下）5剂，1日1剂，冷水煎服，1剂煎3次，兑汁，分3次饭前1h温服。二诊时大便已下，烧灼感稍有减轻，上方去大黄，加火麻仁10g，7剂，水煎服。以后据症加减，共服药30剂后咽阻感及胸部烧灼感消失。后又间断服药12剂，复查胃镜时已无反流性食道炎。

3. 胃及十二指肠疾病分证论治

（1）脾胃偏虚型用健脾和胃汤治疗

组成：党参12g，白术12g，枳实10g，厚朴10g，丹参15g，陈皮10g，半夏10g，茯苓12g，炒麦芽10g，生姜10g，生甘草6g，砂仁6g（后下）。

功效：补脾健胃，升清降浊。

主治：胃及十二指肠疾病，包括各种胃炎，胃溃疡，胃下垂，十二指肠炎，十二指肠球部溃疡，瘀滞症等。辨证属脾胃虚弱，运化乏权，升降失司，湿阻中焦之脾胃偏虚型。证见乏力倦怠，脘痞胀满，纳呆食少，嗳气，口水多，脘腹有振水声，大便干溏不调，舌苔白，舌胖大，多齿痕，脉沉细无力。

加减法：

①乏力明显，加生黄芪10g，炙黄芪10g；

②脘胀甚，加香橼10g，佛手10g；

③胃痛明显，加川楝子10g，元胡10g；

④泛酸，胃热者，加黄连6g，吴茱萸3g，蒲公英15g；

⑤呕恶，加苏叶10g；

⑥苔白厚腻，加藿香10g，佩兰10g；

⑦津伤口干口苦者，去半夏、茯苓、生姜、砂仁，加沙参12g，麦冬10g，蒲公英15g；纳呆，加炒神曲10g，鸡内金10g；

⑧大便溏，去枳实，加赤石脂10g，炒芡实10g；

⑨大便不利，去生姜，加麻仁10g。

【病例】患者，男，55岁，1998年5月16日初诊。

主诉：胃脘胀痛间断发作3年余，伴乏力，纳呆，恶心，大便溏，1日2~3行，脉沉细，苔薄白，半年前查胃镜示：1.慢性浅表－萎缩性胃窦炎；2.胃窦小弯侧黏膜脱垂像。病检：慢性轻度浅表性胃窦炎，Hp（＋）。辨证属脾胃气虚，升降失司，方用健脾和胃汤加减，于原方加党参15g，另加炙黄芪10g，苏叶10g，炒神曲10g，赤石脂10g，去枳实，7剂，1日1剂，冷水煎服，1剂3煎，合汁，分3次饭后0.5~1.0h温服。服药后恶心消失，纳谷稍增，乏力稍有改善。大便仍溏，1日2行。再予上方加生黄芪10g，炒芡实10g，7剂。以后据症加减，连服38剂，精神好转，胃脘胀痛未作。随访半年，胀痛再未出现。复查胃镜：慢性轻度浅表性胃炎。Hp（－）。

（2）脾胃偏实型用行气散滞汤治疗

组成：台乌药10g，厚朴10g，香附10g，苍术10g，百合15~20g，丹参15~20g，青皮10g，陈皮10g，炒枳壳10g，炒麦芽12g，炒莱菔子10g，砂仁6g（后下）。

功能：行气散滞，降逆和胃。

主治：各种胃炎，胃溃疡，胃下垂，十二指肠炎，十二指肠球部溃疡、瘀滞症等，辨证属脾胃升降失常，气机郁滞所致的胃实证。证见脘腹胀满疼痛，或痛重胀轻，或胀重痛轻，纳呆，嗳气，口味重，或恶心，或泛酸，大便干、不畅，多日一行，舌苔或白或黄，脉滑，或沉滑。

加减法：

①痰湿重，苔白厚腻，百合减为12g，加藿香10g，佩兰10g，半夏10g；

②食滞，纳呆，加炒神曲10g，炒山楂10g（泛酸者不用）；

③气滞甚，加香橼10g，佛手10g，不效，再加三棱10g，莪术10g；

④泛酸，加黄连6g，吴茱萸3g，不效，再加乌贼骨12g；

⑤脘痛甚，加川楝子10g，元胡10g，不效，再加炒白芍15g，生甘草6g；

⑥便秘，加大腹皮10g，不效，再加熟大黄10~15g；

⑦嗳气重，加旋覆花10g（包煎），代赭石10g，半夏10g；

⑧胆汁反流性胃炎，加黄连6g，吴茱萸3g，旋覆花10g（包煎），代赭石10g；

⑨胃热：口舌干，口苦，胃脘灼热，原方去苍术，陈皮，砂仁，加蒲公英15~20g，栀子12g，沙参10g。

【病例】患者，男，50岁，1998年4月17日初诊。

主诉：胃脘胀痛间断发作2年余，胀重痛轻，饭后明显，恶心，嗳气，纳呆，大便秘结，3~6日1行，须服通便药始下。3个月前查胃镜示：慢性浅表-萎缩性胃窦炎并糜烂，病检：慢性胃窦部胃黏膜炎，Hp（＋）。辨证属脾胃气滞，升降失常。予董氏行气散滞汤加减，原方加香橼10g，佛手10g，炒神曲10g，旋覆花12g（包），大腹皮10g，熟大黄12g（后下），7剂，冷水煎服，1日1剂，1剂三煎合汁，分3次饭后半小时温服。二诊时大便已畅，胀痛略减，原方去大黄，又予7剂。以后予原方加减化裁，共服30余剂后胀痛消失。胃镜示：慢性浅表性胃窦炎，Hp（－），随访5个月，胀痛再未出现。

（3）脾胃虚实夹杂型用补中祛瘀汤治疗

组成：生黄芪12g，炙黄芪10g，党参12~15g，白术10g，陈皮10g，丹参15g，赤白芍各10g，莪术10g，炒山楂10g，鸡内金10g，炙甘草6g，三七粉3g（冲服）。

功效：补中祛瘀，调和气血。

主治：各种胃炎，消化性溃疡，十二指肠瘀滞症及胃癌。辨证属病情较长，中虚失运，淤血停滞之脾胃虚实夹杂证。证见：胃脘胀痛，痛多于胀，痛处固定，或隐痛或刺痛，或伴恶心，纳呆，乏力，口干不饮，大便或干或溏等，脉弦细，或沉细，沉涩，舌边有瘀斑等。

加减法：

①胃胀，去炙甘草，加香橼10g，佛手10g；

②恶心，去三七，加苏叶10g，半夏10g；

③痛甚，加川楝子10g，元胡10g；

④泛酸，去山楂，加黄连6g，吴茱萸3g；

⑤纳呆，去炙甘草，加炒神曲10g，炒麦芽10g；

⑥便秘，加熟大黄10~12g（后下）；便溏，加赤石脂10~12g；

⑦口舌干伤阴者，去炙甘草，加沙参10g，麦冬10g；

⑧胃镜检查有肠化或非典型增生者，加当归10g，红花10g；

⑨胃癌，加半枝莲12g，白花蛇舌草15g；

⑩寐差，加生龙牡各12g。

【病例】患者，男，62岁，1999年2月20日初诊。

主诉：胃脘隐痛反复发作8年，加重1年多。胃脘喜温忌凉，伴胀感。一年来疼痛加重，呈针刺样，多固定在胃脘右下方，按之明显。伴恶心，纳呆，乏力倦怠，寐差，大便干结不畅，2~3日1行。2月前胃镜检查示：1.慢性萎缩性胃窦炎；2.十二指肠球部溃疡S_2期。病理检查：中－重度萎缩性胃窦黏膜炎，伴轻度肠化及部分腺上皮非典型增生，Hp（+++）。脉弦滑，苔白厚，舌边有2处紫色小淤斑。辨证属脾胃虚寒，运化无力，病久致瘀之虚中夹实证，治当补益脾胃，活血化瘀，予董氏补中祛瘀汤加减化裁：生黄芪15g，当归10g，炙黄芪10g，党参12g，白术10g，陈皮10g，丹参15g，红花10g，赤白芍各10g，莪术10g，焦三仙各10g，川楝子10g，苏叶10g，半夏10g，香橼10g，佛手10g，生龙牡各12g，三七粉3g（冲），熟大黄10g（后下），4剂，冷水煎服，1剂三煎，合汁后分三次饭后1小时温服。二诊时恶心止，大便下，去苏叶，半夏，熟大黄，7剂，水煎服。三诊时，胃脘痛胀减轻。以后随症加减，共服药30余剂，疼痛消失。随访3个月，再未出现。

4. 用药体会

临症使用补益药，首当补气。我们用补气药，喜用参芪术草等，但用量不宜过大。党参，黄芪，白术可用10~15g，炙甘草6~10g，以防"虚不受补"。用时少佐香橼，佛手，炒麦芽等疏通气机药，可使"补而不滞"。笔者喜用党参，因其性平味甘，既健脾补气，又可生津，且价廉实惠，堪称补气之佳品。同时，黄芪可生、炙合用，一般生黄芪12~15g，炙黄芪10~12g，这样可以内外同补，使补气效果更好。其次补阴，补阴药多用沙参，麦冬，花粉等。因沙参体轻质松，性寒味苦，养肺胃之阴效果明显，但因其苦寒用量不宜过大，一般用10~12g。麦冬味甘微苦，性微寒，亦可养肺胃之阴，与沙参合用，相得益彰，效果明显。同时，补阴药不宜用地黄，黄精等滋腻之品，以免滋阴而碍胃。

另外，使用行气药，喜用香橼，佛手，因其药性平和，香而不燥，既善理气，又不伤阴，二药合用，理气效果更好。实践证明，胃肠病凡见胃脘胀满，胸胁不适者，皆可用之。同时，使用消导药，又喜用麦芽，因其既开胃消食，又疏肝理气。张锡纯谓："麦芽性平味微酸，能入脾胃，消化一切食物积聚，为补助脾胃药之辅佐品。若与参术芪并用，能运化其补益之力，不致作胀满。"故胃肠病见胃脘胀满，纳呆不食者皆可用之，但以炒品为佳，药量15~20g为宜。

使用止泻药，喜用赤石脂，因其性温味甘酸，既能收敛固肠，又可止血止带，且作用快捷明显。但因其质重而涩，故不宜多用和长期用，一般用10g为宜。

胃肠病出现胃火时，多用蒲公英，因其清热解毒作用较快，且不伤胃阴。实践证明，胃炎、肠炎、胃肠溃疡等用之，皆有良效。

汪建勋

男，1950年生，宁夏银川人，宁夏回族自治区银川市中医医院内科副主任医师，宁夏第一批老中医专家学术经验继承工作指导老师，宁夏名中医。从事中医临床及科研工作40余年，积累了丰富的临床经验，擅长治疗内科疑难杂症和部分皮肤、妇科疾患。在脾胃病诊疗方面也具有丰富的临床经验。

❈治疗胃痛经验

胃痛观其治疗总则，无外乎以通为用。正如《医学真传·心腹痛》："所痛之部，有气血阴阳之不同，若概以行气消导为法，漫云通不痛。夫通则不痛，理也。但通之之法，各有不同。调气以和血，调血以和气，通也；下逆者使之上行，中结者使之旁达，亦通也；虚者助之使通，寒者温之使通，无非通之之法也，若必以下泄为通，则妄矣。"因此，汪师治疗胃痛在学术上重视"通则不痛"的思想。

胃痛又称胃脘痛，是以上腹部近心窝处经常发生疼痛为主的病症，如《素问·六元正纪大论》曰："木郁之发，……故民病胃脘当心而痛。"《灵枢·邪气脏腑病形》指出："胃病者，腹月真胀，胃脘当心而痛。"这里的心痛都是指胃脘痛。现代医学中的慢性胃炎、胃及十二指肠溃疡、胃下垂、胃神经官能症及胃癌均可见到此症。胃痛易反复发作，给患者带来不少痛苦。

胃痛病因与饮食不节、寒邪客胃、情志不调、劳伤过度等诸多因素有关。原因虽多，但其发病机理则有共同之处。情志失调则肝气郁结，横逆犯胃，气滞而痛；饮食不节，劳伤过度，寒邪客胃，均可损伤脾胃，脾胃受损，肝气相对偏亢，乘克脾土而疼痛亦作，加之胃痛易反复发作，使肝胃不和的矛盾愈加突出，最后形成肝郁脾虚，虚实夹杂的局面。所以，肝胃不和，虚实夹杂为其基本病机。

临床中由于患者体质不同，患病有久暂，虚实偏颇亦有别，故临床表现复杂多端。汪师强调认识胃痛时需注意以下三点：一是明确胃痛常由多种病因综合而致；二是胃痛的病理变化多以肝郁为标，脾胃虚为本，两者互为因果，互相影响；三是胃痛易反复发作，病程较长，"久病入络"必致血行不畅而留瘀，脾虚日久则易生湿，故病久患者多有夹湿夹瘀之证。

根据上述特点，依临床患者虚实的偏重，将本病分为4型论治。

1. 肝气郁结

证见胃脘胀痛，痛连及胁，嗳气泛酸，每因情志失和而痛作或加重，苔薄白，脉弦。

2. 中焦湿热

患者多有嗜食肥甘之病史。证见胃痛，脘腹胀满，泛酸，胃脘有烧灼感，纳呆，大便溏滞不爽，苔黄腻，脉弦滑。

3. 气阴两虚

证见胃脘疼痛隐隐，时休时作，喜按。兼气虚者见纳差，乏力，神疲，舌淡，苔白润，脉弦缓；偏阴虚者兼见心烦口干，便干，舌红而干，少苔，脉弦细。

4. 瘀血阻络

证见胃脘刺痛，痛有定处，拒按，伴汗出肢冷，舌质黯或瘀点，脉弦细涩。

以上4型胃痛均以理气和胃为治疗大法，自拟行气散滞汤治疗，方药以香附、乌药、苍术、厚朴、青皮、陈皮、苏梗、大腹皮、百合、丹参、枳壳、莱菔子、焦三仙为基本方。方中香附、乌药疏肝理气；苍术、厚朴健脾燥湿；百合，丹参活血止痛；青皮、陈皮、苏梗健脾和胃降气；枳壳行气散滞；莱菔子健脾运化，开胃消食，使积滞得消。诸药合用，则脾胃得健，气机得畅，湿滞得消，从而可治胃脘疼痛之症。若肝气郁结明显，加重疏肝理气止痛之品，加延胡索、川楝子；若中焦湿热加黄连、藿香、佩兰、茵陈等以清化湿热；若气阴两虚型，可合生脉散，偏气虚再加炒白术、黄芪，偏阴虚火旺见胃中灼热，口干，嘈杂不适，大便干结则加蒲公英、炒栀子、牡丹皮、黄芩、连翘等以滋阴清热；若寒邪客胃加干姜、附子以温中散寒；瘀血阻滞加莪术、皂角刺；有癌变加土茯苓、白花蛇舌草以清热解毒抗癌。汪师还针对临床中的某些表现明显之症状及兼症，加入对症之药物。如泛酸明显加海螵蛸、浙贝母、白及、牡蛎等；纳差加麦芽、鸡内金等；口干明显加乌梅、知母；大便干结加酒大黄、火麻仁等。

除药物治疗外，汪师还特别重视本病的饮食、生活调理。主张忌肥甘滋腻，宜清淡，不可过饱过饥、过热过凉，平时多食米粥之类，以培补中土。同时进行适当的体育运动，保持安静乐观的情绪，以促进病体早愈。

张凤武

男，宁夏吴忠市人，1952年11月出生。宁夏中医研究院中医主任医师，中共党员。1974年毕业于北京中医院中医学中医系，1983年在北京中医学院进修中医基础理论一年。1985年在上海中医学院学习针灸按摩，1992年参加自治区高级英语学习班，并多次参加临床短期进修班，有扎实的中医基础理论知识和较高的中西医结合临床治疗水平，并对回医回药有一定的学术之见。曾任宁夏吴忠市人民医院中医科中医师，主治中医师，市中医院副院长、院长、副主任医师，中医主任医师。中国中西医结合研究会会员，宁夏针灸学会常务理事，吴忠市人民医院督导员，中国中西医结合学会"四诊"全国学术研究委员会委员，吴忠市中医学会常务副会长，2005年3月被吴忠市卫生局授予"吴忠市名中医"称号，2009年，被自治区人民政府授予"自治区名中医"，从医43年，诊治各种病人40余万治愈率达80%以上，善治脾胃病、风湿病、糖尿病、和各种疑难杂症。先后撰写《急腹症在门诊的治疗》《浅谈慢性萎缩性胃炎的辨证分型治疗》《中西医结合治疗精液异常致男性不育症90例》《中西医结合治疗慢性萎缩性胃炎500例》《中西医辨证与辨病结合治疗慢性萎缩性胃炎的思路与对策》《寻医问药·治病有方》《中西医结合治疗冠心病临床观察》《张连升临床治验三则》《中西医结合治疗二型糖尿病》《补阳还五汤加穴位注射治疗中风后遗偏瘫58例》等有参考价值的学术论文，合著《回医荟萃》《回医精萃》等著作，分别发表在中医杂志，中国医药学报，实用中西医结合杂志、北京中医、河南中医药学刊、亚洲医药、辽宁中医等中外核心期刊，和华兴时报上。其中《辨证与辨病结合治疗慢性萎缩性胃炎的思路和对策》一文，于1993年3月代表国家中医药局，中国中医药学会组团在韩国汉城庆熙大学举办的中韩第四次国际学术大会，并在大会上做学术交流，现在主要致力于中医内科尤其是脾胃病、糖尿病、风湿病及内科疑难杂症的研究和治疗。

❀治疗脾胃病学术思想

张仲景曰："五脏元真通畅，人即安和。"清代大医家叶天士深受此启迪，提出"凡病宜通"的治疗学术思想，并贯通整个医疗活动中，跃升为其治疗疾病的理论，他认为百病之生，皆因郁滞痞塞，凝结不调而成，因此在治疗上，必须突出"通"字，并确立了具体疗法，如通阴泄浊法，通阳化饮法，泄肝通胃法，宣通气血法，通腑利尿法，通补阳明法，温柔通补奇经法等，对当今临床实践，仍具重要指导意义。

经过多年临床治疗总结，在治疗脾胃病过程中，注重升降、润燥通补权衡而施。

1. 注重通降论

张凤武受当代国医大师董建华教授学术思想的启迪，在临床治疗脾胃病证，尤其是慢性胃炎，无论是痛胀嗳气，还是烧心泛酸，辨证准确，治法灵通，获得了良效。通过临床40多年治疗经验，逐渐认识到通降理论有很强的实用性，这是在广泛继承《内经》，张仲景、叶天士、董建华等先贤著作和医家学术成就的基础上，通过大量的、长期的临床之后形成了一些自己新的认识和想法，并且能够对前人传统理论的重新认识，确定自己的学术观点，他对慢性胃病认识上的要点：一是胃以降为顺，因滞而病，以通祛疾；二是治胃病可根据具体病症，因人而异，即可以脾胃分治，也可以脾胃合治；三是在治疗胃病方面始终贯穿调理气血。胃的主要生理功能是，主容纳、为水谷之海，腐熟水谷、为后天之本，胃和脾互相配合，共同完成食物的消化吸收，胃属六腑之一，有着明显的生理特点，胃的生理功能的正常发挥与胃的生理特点是密切相关的，即胃的生理特性贯穿于整个胃的生理功能之中。《灵枢·平人绝谷》指出："胃满则肠虚，肠满则胃虚，更虚更满，故气得上下，五脏安定，血脉和利，精神乃居。"由此可见，这种胃肠更虚更满的特点就是一个"降"字，只有胃气和降，才能腑气通畅，发挥胃的正常生理功能。

以下三个方面可以说明胃的生理功能，体现出的生理特点。

（1）胃气和降、胃肠虚实更替，方可规律地、正常地容纳，达到"水谷之海"的作用，后世"胃可受纳""胃主纳不主出之说"，就是它的功用是主降，以通降为顺的特点。

（2）胃气正常通降，水谷之精微与浊气才能分别取用和排弃，保持胃肠通畅，而这种功能的正常发挥与进行，则是胃"腐熟水谷"的前提，"腐熟水谷"功能的强弱又直接取决于胃气的盛衰，胃与脾在完成饮食水谷的消化吸收过程中是互相配合的，没有胃气的通降，糟粕下行的正常功能，也就没有脾气的正常升清作用。《景岳全书》云："脾胃属土，为水谷之海，凡五脏生成惟此是赖者，在赖其发生之气，运而上行。故由胃达脾，由脾达肺而生长万物，灌溉一身。"可见这是一个关系密切而连贯的过程，缺一不可。

（3）胃以降为顺，以通为用，通是降的结果和表现，通降是胃的生理特点的集中体现，降则胃气因和，生化有源，出入有序，不降则胃气因滞，传化无由，甚则反升为逆，诚如《温热经纬》所云："盖用以通降为用。"《临证指南医案》所谓："脾以升则健，胃宜降则和。"《医经·源集》记载："夫胃受水谷，故清阳升，而浊阴降，以传化出入，滋荣一身也。"这正是我们研究继承前人思想，掌握胃与脾的关系和生理特点与核心，从而更准确地指导临床。

2. 胃在病理上因滞而病

胃为水谷之腑，"传化物而不藏"，只有保持舒畅通降之性，方能奏其纳食传道之功，其病理特点是一个"滞"字，因此，对胃病病理的认识，应着重以胃着手，从胃的生理功能异常着手，由胃及脾深入分析。

《灵枢·胀论》有云："胃胀者，腹满，胃脘痛，鼻闻焦臭，妨于食，大便难。"这是胃病较为典型的病理表现，可以看出其突出的特点就是失去了胃肠"更虚更实"，从上而下通降的正常生理状态，即胃气不降，不降则胃气不能通畅，胃腑失去了受纳、腐熟水谷及与脾胃纳运相协，升降相同的功能，导致胃气郁滞，产生一系列病症。因此，胃气郁滞指的就是胃肠失去了正常受纳，传化这一动态连续过程，也就是通降功能的异常，它包括胃腑自病（通降异常）和胃病及脾（脾升失常）。

胃的通降异常，主要表现在胃气不降和不降反升两种情况，如果胃气不降则糟粕不得往下传递，其在上则为噎嗝，其中则为脘腹胀痛，其在下者则致便秘，不降反升则表现为呕吐、嗳气、反胃等。脾胃互为表里，生理上紧密相关，病理上互相影响，胃病及脾，脾病也可传胃，若胃气郁滞，通降失常，日久必致脾功能异常，出现脾气不升或不升反降两种情况，脾气不升，则不能运化精微和化生气血，从而出现脘闷，食后思睡，腹胀腹泻，饮食不为肌肉而瘦弱无力，精神倦怠等。不升反降则出现中气下陷而发生内脏下垂、脱肛、大便滑脱不禁及崩漏。脾胃为市，无物不受、易为邪气侵犯淫居其中。无论是六淫入侵还是饮食不节，以及情志不遂均可致胃气通降失调，日久出现上述诸多病例表现。还可因水反为湿、谷反为滞、气病及血而导滞"湿阻""食积""痰结""血瘀"等病理产物产生，从而加重病情，使病机复杂化。

3. 胃病治疗上要以通祛疾

治疗胃病，首先要强调一个"通"字，擅用通降之法，胃主纳喜通利而恶壅滞，一旦胃腑得病，枢机不通，只入不出或少出，就无法再纳。由胃病产生的疼痛、胀痛、嗳气、恶心呕吐、纳呆等症状都是可以表现出来的，因此，临床治疗胃病特别强调以通为主，只有通降，方能使气滞、食滞、胃火等通畅下降，使下焦通畅无阻，血络流通从而恢复正常的脾胃功能。当然治疗胃病以通降为下法，并非是一味地单纯通降攻泄，而是要申因对症，因势利导，如果病位单纯在胃，则重点治胃，复其通降；若胃病及脾，升降反作，则降胃理脾，二者兼顾。

另外，胃病在临床上有虚、实、寒、热之别，具体用药也要有温、清、补、泻之分。但总体都是以开其郁滞，调其升降为目的，着眼一个"通"字，张子和云："陈莝去而肠胃洁，癥瘕尽而荣卫昌，不补之中有真补存焉。"如果对于那些既有胃腑郁滞，失于通降，又有脾失开运，中气虚损之证，也要注意不能误补、漫补、壅补、也不能随意过用通降之法，避免医者不察病情，"病者苦于胀满，喜行利药，而求通快，不知宽得一日半日，其胀愈觉甚而病邪愈甚矣"，而因胃虚兼以益胃，脾虚兼以补脾，可谓通降不伤正，补益需寓通，最终达到恢复胃之通降功能的目的，正如清代高世宗《医学真传》所说："各有不同，调气以和血，调血以和气通也，上通者使之下行，中结者使之旁达亦通也，虚者助之使通，寒者温之使通，无非通之之法。"

4. 治胃病既可脾胃分治，也可脾胃合治

（1）脾胃合治 《素问·灵兰秘典论》云："脾胃者，仓廪之官，五味出焉。"《素问·六节脏象论》云："脾、胃、大肠、小肠、三焦、膀胱者，仓廪之本、营之居也，名曰器。"脾与胃的关系如同唇齿相依，密不可分，

李东垣在《脾胃论》中指出："形体劳倦则脾病，脾病则怠惰嗜卧，四肢无力，大便泄泻，脾即病则胃不能独行其津液，故也从而病焉。"前者为脾传胃（脏传腑），后者胃传脾（腑传脏），脾与胃的生理关系密切，虽然两者之间也有阴阳气血，动静纳运，刚柔升降，以及互为体用，一系列不同的特性和作用，但它们的作用都是相辅相成的，是动的平衡，是矛盾的统一体，所谓运纳相协，升降相因，燥湿相济，阴阳表里共司水谷受纳，运化及化生荣卫气血，充养五脏六腑，四肢百骸。在临床中经常总是脾胃合治，尤其是虚实夹杂之病症更显得非常重要，每以补脾药剂中加入开胃之药，在通降方剂中，佐以升清健脾之味。

（2）脾胃分治　金元四大家之一的李东垣，积数十年临床经验，著成《脾胃论》。对"脾胃合论"论述，以及脾胃学说的形成奠定了坚实基础，但是"脾胃合论"以一概全，还有不足之处，《临证指南医案·卷三》中指出："盖东垣之法不过详于治脾，而略于治胃耳，乃后人宗其意者，凡著书之说，竟将脾胃总论（总括，汇集一起讨论）即治脾之药，笼统治胃，举世皆然。"《灵枢·五味》云："胃者，五脏六腑之海，水谷皆出入于胃，五脏六腑皆禀气于胃。"《华氏中藏经》曰："胃者腑也，又名水谷之海，至脾为表里，胃者人之根本也，胃气壮则五脏六腑皆壮。"对于人体来说"有胃气则生，无胃气则死"。胃与脾合为"后天之本"，对于脾胃系统，胃主纳、属阳、脾主化、属阴、无纳则无以化生，无阳则无所为阴，缺一不可，可见胃对其他脏腑关系很大，是人的生命活动的枢纽，在解剖生理、病理上都能自成体系，在人体中占有重要的位置。

在五行中虽然脾胃均属于土，但脾属于湿土，胃属于燥土，胃主纳，脾主化，胃气以下行为顺，脾气以上升为宜，饮食损胃，劳倦伤脾……清代叶天士承东垣之学，又不囿于其说，但言脾胃当分析而论。"脾胃分治"，擅长"养胃阴"治法，"其脾宜升则健，胃宜降则和"，"太阴湿土，得阳始运，阳明阳土，得阴自安；以脾喜刚燥，胃喜柔润也"。"纳食之胃，运化之脾"等论术，既是脾胃经典理论的发展，也是"脾胃分治"理论的精华，对后世的脾胃研究产生了深远影响。在经过了多年临床的实践，直至如今我们对脾胃病治疗有了更为全面和深刻的认识，《素问·太阴阳明论》云："太阴阳明为表里，脾胃脉也，生病而异者何也。"再加上张仲景、李东垣、叶天士、董建华等历代医家有关脾胃学说思想，对其进行细心深入的研究，从而逐步形成了自己对胃肠疾病辨证论治的认识和方法，认为："脾胃分治"在临床胃肠病，尤其是慢性胃病的诊治上有重要的学术地位及指导作用，只有对胃的生理特性、病理特点及其与脾的异同有了深入系统的认识，在辨证审因、遣方用药上就能形成独到之处，取得良好疗效。

总而言之，在学术思想方面要强调几点。

一是注重通降论。胃气以和降为顺，必赖于阳气的温热推动和阴液的濡润为基本条件，其关键在于胃气润降、和降与脾气的升清、肝脏的疏泄升发、胆汁胆火的通降、肺气的宣发、肃降；大肠的传导下行等脏腑功能各部相关，都要综合权衡以达到预期的治疗目的。

二是注重气血辨证论治。治胃病从调理气血入手，脾胃功能直接影响气血的盛衰与调畅，胃病日久，气滞血瘀，互为因果，初病在经属气滞，久病不愈属血瘀，胃为多气多血之腑，以气血调畅为贵，胃病多由气机阻滞，血络失调所致。如果情志不遂、饮食不节、冷热失常，劳倦过度等内外因素，均能使胃的气血功能异常而发生气滞血瘀，因此从调理气血入手是治疗胃病的根本，治疗胃病必须调理气血，古代许多医家的立法用方给后人以启迪，如《太平惠民和剂局方》的失笑散，王清任、唐容川关于活血化瘀治疗脾胃病的论述，临床上将理气通降治胃之大法与活血化瘀相结合，都能取得很好的疗效。

但是调理气血治疗胃病须分清辨明脏腑气血经络，而不是笼统含混，气滞不通是胃病发生发展的重要环节，不论是肝气犯胃或脾胃虚弱，均可先致胃气壅滞而血络瘀滞，血络瘀阻与痰湿、食积、寒凝、热郁等多在气滞基础上产生，因此在临床治疗中要注意调畅气血，复其通降，结合胃病具体症候，在调理气血的前提下，或伍温阳刚燥之品，存其温通之性、取其助气药、行气散寒，助血药活血通络之用，或者伍清热化湿之剂，以祛热毒灼络之源，解湿阻气滞之因，或佐养阴滋润之味，益胃阴使之润降，和阴血而通络脉，或辅助消化、消食、化积之药，助运祛结而畅和中焦气机，胃腑血络之作用，从而使胃功能恢复正常。

三是坚持标本论治。胃病日久每因及脾，可有虚象，但不能只见其虚，忽视其实，或只重其本，不顾其标，要权衡标本，缓急轻重，审之治法之先后逆从，注意应从病症的虚实来确定标本，治疗先后。

四是注意治胃病不忘健脾除湿热。湿热外邪虽是治病的重要因素，但不是决定因素，关键在于脾胃本身功能的强弱，如果脾胃内伤、运化异常、水湿内停、蕴而化热、潜藏体内，加之外感湿热便会同气相求，内外相引发病，因此治疗上常加健胃化湿之品。

5. 治疗肠病学术思想

（1）分清标本虚实　临床上泻分久暴，痢分急缓，虽有"无湿不成泻""无积不成痢之说"，但"邪之所奏，其气必虚"。脾胃虚弱是共同发病之根本，泻痢诸证实无绝实，虚非纯虚，虚实夹杂，标本并见是本病的特点之一。故治病之初先分标本，首辨虚实此为辨证要义。本虚者常为脾气虚弱，治病之由，或为思虑劳倦，或为抑郁恼怒，肝木克犯，或为久病失养。或为肾阳虚衰，湿从内生、或从寒化、或从热化，下注肠道成泻痢诸证。标实者，无外湿热、寒湿、食积、气滞、血瘀、痰凝之症。这些病理因素或病理产物，都可影响脾胃之升清降浊及大肠之传导。而内外合邪，诸疾作祟。因此临床上要根据正邪的盛衰，确定标本治疗的先后次序。若邪实而正虚不显者，先标后本，即先针对食滞、湿、瘀等病邪，实热则清解，寒湿宜温化，血瘀宜通络，食积用消导等法使邪去而正安，但祛邪之品应用要掌握适度，中病即止，不可一味攻伐，以免徒伤正气，使虚者愈虚，病不能愈，若邪盛正衰，则标本同治，邪正兼顾，视病情可将补脾燥湿，湿中清肠，化瘀导滞，抑肝调气诸法熔于一炉，细心调整，以期为平，邪尽正虚，本证显现之时才可进补益之剂。但不可过早使用，以免关门留寇。

（2）注重气血两调　在诊治泻痢过程中要善于气血两调，尤其是治疗痢疾更要注意调理气血。泻痢诸证，初病在气，久病入血，是一般病及演化之规律，气分之病，病位较浅未及络脉，可用调气法，调气之法有多种。气热者凉之则调，气寒者温之则调，气虚者补之则调，必气陷者举之则调，必使气和，乃为调气之法。久病入血，病位较深，乃络脉之变。宜施以和血活络之法。非气分药所能奏效，气病多为气虚与气滞，气虚常为脾气虚弱。宜治以健脾益气。助运化湿、升清降浊、泻痢遂止。气滞多为各种病邪如食积、湿阻、火郁、痰凝等阻滞肠间气机，气滞不行，则有腹痛里急后重，宜针对不同病因分别施以消食导滞，化湿理气，清热解郁，活血化瘀等法，虽有百痢属气，赤痢属血之说，但不论痢色之赤白，脉之大小皆可通利之，是以无积不成痢也。"物积欲出，故下坠里急，行气则后重自除"。病久不愈，气滞影响血行，气血凝滞，血败肉腐，内溃成疡，脂络受伤，化为脓血，可出现下痢赤白，兼见腹部刺痛，固定不移等症。白多用气药，赤多用血药，刘河间有"行血便血脓自愈"之说。若淤血不去，使气机更加不畅，气滞血瘀互为因果，交相为病。且瘀血内流，脾胃运化受阻，气虚更甚，瘀血愈聚，若气虚及阳，虚寒内生。则淤滞更重。但是治疗淤血证时，不能单纯只用活血药，尚用健脾益气活血法，温阳散寒化瘀法，疏肝理气活血法等诸种之法亦可，无论采用的是直接或间接方法，总以使其淤血消散为目的。

（3）把握温清并用　泻痢诸证常表现为本虚标实，寒热错杂之象，且多为上热下寒。下寒之证，多有腹部胃寒喜温，遇凉或饮冷加重，得温熨则舒，甚则有肢冷便溏。腰膝酸痛，肠鸣腹胀等表现；上中焦又多热邪偏盛，常出现口干而苦、渴欲饮冷、嘈杂反酸、燥绕失眠、舌红苔黄等症。"寒者温之，热者清之"是为常法。但在本类疾病的应用上多有技巧，泻痢初期，虽多清利机会，但只可暂施而不可久用。这是此证多是先有积热，后有感凉而得。若专事温阳。则火热循经上饶，出现牙龈肿痛、目赤耳鸣、口唇糜烂、溃疡等症。而若专力清化，胃用苦寒则又会土便溏泄不尽、肢冷神祛。故温清并用之法应用最多，要根据寒热之轻重。恰当选用温清两类药物，平调阴阳，勿使太过与不及，病可渐渐向愈，若热邪偏于上交者常选用：山栀子、黄芩、金银花、连翘等；偏于中焦者常选用马伟莲、生石膏、知母。但清为驱邪之法，对阴虚而火旺者，不易清泻，而只能滋阴降火；若寒邪在下者，常用肉桂、炮姜、乌药、茴香以散寒温阳。

（4）善以燥润相济　泻痢之由均与湿邪有关，故燥湿化湿，利湿为常用之法，其中燥湿法用之最多。如苦寒燥湿之黄芩、黄连、黄柏、苦参、秦皮；苦温燥湿之苍术、草果、厚朴；然淡渗利湿之车前子、通草、木通及芳香化湿之藿香、佩兰等药，久用都有伤阴之虞。但治湿之剂，燥法又必不可少，故只能掌握好用量，并注意配伍。久痢必伤其阴，或阴津素亏者，则当养阴生津。药用：沙参、麦冬、芦根、石斛、天花粉等。然干凉濡润之品，性寒而腻，过用则寒中碍运，水湿复聚，泻痢不止。故应用两法相结合，一燥一润，法度合宜，燥润相济。

（5）通涩结合两相其美　气机贵于调畅顺达，滞则成病。泻痢早期初得之时，元气未虚，而挟滞者，必推荡之。此即愈唱之"新感而实者，可以通因通用"之说暗合。通下法多用于里急后重为主的痢，而少用于泻（除非为食积中阻的伤食泻）。通过泻滞通腑，使脓血积滞随便祛除，恢复胃肠之正常通降功能，对年高体弱，或素体虚赢者，须慎用或少用，中病即止，以防元气虚陷。久泻久痢后期，纯虚无邪或少邪，中气不固，滑脱不收者，可以塞因塞用，急当固涩收敛，防止水谷精微不断地脱失。然大部分病例，为实中挟虚，虚中挟滞，虚实夹杂，故应通涩结合，使用时机、用量、都要法度，叶天士曾高度概括为："泻痢大法不过通涩之义"。足见通涩之重要意义。通法尚有广义的概念，消食、导滞、化湿、祛瘀等皆为通法，不可拘于单纯泻下大便。

❋脾胃病治疗经验

1.总结出脾胃治疗十法

（1）散寒温胃法 《素问·举痛论》云："寒气客于肠胃之间，膜原之下、血不得散，小络急引故痛。"外感寒邪或过食生冷可致寒邪客胃，若肾阳不足可致脾阳不足，寒自内生虚寒伤胃，若素体中阳不足，或过服寒凉药物亦可导致脾阳不振、胃失温养，胃中阳气被遏不能宣通，血因寒凝而不畅正邪交争，故而胃病爆发。

辨证要点：胃脘疼痛、得温痛减、口淡不渴、舌淡、苔薄白、脉弦沉紧，治以散寒温胃，常用方剂香苏饮、良附丸等。常用药：良姜、香附子、吴茱萸、苏梗、荜澄茄、陈皮、砂仁、生姜等。

【病例】患者，男，30岁。胃脘疼痛2年余，常反复发作，三月前因受寒，胃痛骤起、痛势较剧、泛吐酸水，痛时伴恶心欲吐、喜暖喜按，得温、按之则缓解。曾做钡餐造影，查肝功能，肝胆B超均无异常，舌淡、苔厚、脉弦证属寒邪犯胃，胃阳被遏、胃失和降，治以温胃散寒、宣通阳气。

处方：高良姜12g，香附子10g，苏梗10g，陈皮12g，佛手10g，炒川楝子12g，元胡10g，黄连3g，吴茱萸6g，煅瓦楞子15g，乌贼骨15g，上方服5剂，痛止，守方续进5服，已不泛酸，饮食如常，随访3个月胃病未发。

（2）补气健脾法 《外台秘药·心痛方》曰："足阳明为胃之经，气虚乘心而痛。"脾胃为仓廪之官，主受纳及运化水谷，脾胃病日久、或反复发作、久病必虚、往往致脾胃受损、脾失健运、胃失和降；若素体脾胃虚弱、运化失职、气机不畅、或中阳不足、中焦虚寒则脾胃气虚、胃失温阳。

辨证要点：胃痛隐隐、喜温喜按、口淡乏力、舌淡、苔薄、脉虚弱。治以补气健脾辛甘通阳。常用方剂，黄芪健中汤、六君子汤等。常用药：

黄芪、桂枝、白芍、甘草、饴糖、高良姜、大枣、金铃子、元胡、陈皮。以饴糖甘平补中缓急，辛温之桂枝温中散寒，二药合用，取辛甘化阳之用，共为主药。以酸苦微寒之白芍和营敛阴，甘平之甘草调中益气，二药合用取酸甘化阴之意，甘苦相须，能缓急止痛。姜枣调和营卫，黄芪大补中气、金铃子行气通滞、元胡活血止痛、陈皮理气和胃，诸药合用，使脾胃阴阳平调、营卫协和、气血畅通、脾运胃健。此时非甘温不能扶其衰，不和营卫不能缓其急。

【病例】患者，男，50岁。胃脘疼痛有2年余，每至秋凉时更加频发，曾因胃出血住院治疗，今年入冬以来胃痛加剧，胃镜及上消化道钡透诊断为浅表性胃炎伴十二指肠球部溃疡，大便潜血试验阳性，症见胃脘痛甚剧，痛引后背，饥时痛、甚则嘈杂如饥、得食稍缓、嗳气泛酸、畏寒怕冷、大便稀、舌暗、苔薄黄、脉沉细。此乃胃病及脾、中焦虚寒、营络枯涩、肝木来侮。治宜补气健脾、辛甘通阳，培土泄木。

处方：炙黄芪15g，炙桂枝10g，炒白芍15g，炙甘草10g，饴糖10g，生姜6g，大枣5枚、三七粉3g（冲）、炒五灵脂12g，生蒲黄10g，酒当归10g。上方进5剂，疼痛明显缓解，但仍有胀感。去当归加丹参10g，木香10g。续进15剂，泛酸嗳气亦除，饮食增加，无嘈杂。其后守方加减调制两个月，胃疼未发，潜血阴性。

（3）消积导滞法 《素问·痹论》云："饮食自倍，肠胃乃伤。"若五味过极、辛辣无度、肥甘厚腻、饮酒如浆、暴饮暴食、朝伤暮损、日积月深、则食滞胃脘、胃气不得通降、致胃气阻塞、胃失和降；若情志不遂、胆气不顺则胆汁逆而上犯、胃气愈加壅塞，湿热壅结。

辨证要点：胃胀腹满不食、疼痛拒按、嗳腐吞酸或吐食、舌苔厚腻、脉沉。治以消积导滞、降通胃气。常用中药方如保和丸、枳实导滞丸。常用药：枳实、苏梗、陈皮、莱菔子、大腹皮、槟榔、焦三仙、连翘、蒲公英。湿浊重者加半夏，热重者加黄连，痰热加瓜蒌、便秘者可加酒大黄。

【病例】患者，女，45岁。近一月来饮食不节，胃脘部常感胀饱、腹满、有时疼痛。胃镜诊断为胆汁反流性胃炎，纳食明显减少，食后堵闷作胀、嗳气、口苦、上腹压痛、大便干、尿黄、舌质暗红、舌苔黄腻、脉沉细。此乃胃气失降、食滞不化、胆气犯上、湿热蕴结之症，治宜降胃导滞、消积化湿。

处方：苏梗12g，陈皮12g，大腹皮12g，莱菔子12g，焦三仙各15g，连翘12g，蒲公英15g，黄连3g，熟大黄6g，瓜蒌15g，鸡内金10g，茵陈15g。上方服5剂，堵闷大减、大便通畅、守方加减，续进30余剂，痛止、舌苔正常、胃镜复查，未见胆汁反流，胃窦部炎症明显好转，继续调治一月，症情稳定。

（4）清胃安中法　胃为五脏六腑之大源，主受纳腐熟水谷，饮食过级，可致湿热内生，阻碍脾胃，或情志不畅、肝郁日久、气郁化热，可克伤胃脾，或胆腑通降失调、气机不利、胆郁化火、可横逆犯胃。《素问玄机源病式·吐酸》："酸者，肝木之味也……如饮食热，则易于酸矣；或言吐酸味寒者，误也……烦渴吐呕，皆热症也，其吐必酸，为热明矣。"

辨证要点：胃脘疼痛、腕闷灼热、泛酸嘈杂、口干口苦、舌红、苔黄腻、脉滑数。治宜清胃安中法。常用方剂：黄连清胆汤、清胃散。常用药：黄连、黄芩、栀子、茵陈、半夏、陈皮、柴胡、生地黄、丹皮、石膏、川楝子。

【病例】患者，男，45岁。素体火盛，经常口苦口干、牙痛舌干、由于饮酒过多而引起胃脘胀痛，腹满、大便不利、小便黄、心下灼热、泛酸嘈杂、进热食更甚，舌苔黄腻、脉滑而数，胃镜显示为浅表性胃炎，胆汁反流。此乃胆气不利，胃中湿热，治宜利胆清胃，化湿安中。

处方：茵陈15g，黄芩12g，黄柏10g，栀子10g，枳壳12g，厚朴10g，生地黄15g，丹皮12g，当归10g，砂仁6g（后下）、草豆蔻6g，川楝子10g。上方服5剂，胃脘胀痛已减半，仍有牙痛、胃脘灼热，原方加黄连3g，续服5剂。原方加减共服20剂，诸症皆消。

（5）和中醒胃法　脾与胃同居中焦，以膜相连，互为表里，脾主运化，以升为健，胃主受纳，以降为和，脾胃乃生化之源，阴阳升降之枢纽，外感寒热错杂，内伤情志失调，均可导致脾胃不和，升降失常。《类症治载·痞满》曰："寒热往来，胸胁痞满者，和解半表半里，热郁心胸之分，必用苦寒为泻，辛甘为散。"

辨证要点：脘腹痞闷、呕吐恶心、泄利下重、舌苔腻微黄、脉弦滑，治宜和中醒胃发。常用方剂：半夏泻心汤、柴平汤，常用药：黄芩、黄连、半夏、柴胡、陈皮、砂仁。

【病例】患者，61岁，男。胃脘部胀痛，经常发作10余年，刻下胃脘胀闷痛，饭后2小时明显，灼心、嗳气、口干、大便溏，服西药症状缓解，停药后发作，纳眠可、小便调、舌淡暗、苔白、脉沉细、右关脉弦。胃镜提示慢性浅表性胃炎，Hp（＋），腹部B超未见异常。此乃患寒热互结、肝胃不和之胃痞。予以半夏泻心汤合平胃散治疗，以辛开苦降，和中醒胃。

处方：姜半夏10g，干姜3g，炒黄连6g，炒黄芩10g，太子参15g，青皮10g，陈皮10g，茯苓10g，砂仁6g（后下）、草豆蔻6g（后下）、厚朴10g，苍术10g，川楝子10g，香附子10g，白芍12g，木香10g，甘草10g，服7剂症状明显减轻，再守方加减服14剂，诸症消失。

（6）疏肝和胃法　肝主疏泄条达，肝与脾胃是木土乘克的关系，肝疏泄功能正常，气顺则通，胃自安和《素问·六元正纪大论》曰："木郁之发，太虚埃昏，云物以扰，大风乃至，屋发折木，木有变。故民病胃脘当心而痛。"肝气疏泄失常，一则疏泄不及，土失木疏，气壅而滞，二则疏泄太过，横逆脾胃，肝脾不和，若忧思恼怒，气郁伤肝，肝气横逆，使必克脾犯胃，致气机阻滞，胃失和降，肝气郁久又可化火伤阴，进一步克伤脾胃。

辨证要点：胃疼胀闷，攻撑连胁，嗳气频作，舌淡苔白、脉弦、治以疏肝和胃，常用药：柴胡、郁金、枳壳、厚朴、青皮、白芍、川楝子、木香、甘草，常用方剂：柴胡疏肝散、四逆散等。

【病例】患者，男，56岁。胃脘部胀痛3个月余，嗳气频作，恶心呕吐，自觉腹中冷而不适，大便时泻，纳差不眠，舌红、苔中后部黄腻，脉细弦，此乃肝气犯胃，脾胃不和之胃脘痛，治宜疏肝理气，和胃化湿，以柴胡疏肝散加减治之。

处方：柴胡12g，赤芍15g，白芍15g，枳壳12g，姜半夏10g，青皮12g，陈皮12g，茯苓15g，苏梗12g，砂仁6g（后下）、草豆蔻6g（后下）、黄连6g，吴茱萸6g，川楝子10g，炒薏米15g，蒲公英15g，甘草10g，炮姜6g，水煎1日1剂，连服7剂症状明显减少，守方续服7剂，诸症消失，随访三个月未作。

（7）升清益胃法　先贤云："实则阳明、虚则太阴、脾病多虚、多寒、脾胃病日久，脾气不足，运化失职往往虚多于实，或素体脾虚，或饮食劳神伤脾，使脾气失健、胃气失和、谷气不盛、摄纳不力、气血生化之不足，形神惫矣，或致清阳不升而下陷，浊阴不降而停滞，以致提摄无力，内脏下垂。"

辨证要点：腹胀不舒，喜温喜按、神惫懒言、大便溏稀或干秘、舌淡、内脏下垂，脉沉。治以升清益胃法治疗，如腹胀便稀以益胃为主，若脘胀便干，以降浊为主。常用药：黄芪、党参、白术、茯苓、甘草、升麻、当归、枳壳，常用方剂：补中益气汤，四君子汤。

【病例】患者，男，36岁。胃脘腹胀3年，伴有隐痛，钡餐造影，胃下垂（髂嵴下6cm）纳食少、食则作胀、有下坠感、站立及行走时尤甚、嗳气频频、偶有吐酸、四肢倦怠、形体消瘦、大便经常干结，不服泻药则数日一行，苔薄、脉弦细。证属中气不足，升降失调，经曰："浊气在上，则生膜胀。"标实之际，当先开胃，后胃气得降，清阳自可升发。

处方：太子参10g，马尾连6g，黄芩6g，生姜5g，熟大黄3g（后下）、大腹皮10g，枳壳10g，炒莱菔子10g，鸡内金6g，香橼皮10g，砂仁6g（后下）。上方服7剂，胀减、纳增、大便调畅，守上方加减50余剂，诸症均有好转，钡餐复查，胃在髂嵴上连线1cm之内，升高5cm仍以上方加减调治2月余，腹胀消失，胃纳已振，随访1年未发作。

（8）降逆调味法　胃居中焦，主受纳腐熟水谷，其气以降为顺，外邪饮食，痰饮气郁，犯于胃腑，导致胃气上逆，胃失和降，若脾胃虚弱，脾阳不足，胃失温阳，或胃阴亏虚，胃失濡养，或肝郁胆火，横逆犯胃，均可进一步加重胃气阻滞，胃失和降。

辨证要点：胃脘胀痛，恶心呕吐、噫气不除、舌淡苔白、脉滑细，治以降逆调胃，补泻并用，两相兼顾。常用药，代赭石，旋覆花，半夏，生姜，党参，大黄，甘草，苏梗，香附子等。常用方剂有旋覆代赭汤。

【病例】患者，女，42岁。胃脘痛病已有五年，近两周加重，不思饮食，便干，一周前因情志不畅，饮食无节，胃痛大作，腹胀、嗳气频频、恶心呕吐、泛酸不止、饮食不思，失眠易惊，大便三日未行，钡餐上消化道造影，提示十二指肠球部变形瘀积，胃排空延长，他医曾已建中剂投之不效，痛势愈加，舌暗、苔黄、脉细弦、证属肝胃不和，肝气犯胃、胃气上逆、痰浊中阻、虚实并见，应降逆调胃平肝。

处方：旋覆花10g（包煎）、代赭石20g（先煎）、太子参12g，姜半夏10g，生姜6g，熟大黄6g（后下）、甘草6g，香附子10g，苏梗10g，白芍12g，焦三仙各15g，柴胡10g，上方服2剂痛势大减，大便已通，嗳气吞酸均止。守方去熟大黄，继服5付，痛止，二便调。守方续进5剂，诸正悉平，饮食如常，无不适。

（9）化瘀通络法　《临证指南医案·胃脘痛》云："胃痛久而屡发，必有凝痰聚瘀。"若情志伤肝，肝失疏泄，木郁土壅，或饮食劳倦，损伤脾胃，土壅木郁以致胃气阻滞，气为血帅，气滞日久可深入血分，致血行不畅，血脉凝滞，瘀血内停，胃络受阻。

辨证要点：胃脘疼痛，痛有定处，痛如针刺，舌质暗红或瘀斑，苔薄白、脉涩，常用药：川楝子、元胡、香附子、大腹皮、陈皮、白芍、五灵脂、生蒲黄等。常用方剂：金铃子散、失笑散、血府逐瘀汤。

【病例】患者，男，38岁。间断性胃脘痛10余年，最近3月来，饥时胃脘部痞满疼痛，得食则缓，胃中灼热，少食吐酸，腹帐大便不爽，喜暖畏寒，舌暗红、苔薄白，脉弦滑无力。此乃肝郁化火，气滞血瘀，久病入络。治以理气、化瘀，通络。方用金铃子散加味（用于血瘀入络偏气郁型）。

处方：金铃子12g，香附子10g，元胡12g，枳实10g，大腹皮10g，黄连3g，吴茱萸1.5g，香橼皮10g，白芍12g，煅瓦楞子15g（先煎）、柴胡10g，高良姜10g。上方连服20剂，胃痛消失，大便畅通，饮食正常，随访半年未作，如果是瘀久入络的血瘀型重症，则用刺猬皮、九香虫、炒五灵脂、川楝子、元胡、乳香、没药、香附、佛手等。方以炙刺猬皮、炒九香虫为主药。刺猬皮味苦性平无毒、入胃与大肠二经有逐瘀滞、疏逆气作用，能祛瘀止痛、活血止血。《本草纲目》记载能治胃脘痛，肠风下血，痔漏下血等，九香虫味咸，性温无毒，能通滞气，效果良好，再配伍五灵脂、金铃子、元胡、乳香、没药、等行气活血化瘀止痛之品，加强了疗效，本方适合治疗严重型瘀血型胃痛如胃窦炎，十二指肠溃疡、急性胃痉挛，消化道出血等都能收到良好效果。

（10）滋阴润胃法 《脾胃论》云："形体劳役者脾病，……脾既病则其胃不能独行津液故亦从病焉。"胃为阳土，喜润恶躁、若过食香燥或理气之品，可伤及胃阴，使胃润不及，胃燥太过、胃失濡养，或胃络不荣，若肝郁日久、气郁化火、火热伤阴、胃阴耗损，阴虚不荣。

辨证要点：胃痛隐隐，口燥咽干，舌红、少苔、脉细，治宜滋阴润胃法治疗，治疗本症多以甘凉濡润（但又不可过腻）佐以行气化滞之品最为灵验，常用药：北沙参、石斛、白芍、甘草、乌梅、香附、丹参、川楝子等。沙参甘苦微寒，有养阴清热作用，能补阴而不制阳，麦冬甘而微苦寒，治阴液耗伤或久病胃阴虚，既能养阴清心，又能生津益胃，石斛甘淡性凉，能滋阴养胃，清热生津，三药相伍，可治阴液耗伤或久病胃阴亏损。以丹参、白芍和血柔肝。乌梅、甘草酸甘生津。金铃子、香附子行气活血，疏肝止痛。诸药结合，能养阴以益胃，通降以止痛。

【病例】患者，男，56岁。胃脘痛病20余年，最近2年来病情加重，屡经治疗未见效，胃镜及病理检查，诊断为慢性萎缩性胃炎，近期脘胀疼痛频作，纳食甚少，食则嗳气，胃中灼热，自觉有干燥感，口干津少，大便干结，五六日一行不利，倦怠无力，精神不振。此为久病入络，胃络枯涩，胃阴已伤，胃失濡降，先辛柔通络，服20剂，痛势大减，精神振作，再以养阴通降缓图。

处方：北沙参12g，麦冬10g，丹参12g，玉竹12g，白芍12g，佛手12g，苏梗10g，香附10g，半枝莲15g，蒲公英15g，三七粉3g（冲）。上方服15剂，痛止、口干、灼热大减，大便通畅，纳增、效不更方，原方加减，续进又20剂，精神佳、饮食纳香，胃镜复查，胃黏膜不典型增生消失，糜烂面愈合，守原方续调治，忌辛辣烈性食物，以巩固疗效。

✿慢性胃炎辨证与辨病相结合

1996年悉尼世界胃肠病学术大会确定了7种内镜下胃炎的诊断。即红斑渗出性胃炎、平坦糜烂性胃炎、隆起糜烂性胃炎、萎缩性胃炎、出血性胃炎、反流性胃炎，皱襞肥大性胃炎。同时，根据中医学"胃痞、胃痛、解亦"等证记载，对其有明显临床表现者，采用辨证与辨病相结合治疗。

1. 红斑渗出性胃炎（浅表性胃炎）

胃镜下表现为直径1~3mm的片状红斑、细小颗粒状结节、黏膜欠光泽、可有点状渗出，偶尔有脆性强而易出血，病变以胃窦部为主，也可全胃分部、分轻、中、重度一般以解毒利湿、疏肝和胃，益气。常用药：太子参12g，蒲公英20g，黄芪15g，丹参12g，白芍12g，沉香末1.5g（冲），黄连2g，败酱草15g，肉桂8g，甘草10g。水煎，1日1剂，分2次服用，本方以蒲公英、败酱草苦寒、清热，解毒利湿。蒲公英、败酱草归肝胃大肠经，并能散止气，而消炎，禀渗降之性一般用在10~30g为佳，据张景岳"久病及肾"治理，且现代药理研究证实，肉桂有良好的消炎止痛作用，又能开胃进食，禀肉桂之升发、故为慢性胃肠炎常用，此三药相伍、寒热并用、升降相应，针对浅表性胃炎病因病机多错综复杂，寒热互见意在"以平为期"，是为方中主药，其余均为临证辨证择症而选用。

2. 糜烂性胃炎（平坦糜烂性胃炎）

胃镜下黏膜有单个或多个或广泛性糜烂，糜烂面自针尖大小至10cm不等，有时糜烂位于皱襞上以窦部为主，有时全胃分布，分轻度（单个或少数）、中度（许多）、重度（多个或广泛）。治以化腐解毒收敛生肌。药用青黛30g，三七粉30g，白芍30g，乌药20g，海螵蛸30g，狗脊30g。共为细粉，每服6g，1日2次方中狗脊能止血生机，温肾和胃《本草纲目》言："主腰背强，对胃糜烂或溃疡病出现腰背强痛者，丸散或汤剂加入有良效，慢性胃炎久病及肾、出现肾虚的症状临床很常见，具临床观察慢性胃炎顽固不愈每加入温肾和胃之药，如肉桂、狗脊、乌芍、九季虫、干姜、补骨脂、丁香等，可促进胃之功能恢复同时对于胃阴亏虚、舌剥落无苔，服滋阴药不效，以少量温肾和胃之品反佐，可助舌苔复生、中药汤剂处方可临证辨证分型组方。"

3. 疣状胃炎（糜烂性胃炎）

胃镜下呈隆起黏膜小丘、中央凹陷、呈痘疹样或小息肉样，活动期凹陷处有苔，隆起处发红，静止期凹陷无苔，略呈红色，分度一般参照平坦糜烂性胃炎，治以益气活血散结，解毒化腐生肌，常用药：黄芪20g，薏苡仁30g，三棱6g，苍术6g，肉桂6g，乳香6g，没药6g，沉香粉1.5g（冲），黄连3g，砂仁6g（后下），以水煎服。脾胃为气血生化之源，多种原因均可导致脾胃功能失调，气血生化无源而见气虚诸症，互为因果，相互影响，临证多选用黄芪、党参、茯苓、白术、山药、甘草等益气补益脾胃药，尤其黄芪一味，补气之功最优，在慢性胃炎出现虚证、乏力等症时黄芪益气补虚之首选药。且功能壮胃阳，为疮家之圣药。

4. 出血性胃炎

胃镜下胃黏膜出血点片状瘀斑或显性出血为特点，仅几处出血者为轻度，大于10处为中度，广泛者为重度，治疗以收敛止血、佐以化瘀，常用药：瓦松6g，仙鹤草30g，大黄3g，墨旱莲30g，三七粉6g（冲），白及9g，侧柏叶12，茜草15g，槐花10g，水煎服。瓦楞子性味酸平有良好的收敛血管、止血作用，因止血有留瘀之弊故佐三七、大黄、茜草等活血流通之品，但瓦松有小毒，不宜久服，常用量6~10g，否则可出现恶心、呕吐、甚则昏眩，对于慢性胃炎血证问题，若气滞血瘀亦据叶天士"久病入络"之理可选用辛润活血药：如丹参、当归、天花粉、淤血内阻亦可选用云南白药、三七粉、花蕊石。若脾胃虚寒者可选用黄土汤加减，心脾两虚者选用归脾汤，若阴虚内热者可选用滋水清肝饮。（《医宗己任篇》）

5. 胆汁反流性胃炎

内镜下胃肠内有反流的胆汁，胃黏膜红斑皱襞水肿，幽门附近明显水肿，甚呈现息肉状，治以疏肝理胆、理气和胃，药用郁金12g，白芍15g，木香10g，大黄9g，蒲公英20g，威灵仙12g，黄连6g，吴茱萸6g，甘草6g，茵陈15g，鸡内金10g，水煎服。民间有威灵仙30g水煎服，治急慢性胆囊炎《本草正义》谓："威灵仙以走串消克为能事，积湿停滞，诸实宜之。"胃气好逆，每挟胆气上逆。《灵枢·四时气》曰："邪在胆，逆在胃，胆液泻则口苦，胃气逆则呕苦，故曰呕胆。"胃气以降为和若证见呕恶者选半夏、竹茹、大黄等；若证属热者选黄连苏叶汤（黄连苏叶）。

6. 皱襞增生性胃炎

胃镜下皱襞增粗（正常<5mm）渗出，腔内大量积液，本型较少见、治以化瘀、散结、和胃。一般用药：黄芪15g，薏苡仁20g，大黄9g，莪术9g，浙贝母10g，乳香6g，没药6g，三七粉6g（冲）、砂仁6g（后下）水煎服。

7. 萎缩性胃炎

胃镜下胃轻度充气扩张时可见血管纹皱襞变细，变平坦或消失，可见肠化病灶呈浅灰色小斑接近观察时呈绒毛状，根据血管网可见度分轻、中、重度。治以酸甘敛阴，益气和胃，药用：黄芪20g，百合15g，薏苡仁20g，丹参18g，石斛12g，甘松9g，何首乌12g，白芍12g，甘草10g，水煎。本方百合质润味甘微寒，善养胃阴。《神农本草经》有主利气腹胀的记载，援治萎缩性胃炎甚效，近人也有大量百合致溃痛病，必用其固护溃疡面理一也，对于慢性胃炎宜养阴，因胃为阳土、得阴则安，但胃阴源于肝阴、肝阴源于肾阴，要注意胃肾之间的关系，选用山茱萸、石斛、当归、生地、首乌等滋阴之品。

以上只是利用现代胃镜的先进技术，对慢性胃炎初步诊断定性，所用中药也笼统的一般用法。其实在临床上对每一种慢性胃炎的治疗，都要认真的辨证分型，每一证型的处方用药都是有区别的，这里着重讲述慢性萎缩性胃炎的中医辨证分型，治疗的思路与对策，希望能有一点启迪。

❀慢性萎缩性胃炎从瘀毒论治

慢性萎缩性胃炎的病机特点是虚实兼见，对于标实之邪，除湿热和血瘀外，毒邪在整个CAG病程中有不同程度的存在，亦为不可忽视的病理因素，其表现有热毒、浊毒、瘀毒，尤以瘀毒对患者影响最甚。

1. 中虚毒滞

症见胃脘痞满，食后为甚，或隐痛绵绵，纳少乏力、或噫气不畅、大便溏薄、倦怠消瘦、舌淡苔薄、脉细或弱、治宜健脾、解毒散痞，方用自拟复萎抑毒汤，炙黄芪15g，白芍12g，土茯苓15g，蒲公英15g，败酱草15g，鸡内金10g，茯苓12g，合香砂六君子汤化裁，本证在CAG中约占半数以上。中虚是指脾胃气虚或兼阳虚，此时瘀毒内滞，一方面消耗正气，另一方面阻遏气机，渐致血瘀，使病情绵绵，治疗以甘温补中为主，少佐辛散行气，使气转痞消，淤毒无所附，自能阳气得振，是疾病向愈的关键。

2. 气毒阻胃

症见胃脘疼痛胀闷，有时连及胁背，嗳气或失气则舒，或暴急剧痛，病发与情志有关，伴心烦易怒，吞酸口苦，舌苔薄白，脉弦，治当疏肝和胃，调气解毒，方用自拟复萎散毒汤，方药：枳壳10g，木香10g，山慈菇12g，土茯苓15g，当归12g，赤芍12g，蒲公英15g，败酱草15g，合柴胡疏肝散或逍遥散加减，本证与情志有关，同时进行必要的心理调摄，治疗上辨明有无郁火，阴伤、气虚、夹瘀。有郁火者加黄芩10g，栀子10g，若有阴伤者不宜过分调气，适当加入石斛10g，麦冬10g，山药15g，气虚不宜过度辛散开破，宜加入太子参12g，炙黄芪12g，甘草10g，若肝热犯胃，胃失和降而嘈杂、呕吐，大便干结者用黄连6g，吴茱萸5g，代赭石15g（先煎）、酒大黄6g（后下）、合温胆汤化裁，睡眠差者加合欢皮15g，酸枣仁15g。

3. 热毒引胃

若湿热为主，症见胃脘疼痛或灼痛痞满，或嘈杂不适，口苦而黏，牙龈肿痛，胸闷纳呆，口臭干呕，或见腹胀便溏，舌苔黄腻，脉濡数，治宜芳化醒脾，开泄祛毒，方用三仁汤，连朴饮加减黄芩10g，杏仁10g，白豆蔻6g（后下）、薏苡仁20g，半夏10g，厚朴10g，通草6g，茯苓15g，蒲公英15g，山慈菇12g，土茯苓12g，白花蛇舌草15g。若阴虚胃热，症见胃脘隐痛或灼痛，饭后尤甚，似饥不欲食、口干心烦、少寐乏力、大便燥结、舌红少苔、脉细或细数、治宜养阴和胃，清热泄毒，方选玉女煎，益胃汤加减，处方：北沙参12g，麦冬12g，生石膏15g（先煎）、知母10g，天花粉12g，炒白芍12g，生地黄12g，牡丹皮10g，蒲公英15g，半边莲15g，赤芍12g，当归10g，甘草10g。湿热内阻者多与感受外毒，或暴饮暴食，酒食不节有关，祛湿毒是治疗的关键，大便不爽者加酒大黄10g（后下）、木香10g。伤食者加麦芽15g，焦山楂15g，莱菔子10g。阴虚胃热者CAG较多见，多与体质或病久以及邪毒化热有关，在治疗上养阴与清热兼顾。注意瘀毒的轻重，同时清热不用苦燥，养阴需防滋赋，行气谨防耗阴，解毒勿伤脾气。

4. 寒毒伤胃

以寒毒为诸症见胃脘冷痛，喜温喜按、食欲不振、或呕吐疾涎清水、胸膈闷乱、大便形细不实、或恶寒肢冷、神疲乏力、舌苔薄白、或白腻、脉滑或弦、治宜温中健脾、祛毒开结、用黄芪健中汤、理中汤加减化裁。处方：炙黄芪20g，桂枝10g，炒白芍15g，甘草10g，大枣10g，生姜6g，蒲公英15g，苍术12g，补骨脂12g，党参15g，红花10g，茯苓12g。若寒热错杂，症见胃脘痞满或隐痛，纳少乏力或泛酸口苦，烧心、恶寒凉饮食、大便不爽或不实、舌苔薄腻或黄腻，脉细弱或弦滑。治宜寒热并用，辛开苦降，祛除瘀毒。方选半夏泻心汤。处方：姜半夏10g，黄芩10g，黄连6g，干姜6g，党参15g，甘草10g，吴茱萸6g，川楝子10g，枳壳10g，蒲公英15g，败酱草15g，土茯苓15g，红花10g。寒毒阻胃、久则伤阳耗气、脾胃气虚、胃壅脾滞、用温中和胃之法为佳，寒热错杂证总是在脾胃亏虚的基础上，或因情志变动，饮食所伤，外毒侵入化热入里，瘀毒内伏，胶结难解，故寒热症状交错出现，今用辛开苦降以祛毒，即可使中焦气机通畅，邪毒有去路，不致壅滞，苦借辛开，燥湿可使湿不得遏伏，寒以辛散，清热而使邪不能内结，再者辛温藉苦寒，虽温而不助热，苦寒因辛温，虽寒不伤阳，则湿热瘀毒可除，脾胃调和壅气消散，升降复职而病愈。

5. 瘀毒内蕴

症见胃脘刺痛，痛处固定拒按，食欲减退或见黑便如柏油状，舌质紫暗或有瘀斑，脉弦细或细涩，在女子则月经不调，先后无定，色黑有块。治当行气、活血，养血祛毒。方用丹参饮，桃红四物汤化裁。处方：丹参12g，当归12g，赤芍12g，桃仁10g，红花10g，紫苏梗10g，陈皮10g，蒲公英15g，土茯苓15g，白花蛇舌草15g，白芍12g，女贞子12g，茯苓12g。气滞宜致血瘀、毒邪蕴久、更壅气血、病邪深伏、脉道不通、正虚络伤、毒淤更甚。治疗上针对淤毒采用解毒清热、行气解郁、祛淤通络为主。处方：黄连6g，酒大黄6g（后下），白花蛇舌草15g。针对络伤、调和营卫。用赤芍、白芍、女贞子等。同时注意血中之气药，气中之血药的选用，如香附子、元胡、郁金等。此外，在辨证论治的基础上，结合现代医学及药理研究成果，巧妙选药提高临床疗效。

（1）选用抗幽门螺轩菌（Hp）的药物，Hp是CAG重要致病因素之一，根除Hp即能提高治愈率又能防止复发，黄连、黄芩、大黄、黄柏、乌梅、桂枝、高良姜有不同程度抗Hp作用。

（2）保护胃黏膜：活血化瘀的中药可改善微循环和组织营养，促进局部炎症吸收，组织修复和细胞再生，提高胃黏膜组织中具有保护作用的前列腺素含量。如桃仁、红花、当归、赤芍、川芎。

（3）调节胃肠道功能，舒肝和胃中药除能抑菌消炎、止痛、止血外，还能调节胃肠道运动。

（4）调节免疫机制：健脾益气之药能提高机体免疫功能，增加网状内皮细胞的吞噬能力，能增强胃肠道黏膜屏障作用，防止Hp等病原微生物侵袭，清热解毒中药亦有类似作用。

（5）及时补充某些维生素元素：CAG患者常处在缺乏维生素C、E以及硒等状态，中药黄芪、当归、生地、乌梅、山楂，含有丰富的铁、锌、硒等微量元素及多种维生素，都有利于CAG的恢复。

6. 辨证论治便秘十法

（1）理气调肝法　便秘的发生多与精神心理因素有关，而肝与情志致病最为密切，《医学入门》云："肝与大肠相通，肝病宜疏通大肠，大肠病宜平肝。"强调了肝与大肠之间的生理病理联系，一旦肝气疏泄失职奇迹升降失常，则"诸气拂郁，则气壅于大肠，而大便乃结"。治疗便秘应根据具体因素理气调肝，若便秘腹胀轻者。选用柴胡、枳实、木香、元胡、乌药、八月札、佛手等药；若腹胀撑满，腹痛明显，呃逆嗳气者，脉沉弦，当选用枳实、槟榔、青皮、沉香、大腹皮等；同时选配白芍、当归养血通便之品，以防肝阴受损。

（2）健脾益气法　一些慢性便秘，往往表现为乏力、倦怠、脘腹胀满、脉濡细，这些是应为脾虚而变生湿热痰浊表现，湿热痰浊与肠内糟粕互结，壅滞不道。湿热痰浊从何而来，无非是饮食不节，饥饱失常，思虑过度等伤及脾胃，水湿不归正化，下流曲肠而成。因此治疗这种便秘，需健脾益气以绝痰根源，以保证脾胃正常健运功能，使脾健、大肠传导功能正常，大便则畅通。临床选用香砂六君子汤，若腹部下坠者加柴胡、升麻、桔梗以升脾气。气短乏力，便后汗出头晕者重用黄芪，太子参、以补中益气汤制方合蜂蜜服用。

（3）滋养阴津法　便秘患者由于气机郁滞，大肠气化不利。津液不能敷布。或由于脾虚津液不归正化、失于输布，或由于肝胃、大肠郁热灼伤阴液。可导致大肠、肝、肺、肾、脾胃多个脏腑津液不同程度耗损，同他因共同导致便秘加重。患者往往表现为大便干结如栗，口干、目涩、舌红而干、脉细。治疗中宜选用北沙参、生地黄、玄参、天冬、麦冬、生何首乌、玉竹等养阴生津，对老年体弱血虚者，加当归、桑葚以养血通便。

（4）清热化湿法　患者嗜食厚味膏粱，则伤及脾胃，变生湿热下注曲肠，壅塞肠腑不通，或阳明热盛，胃热下移大肠或湿邪壅积日久，亦可化热结聚不通。本证便秘，临床随脏腑邪热偏盛不同而随证选药，尤多用蒲公英、连翘、败酱草、本三药能泻阳明胃火，平诸经之火。

（5）活血化瘀法　便秘患者，尤其是老年性便秘，糟粕久停肠腑，且挟湿热痰浊为患，阻碍肠络血运，导致大肠血行不畅，日久生瘀，从而脉络血瘀形成。症见大便秘结，时有腹痛，舌暗或舌有瘀点，临证常选用路路通、当归、桃仁、丹参、郁金、赤芍等活血化瘀药。

（6）化痰导滞法　患者多为情志所扰，气机郁遏，气郁则痰凝变生痰浊，或患者素体肥胖，静坐少动，嗜食肥甘，则脾气受损，脾为生痰之源。

痰浊阻滞，停留肠间导致腑行不畅，患者常表现为便秘时发时止。排便时常有白色黏液排出，体胖苔腻，脉滑等症，且病情多顽固。临床在香砂六君子汤基础上仿顺气导滞之意加减，可选用莱菔子、苏子、半夏、枳实、陈皮、郁金、石菖蒲、玄明粉等。

（7）治肺通便法　此法临床用之最多，肺主气，主宣发肃降，与大肠互为表里，大肠传化糟粕，依赖肺气的宣发肃降，肺主一身之气。肺气化则一身之气俱化。肺气的宣发为大肠敷布津液，而肺气的肃降，令肝升肺降的气机协调运动，有利于大肠传化通畅，因此，治疗便秘要注意调肺气。若肺气症状表现不明显的患者可选用杏仁、紫菀、桔梗等药，若胸闷，痰咳等痰浊壅肺症状可加苏子、海浮石、青礞石、以祛痰通腑，若肺阴不足或火盛肺失肃降，则予沙参、知母、芦根、麦冬。

（8）补肾通便法　肾主二便。开窍于前后二阴，肾阳的温煦。气化固摄作用是大肠传导功能正常的重要保证。而肾阴肾阳又互根为用，肾阳不足会影响大肠传导气化作用，尤其是年老体弱久病患者，若肾阳亏虚，元气衰惫，鼓动无力，大肠气化运动无力，糟粕固于肠间，表现为大便数日一行，但不甚干结，形寒肢冷，腰酸腹部喜暖、舌淡、脉沉或弱，若便秘日久，他脏津液亏耗伤及肾阴，或年老妇人素体阴亏，患者往往表现为肝肾阴亏之证。如肾阳虚便秘用肉苁蓉、核桃仁、怀牛膝、仙茅、淫羊霍。对阴虚者常用桑葚、生何首乌、枸杞子、黑芝麻、女贞子、楮实子、旱莲草。

（9）滋润通便法　病程迁延，虚实错杂，虽可给予多种不同治本澄源的方法治疗，然湿热痰浊与糟粕互结，非一朝可祛。失衡之气机升降运动非一夕可平，亏耗津液由于痰湿留滞，又有肠结瘀阻，非顷刻可复，尤其是高龄体弱少动患者，治疗用药之时，尚须给予滋润通便药物，以滑利肠道，便于糟粕排出。多用火麻仁、柏子仁、松子仁这些药中含有油脂，利于通便，桃仁、杏仁、瓜蒌仁、黑芝麻均可选用。

（10）特殊用法便秘虽非疑难病症，但也有病情顽固者治疗取效并非易事，既选择了得当药物，也提高临床疗效的重要环节，有导滞泄泻之弊的中药，用作治疗便秘即转弊为利。如紫苑、决明子、牛蒡子、鱼腥草等取药物滑肠通便之用，往往取得较好的疗效。

另外，在临床往往多种证型的便秘同时存在，如肝郁气滞、脾虚生湿、痰浊、阴津亏等均有，要根据具体证因，多种方法结合治疗方能达到预期效果。

张 武

男，1952年生，宁夏永宁县人，中医内科主任医师，毕业于北京中医药大学，是国家中医药管理局肝胆病重点学科带头人、硕士研究生导师。全国第四批名老中医专家学术经验继承工作指导老师，宁夏中医药学会副会长、宁夏针灸学会副会长、国家"113"工程人才、银川市专业技术拔尖人才。从事中医临床科研教学40余年。对多种常见病、多发病和疑难杂症有丰富的临床经验。如对各种肝病、肝硬化病、胆囊系列病、肺心病、哮喘病、胃肠系列病、心脑血管病、妇科经带胎产病、过敏性紫癜、鼻炎病、急慢性咽喉炎病、泌尿系病、肾结石病、儿科呼吸系统病及小儿脾胃病调治等有着丰富的治疗经验和显著疗效。

自1982年开始研究肝炎、肝硬化病的中医辨证治疗，打破常规治疗方法，通过自己的研究，先后创制出了"救肝汤"系列方剂。

※ 胃萎Ⅰ号治疗湿热型慢性萎缩性胃窦炎经验

慢性萎缩性胃炎是消化科常见病、多发病。中医辨证属湿热型者并不少见。笔者在1996～2000年期间，自拟胃萎Ⅰ号方治疗湿热型慢性萎缩性胃窦炎67例，并用临床疗效比较肯定的摩罗丹设为对照组42例，作临床对照观察，现总结如下。

1. 一般资料

所有病例均系我院消化科门诊病人，按1982年10月在重庆召开的慢性胃炎诊治问题座谈会上制定的"慢性胃炎的分类、纤维胃镜诊断标准及萎缩性胃炎的病理诊断标准(试行方案)"和1989年11月中国中西医结合研究会消化系统疾病专业委员会制定的"慢性胃炎中西医结合诊断、辨证和疗效标准(试行方案),选择胃镜诊断及病理诊断为慢性萎缩性胃窦炎病例进行中医辨证为脾胃湿热型者109例,随机分为治疗组和对照组。治疗组67例,男37例,女30例;年龄26~55岁,平均41.30±6.22岁;确诊前病程5~15年。对照组42例,男23例,女19例;年龄25~52岁,平均41.14±6.21岁;确诊前病程5~16年。两组病例在年龄、性别、病程、分型都具可比性(P>0.05)。

2. 治疗方法

治疗组:口服胃萎Ⅰ号方(含黄连、半夏、茵陈、厚朴、红花、丹参、降香等,由我院制剂室供给),每日早晚各口服200ml。对照组口服摩罗丹每日3次,每次2丸(由邯郸制药有限公司厂生产),两组1个疗程均为1个月,治疗3个疗程后15d内进行胃镜检查,并作胃黏膜组织活检。对临床资料作统计学处理。

3. 观察、检测指标及统计方法

主要症状:胃脘痞满,嘈杂嗳气,口苦黏腻,纳呆,舌苔黄腻。胃镜表现:胃窦部黏膜色调偏白,呈灰白、灰黄色,黏膜变薄,黏膜下血管显露呈网状或树枝状。病理变化:腺体不同程度萎缩或消失,或代之以肠上皮化生或假幽门腺化生,间质炎细胞浸润显著。

4. 结果

按照1989年11月中国中西医结合研究会消化系统疾病专业委员会制定的"慢性胃炎中西医结合诊断、辨证和疗效标准(试行方案)"中疗效评定标准,总结主要临床症状改善情况、纤维胃镜检查和活检组织病理改变情况。

(1)主要临床症状改善情况

经3个月治疗后两组主要临床症状:胃脘痞满、嘈杂嗳气、口苦黏腻、纳呆、舌苔黄腻消失率均很明显,治疗组与对照组比较有显著性差异

（P<0.05），但在临床观察中发现，治疗组第一疗程后主要症状消失率明显高于对照组。

（2）胃镜检查结果与活检组织病理变化

经3个月治疗后两组胃镜检查结果与活检组织病理变化均有明显改善，纤维胃镜复查所见胃黏膜炎症消失、慢性炎症好转；活检组织证实腺体萎缩、肠化生和异型增生复常分别达32.84%和26.19%；总有效率分别为94.03%和73.81%；治疗组与对照组比较有显著性差异（P<0.05）。

按语：湿热型慢性胃炎临床较多见，在病机方面，一是正如薛生白《湿热病篇》所云："脾为湿土之脏，胃为水谷之海""湿土同气"，或"太阴内伤"，或"湿饮停聚"均易导致停湿，湿郁化热，故"湿热证属阳明太阴者居多"；二是湿性黏滞，热郁湿中，病程缠绵，故湿热型慢性萎缩性胃窦炎必须坚持疗程，不可一见症状好转就改变方案；三是脾升胃降，湿热中阻，脾胃升降失司，临床以胃脘痞满，胸腹胀闷等枢机不利为主症，所以在祛湿清热之中始终不失调气。有鉴于此本方用茵陈、厚朴、半夏、黄连祛湿清热，苦降辛开，一方面给邪以出路，另一方面顺应气机之升降；胃以降为和，腑以通为顺，用降香助厚朴通降胃气，湿浊降则清气自升。滞久必瘀，选丹参、红花祛瘀生新。李时珍《本草纲目》云："甘松芳香，能开脾郁，少加入脾胃药中，甚醒脾气。"鸡内金运脾健胃消食。共奏祛湿清热，调气活血之治。摩罗丹是治疗慢性萎缩性胃炎的有效成药，本方不论在改善主要症状和逆转黏膜病理改变方面都优于摩罗丹组，说明是治疗慢性萎缩性胃炎的有效方剂之一。

朱西杰

男，1963年8月生，陕西西安人，国家教学名师，宁夏医科大学PI（中回医脾胃病首席专家），宁夏医科大学二级教授、主任医师，博士研究生导师，宁夏医科大学中医消化病研究所所长，宁夏中医药学会脾胃病分会主任委员，从事中医药教育工作30年，2007年获宁夏卫计委卫生科研"十佳"先进个人称号，2016年被宁夏中（回）医药管理局遴选为名老中医师承指导老师。国家中医药管理局"十一五""十二五"脾胃学科带头人，获得科研经费共580多万元，发表论文60余篇，其中核心期刊30余篇。完善中医脾胃病文献资料整理和数据库建设，建立中华胃肠通2.0脾胃病名词术语数据库，开发脾胃病计算机辅助诊疗系统。创建宁夏中医药学会脾胃病分会。主持国家自然科学基金项目3项，宁夏科技攻关计划及宁夏自然基金项目各1项，宁夏科技惠民计划项目1项，其中1项获自治区科技进步三等奖，2项获宁夏医学科技二等奖，1项录入国家中医药管理局科技成果数据库。授权国家专利3项。主编《脾胃病六经辨证治疗》《经方治疗脾胃病研究》《胃肠病辨治心法》《中国膳食方法指南》《中华虫药——宁夏蜥蜴》《萎缩性胃炎分期治疗研究》《朱西杰临证手记》《宁夏名老中医李遇春临床经验辑要》《刘仁庆临床经验集》等10余部专著。

✿学术思想

1. 紧扣脾胃脏腑生理病理特点，制定合理用药法则

（1）胃痛之治贵通阳　自《内经》以来，历代医家非常重视胃气。《素问·平人气象论》曰："平人之常气禀于胃。胃者平人之常气也。人无胃气曰逆，逆者死。"明代张景岳认为："夫胃气之关于人者，无所不至，即脏腑，声色，脉候，形体，无不皆有胃气，若失，便是凶候。"《医门法律》曰："胃气强，则五脏俱盛；胃气弱，则五脏俱衰。"金代李东垣《脾胃论·饮食劳倦所伤始为热中论》提出"人以胃气为本"，强调胃气在人体生命活动中的重要作用。但不少医家论及胃气、胃阴者较多，少论胃阳。清代程郊倩在《医述》中说："胃之有阳气，又何气也？曰：阳气之与胃气，一而二，二而一也。胃气从宣发出见，虽是宣发，只有其体；阳气从包蕴处见，则用无穷。究而言之，阳气即胃中所享之性，犹夫火之云热也，火性热，故釜底热，则釜中无火之处无不热。火不能化，一切之非火而为火；而火性之热则能化，一切非热而为热。故谷气足则胃气充，尚是后一层事，而阳气充则谷气化，实是先一层事。"由此可见，胃阳主要作用是胃的消磨健运功能。所以，各种原因损伤了胃阳，胃的消磨健运功能减退，胃阳与胃气郁遏是各种证候的共同病理基础。胃为六腑之一，腑病以通为用，清·叶天士在《临证指南医案·脾胃》就明确指出："胃阳受伤，腑病以通为补，与守中必致壅逆，……通之一法，各有不同。胃痛不通，贵在通阳，实则通而削之，虚则通而补之，寒则通而温之，热则通而清之。"选用《金匮要略》瓜蒌薤白半夏汤为主方，加枳壳宣通胃阳，使气血通畅，纳运复常，则胃部不适可止。另外，还应注重胃阳损伤的程度和邪气的性质，如果寒热邪气扰中，胃阳大伤，症见胃中酸浊上涌，呕吐，脘痛如刺。治以辛热通阳，泻热开导，反佐苦寒利膈。方用仲景附子泻心汤加减，药用：人参、熟附子、干姜、川黄连、炒半夏、枳实、茯苓。浊邪犯络，胃阳衰微，症见进食呕吐

酸水浊涎，心口痛引腰胯，治以辛热，选取乌头良姜方，药用：乌头、良姜、延胡索、川楝子、白豆蔻、茯苓。饮邪停胃，胃阳衰弱，症见脘痞呕恶，吐涎沫，治以化饮和胃，方用半夏泻心汤加减，药用：川黄连、半夏、枳实、干姜、茯苓、橘红。进一步发展，到了胃虚反胃，症见汤水下咽呕吐，或干呕肋、痛，治以大半夏汤加姜汁、桂枝，或小半夏汤加檀香、粳米。胃阳虚衰，症见形寒脘痞，心痛不食，呕吐洞泄，治以温胃降逆，方用吴茱萸汤或大建中汤加减，药用：人参、干姜、茯苓、桂枝、川椒、白蜜。胃阳乏极，症见早上喝米粥，至晚吐出不化，治以辛热开浊，方用吴茱熟附子方，药用：吴茱萸、熟附子、良姜、川楝子、茯苓、草果。总之，胃痛的出现，要综合全面的考虑，不但要注意邪气的性质，更要把握胃阳的衰减情况，权衡轻重，有的放矢，才可取得好的疗效。

（2）胃黏膜脱垂治疗关键是安胃　胃黏膜脱垂症是指幽门处黏膜经幽门管脱入十二指肠球部，临床表现为不规则上腹痛，疼痛多在饭后发生、恶心呕吐，甚者呕血或黑便。从病理机制上看，胃黏膜脱垂主要是胃的异常蠕动，致使胃黏膜活动加强，脱垂于幽门部，大多发作较重，症状明显。本病属中医"胃痛""反胃"范畴，多数医家认为属虚实夹杂，多用益气温中或升阳健脾法，配合降逆和胃，活血化瘀，化痰消饮，清利湿热法进行治疗，而忽略了本病的基本病理变化，即胃黏膜有慢性炎症、水肿、溃疡，导致黏膜张力下降，异常蠕动，胃黏膜脱垂。因此，胃黏膜脱垂的治疗当以利水、制酸为本，安胃缓脾为标，限制胃蠕动，恢复胃黏膜功能，即应用一些能减缓胃肠蠕动的药物，可以有效改善临床症状，若再加上一些软坚散结之品，往往可以治愈。常用少量寒凉之品，如半枝莲、蒲公英、龙胆草等清热解毒，使胃肠活动减缓，配合半夏、石菖蒲、苍术、白术健脾利湿、利水消肿，生牡蛎、川贝母、煅瓦楞子软坚散结，制酸敛疮，白芍、甘草酸苷相伍，缓急止痛以减缓胃蠕动。诸药合用，使胃蠕动减慢，胃黏膜溃疡、水肿消除，炎症消失，胃黏膜自然恢复。

（3）胃下垂五步疗法　中医认为本病为脾阳亏虚、中气下陷所致，多用补中益气汤治疗，但临床效果往往不尽如人意。南宋许叔微用苍术丸治"癖囊"，其《普济本事方》曰："苍术能破水饮之癖囊，盖燥脾以去湿，崇土以补脾。方用苍术一斤、大枣五十枚去皮捣、麻油半两，水二盏研遽汁和丸，曰'神术丸'。"丹溪曰："实脾土，燥脾湿，是治痰之本。"

根据胃下垂的病理，将其纳入"癖囊"的诊治，胃属阳明，阳明虚则宗筋纵弛，带脉不引，肌肉韧带松弛无力而引起胃下垂，并提出治疗胃下垂的五步疗法，取得很好效果。

①加强胃排空，使胃中容物减少，负荷减轻，给胃以修复时间。药用：苍术、白术、生姜、莱菔子排出胃中水谷之邪。《素问·痿论》曰："治痿独取阳明，苍术为阳明经药，升清气、散寒湿、除癖囊，为治痿要药。"

②升提：药用党参、黄芪、柴胡、升麻等，升举中焦清阳，提高胃部平滑肌之张力，使其平滑肌动力增强。

③酸收：加用乌梅、五味子、白芍之品，酸味药主入肝、脾、肺经，具有收敛、固涩、生津之功，临床常用其滋养肝肾、强阳摄阴、益气生津、涩肠止泻之性，促使平滑肌回收。临床中即有常用五倍子外洗促使子宫下垂修复的记载。

④增强平滑肌兴奋：用枳壳，药理研究表明，酸橙、枳壳、枳实的水煎液、配剂及流浸膏对已孕、未孕家兔之离体、在体子宫有兴奋作用，水煎液能使子宫屡未孕家兔的子宫收缩力增强，张力升高，甚至出现强直收缩，引起痉挛，使胃、肠瘘狗的胃肠收缩节律而有力，呈兴奋作用。用于治疗胃下垂可使胃下极位置升高，运动功能改善甚至正常，腹胀、腹痛、便秘、食欲不振、乏力等症状消失或减轻，体重增加，重用达20~30g，也可加桂枝。

⑤升降相依，升中有降，增强胃的气机活动，增强胃平滑肌蠕动，使胃体提升。丹溪曰："诸郁皆因传化失常，气不得升降，病在中焦，将欲升

之必先降之，将欲降之必先升之。"越鞠丸用苍术、香附子，苍术能径入诸经，疏泻阳明之湿，通行敛濇；香附乃阳中快气之药，一升一降，故馨散而平。如加用旋覆花、代赭石、一升一降，加强气机活动，或半夏、枳壳同用。在升药之中，加入降逆之品，升降相依，升中有降，脾胃气机恢复正常。

（4）治胃酸还应用酸味药物。胃液的主要成分为盐酸，主要作用是激活胃蛋白酶原，杀死食物中的细菌，进入小肠促进胰液、肠液和胆汁的分泌。盐酸的酸性环境还有助于小肠对钙、镁的吸收。所以胃酸分泌过少或胃酸缺乏，常可产生腹胀、腹泻或消化不良症状。胃酸分泌过多也会对胃和十二指肠有损伤作用，是消化性溃疡发病的主要因素之一。胃蛋白酶是胃液中几种消化酶中最重要的一种，是消化能力的代表，其只有在酸性较强的环境中才能发挥作用。所以在治疗胃病的过程中，过多的酸要抑制，但还必须保证胃中的酸性环境，使胃蛋白酶的活化能力不致下降。肝胆属木，脾胃属土，五行中有相乘相侮的关系。酸味属肝，中医认为胃酸过多与肝失疏泄，乘克中土有关。肝为风木之脏，性喜条达，一有怫郁则横逆犯胃克脾，引起反酸、恶心、胃痛。故在治疗的过程中，多选用疏肝理气如柴胡、枳壳、香橼、佛手等药，另外还加入焦乌梅、焦山楂、木瓜、五味子、白芍等酸味之品，入肝之体，养肝阴，泄肝阳柔肝敛肝，从根本上使胃酸的分泌正常，提高消化功能，增强胃功能，减轻患者症状。

（5）消除胃部胀满关键是排除滞气。治疗上多以行气为主，所以多加用香附、木香、青皮、陈皮、枳实等品，但不少病人服药后取效参半。脾胃处中焦，为气机升降斡旋之枢，各种原因可引起脾胃功能下降，寒凝、痰浊、水谷、瘀血内停，就会产生气滞不通，痞满发作。行气是其对证之法，但行气也只能贪一时之功，行气只能是胃气的运行加快，而不能解决气滞的存在，所以笔者在临床中反复实践，提出了胃肠病除胀的关键是排气，只有排出滞气，就不会在产生气滞，此为治本之法。治疗上采用破气药与补气药相合，给滞气以动力，使气行加速，达到行气的口的，药用：黄芪 30g大补脾胃元气，配以三棱、莪术以破气散结，补气和破气相合，达到行气之口的，行气则痞满消除。再加用下气之品，行气与下气相合，达到排出胃中滞气的口的，药用：枳实、枳壳、厚朴、槟榔、莱菔子等行气下气之品而消除病源。

2. 运用浊毒－微生态理论治疗溃疡性结肠炎

溃疡性结肠炎（UC）是一种原因不明的反复发作的结肠和直肠慢性非特异性炎性和溃疡性疾病，与克罗恩病同属于肠道炎症性疾病（IBD），临床表现多样，病程迁延难愈，容易复发，并伴有精神症状，被世界卫生组织（WHO）列为疑难病。朱教授根据多年临床经验，认为浊毒内蕴—微生态失衡在UC发病过程中发挥着重要作用，并以解毒排毒、活血通络、敛疮生肌立法，利用宁夏密点麻蜥的再生修复作用结合中药多靶点干预治疗UC，取得了良好的效果。

（1）胃肠道浊毒—微生态理论认识

①浊毒概念及特征：中国古代医家提出了"浊"和"毒"的致病概念。早在《内经》中就有关于"浊""毒"的记载。《素问·阴阳应象大论》曰："故清阳出上窍，浊阴出下窍；清阳发腠理，浊阴走五脏；清阳实四肢，浊阴归六腑。"指出"浊"既为水谷精微，又指体内消化、排泄的污浊之物，如二便等。《金匮要略·脏腑经络先后病脉证并治》载"清邪居上，浊邪居下。"《丹溪心法》载"浊主湿热，有痰、有虚"，《温热论》曰"湿与温合，蒸郁而蒙蔽于上，清窍为之奎塞，浊邪害清也"，认为浊邪为湿邪，为害清之邪气。"浊"一是外感湿邪，阻于中焦，湿邪困脾，浊邪内生；二是肝气不舒，木旺克土，脾失健运，湿邪内生，日久成浊。《素问·五常政大论》曰"夫毒者，皆五行标盛暴烈之气所为也"，《金匮要略心典》曰"毒者，邪气蕴结不解之谓"，认为偏盛之气为毒，或邪气蕴结日久可化为毒。"毒"有外毒、内毒之分，以人体为界，凡源于机体之外、有损身体健康的邪气，为

"外来之毒",如外感六淫,即风、寒、暑、湿、燥、火及戾气、杂气、虫毒等;机体在代谢过程中产生的各种垃圾,以及因脏腑功能失调使正常所需的生理物质转化为致病物质,为"内生之毒",如气血津液运化失常导致瘀血、痰浊、水湿,瘀血蕴蓄日久而成瘀毒,痰浊郁久而成痰毒,湿浊内蕴而成湿毒,五志过极化火成热毒、火毒等。故毒邪种类繁多,致病临床表现复杂。浊性载滞,易结滞脉络,阻碍气机,缠绵耗气;毒邪性烈善变,易化热伤阴耗精,二者常胶结致病,互助为患,故而并称"浊毒"。李佃贵首次提出"浊毒学说",认为肝郁气滞,木旺克土,脾虚湿盛,继而积湿成浊,浊郁化热,热蕴成毒,而成浊毒。

②肠道微生态的概念及特征:肠道微生态系统主要由肠道菌群构成,包括与机体共生的生理性菌群、潜在的条件致病菌群及侵入性病原菌群。肠道微生态系统功能多样。生理状态下的肠道菌群可以增加血浆及肠黏膜中的免疫球蛋白水平,对肠道黏膜免疫系统有一定的调控作用,可促进消化道的吸收代谢,同时具有抑制病原菌过度繁殖、调节肠道上皮细胞增生凋亡等作用,以稳定肠道内环境。此外,肠道菌群还有一些产气菌,能促进机体排气,保证肠道通畅。肠道菌群间的平衡可有效抑制腐败菌滋生,改善肠道环境,并有助于维持肠内稳态。当肠道微生态失去平衡,肠道菌群紊乱,肠黏膜屏障破坏,肠黏膜重吸收毒素,则可导致肠道炎症的发生。由此可见,肠道微生态系统以直接和间接2种方式抵御致病菌的侵袭,直接方式为启动调节肠道黏膜免疫功能,与致病菌竞争消耗营养物质,抑制致病菌增殖;间接方式为加强肠道的屏障作用,抑制毒素在肠道内易位。

③浊毒 – 微生态与 IBD 的关系:浊毒既是机体脏腑经络、气血阴阳失常,代谢产物不能排泄而蕴积化生的病理产物,又是造成机体严重损害的致病因素。浊毒壅盛,则发病急骤;日久不解,则耗劫脏腑经络气血;浊毒入体,损害脏腑经络及气血阴阳,致人体细胞、组织和器官浊化(包括现代病理学中的肥大、增生、萎缩、化生和癌变,以及炎症、变性、凋亡

和坏死等变化），即致病过程。浊变的结果是毒害细胞、组织和器官，使之代谢和功能失常，乃至衰竭。《灵枢·小针解》载："浊留于肠胃，言寒温不适，饮食不节，而病生于肠胃，故命曰浊气在中也。"清·汪文绮《杂症会心录》曰"邪毒入胃脘之上焦，则浮越于肌表，而恶寒发热；邪毒中胃脘之下焦，而走入大小肠，则剥脂膏之脓血，而后重里急。"饮食不节（洁）、情志失调、先天不足、后天失养复加感受外邪，邪气客于肠道，脾胃功能受损，久而内生湿热、积滞、邪毒，并与肠道气血相搏，大肠传导失司，粪便积聚，化为浊毒，胶结日久，肠道脂膜血络受损，血败肉腐成脓，内溃成疡。这一发病过程与肠道微生态系统失衡致 IBD 的病理过程具有相通之处。

人体是一个有机整体，即肠道微生物群与宿主和环境是相互依赖、相互作用的关系，若这种平衡关系被打破，各种内、外源性毒素汇集到肠道，肠道菌群紊乱，粪便排出异常，肠黏膜屏障破坏，肠黏膜对肠内有毒物质的重吸收增加，则导致 IBD 的发生。研究表明，IBD 患者炎症最严重的部位往往亦是肠道菌群定植数量最多的部位，炎症程度多与细菌脂多糖（LPS）内毒素活性强度有关。失衡的肠道菌群主要表现为有益菌减少，致病菌增加。如活动性 UC 患者肠黏膜中有益的菌株如双歧杆菌和乳酸杆菌缺失，而大肠杆菌、变形梭杆菌、拟杆菌在黏膜中含量增加。研究表明，肠黏膜屏障完整性和功能受损，导致革兰氏阳性共生菌发生易位，并招募单核—巨噬细胞迁移至结肠，导致结肠炎的发生。

肠道失于通降，浊毒稽留于肠道，损伤肠道脂膜，致使肠道菌群繁殖于受损的肠道黏膜，毒素堆积，肠道菌群失调，稳态失常，毒素重吸收，即浊毒内蕴—肠道微生态失衡是导致 IBD 发生的主要原因，病理表现为细胞和组织浸润，出现隐窝脓肿、上皮增生、糜烂、溃疡及肉芽组织增生。浊毒是触发 IBD 的关键，而肠道微生态失衡则是发病过程中的始动因子。IBD 患者存在肠道微生态改变，对改善紊乱的肠道微生态对 IBD 的维持缓解、预防复发等均有一定疗效。

④基于浊毒－微生态理论治疗 UC 的思路：中医学认为，UC 属下痢、久痢、泄泻、肠澼、休息痢等范畴。其病因一般分为内因和外因，脾胃虚弱、内伤七情、饮食不节、劳倦所伤为内因，外感六淫、疫毒邪气为外因。基于浊毒－微生态理论研究表明，UC 病位在大肠，与脾胃、肝密切相关；发病机制为脾胃气机斡旋失司，肝失调达，气机不畅，升清降浊功能失常，导致饮食水谷积滞肠道，郁而化浊，久而成毒，浊毒久伏，肠道黏膜络脉瘀阻，日久成疡。在浊毒稽留于肠道过程中，肠道菌群失去平衡，作用于受损的黏膜，表现为菌群比例失调、定位易位、循环往复，致使病情缠绵难愈。因疾病过程中产生的瘀血、痰饮、湿热、热邪等病理因素不同，常相互搏结，临床常表现出不同的症状特点，如浊毒与瘀血搏结，则发为瘀毒；浊毒与痰饮搏结，则发为痰毒；浊毒与湿邪搏结，则发为湿毒；浊毒与热邪搏结，则发为热毒；浊毒与湿热搏结，则发为湿热毒；病理上常呈现出湿、热、痰、瘀交阻，虚实夹杂之候。

基于以上 UC 病因病机的认识，以解毒排毒、活血通络、敛疮生肌立法，以平衡肠道菌群、调节肠道微生态为治疗目的，并根据 UC 的发病特点，分期治疗。急则治其标，法宜通降，病程初期或急性期常表现为腹痛、腹泻，黏液脓血便，肛门灼热，里急后重，舌苔厚腻等实证，此为湿热痰瘀之邪蕴结大肠所致；法以通降止痛，"通则不痛"，以缓解患者急性期症状。缓则治其本，贵在修复，后期或缓解期则表现出腹泻便溏，有黏液或少量脓血，或伴完谷不化、五更泻，或大便带赤白黏冻，大便溏或夹脓血黏冻，倦怠乏力，面色萎黄等虚证或虚实夹杂之证，此为日久损伤脾肾，下元亏损，运化失常，使浊毒稽留与气血胶结所致；治当扶正祛邪，"缓缓图之"，以修复受损的肠道络脉，恢复肠道菌群平衡，整个过程中，扶正不忘祛邪，以防闭门留寇。

⑤运用浊毒－微生态理论治疗 UC 方药：徐灵胎《兰台轨范》云："欲

治其病，必先识病之名，能识病之名而后求其病之所由生，知其所由生，又当辨其生之因各不同，而病状所由异，然后考其治之法，一病必有一方，一方必有主药。"根据临床经验自拟复方蚸蜴散为主方治疗 UC，以宁夏密点麻蜥为主药，基本药物组成：宁夏密点麻蜥3g，半夏10g，石菖蒲15g，代赭石10g，薤白10g，半枝莲30g，乌药10g，橘核10g，焦乌梅10g，秦皮10g，焦槟榔10g，瓜蒌10g，川楝子6g，枳实10g，厚朴10g。方以宁夏密点麻蜥清热解毒，散结祛瘀，敛疮生肌。密点麻蜥为蜥蜴科、麻蜥属的爬行动物，生活于沙漠中，遇敌常常断尾逃生，且不久即能生出新尾，其修复再生能力强，故其入药可对胃肠道黏膜产生很好的修复再生作用，用于治疗胃肠道黏膜病变每获良效。现代药理研究表明，蜥蜴有抗癌、修复、免疫调节、解毒的作用，能增强机体免疫力，且对胃肠道有亲和力和靶向作用，能够促进受损组织的修复和再生。配代赭石、枳实、厚朴通降胃气；焦槟榔、乌药行气止痛；单以行气之药难以使药达病所，故又加瓜蒌薤白半夏汤，以行气解郁，通阳散结，祛痰宽胸，且可助宁夏密点麻蜥解毒通络，调达气机，平衡阴阳，达胸、胃肠同治之效。半夏、石菖蒲、川楝子、橘核理气健脾，利湿化痰；半枝莲清热解毒，化瘀利尿；秦皮清热燥湿，收敛止痢；焦乌梅涩肠生津，止泻止痛。根据病情缓急，临床在此基础方上加减变化。

（2）急则治其标，法宜通降。中焦为脾胃所主，是气机升降的枢纽，若中焦阻滞，上下之气不通，则每多变生他病。如《素问·阴阳应象大论》言："清气在下，则生飧泄；浊气在上，则生䐜胀。"所以，胃肠道疾病宜通降，通即疏其奎塞，降即承胃腑下降之性，导引各种郁滞下降，使邪有出路。痢之初起，责之在肝、脾、肺。肝气既郁，肺气亦不清肃，湿滞在脾，为内有湿邪而作痢。临床中，UC 的最初表现可有许多形式，其中血性腹泻是最常见的早期症状，可伴有腹痛、便血、质量减轻、里急后重、呕吐等。小肠主受盛化物，泌别清浊；大肠为传导之官，主传化糟粕；小肠主液，大肠主津，其受损后，糟粕邪气滞留，津液反泄泻于外，损伤脾阳，故见腹痛、腹泻、便血等症。肠镜表现为黏膜血管纹理模糊、紊乱，黏膜充血、水肿、出血及脓性分泌物附着，病变明显处可见弥漫性多发糜烂或溃疡；黏膜病理学检测可见固有膜内弥漫性慢性炎症细胞、中性粒细胞、嗜酸性粒细胞浸润，隐窝有急性炎症细胞浸润。此时虽见泄泻，亦禁补禁止，以防邪毒留恋，应以解毒通络祛邪为基本治疗原则。伤于气者则痢白，症见腹痛，里急后重，痢下赤白载冻；痢白者当清肺气；药用复方蜥蜴散加金银花、菊花、连翘、白芍、杏仁（去油尖）、桔梗、栀子（炒黑）、木香、牛蒡子、甘草以清热宣肺，解毒排毒；如利小便加桑白皮、地骨皮、滑石以利水；有表证发寒热者，加葛根以解表退热，升阳止泻。伤于血者则痢赤，症见壮热，腹痛剧烈，里急后重，痢下鲜紫脓血。痢赤者，当清热凉血。药用复方蜥蜴散加白虎汤去粳米加杏仁、白芍、黄连以清热凉血，解毒通络，顾护津液。

另外，肝主一身之气调达，肝气郁滞，脾土亦为肝木所克，故朱教授常在复方蜥蜴散基础方上加逍遥散，以调达肝脾。

（3）缓则治其本，贵在修复。《临证指南医案》载："痢久必伤肾阴，八脉不固，肠腻自滑而下，但执健脾无用，病不在中，纳谷运迟，下焦坎阳亦衰。"《温病条辨·久痢》载："老年久痢，脾阳受伤，食滑便溏，肾阳亦衰。"久痢之机内虚为本，运化失健，正虚邪恋，虚实夹杂。临证治疗亦在辨证基础上，扶正祛邪与解毒排毒并用。药用复方蜥蜴散加黄蓍、山药、白术、珍珠、海螵蛸、白及、石斛、鹿角霜、炒藕节、焦山楂、三七、地榆、仙鹤草、茜草等。以黄芪补气健脾，托毒生肌；山药、白术健脾利湿，益气养阴以扶正祛邪；石斛益胃生津，养阴清热；鹿角霜、仙鹤草温肾助阳，收敛止血，止痢补虚；珍珠解毒安神；地榆、海螵蛸、白及清热解毒，除湿敛疮，消肿生肌；又以焦山楂、焦乌梅、炒藕节行气散瘀，止痢涩肠；三七、茜草活血凉血，祛瘀生新。诸药合用，消补兼施，标本兼治，既可扶正祛邪，解毒排毒，敛疮生肌，又可活血行气，改善肠黏膜溃疡面局部血液循环，增加局部营养，促进溃疡愈合。此时患者久病胃弱，以汤剂荡涤欲速而不达，肠道亦不受汤药荡涤，故主张用糊剂、散剂缓缓图之。以上诸药皆为末，以藕粉冲调为糊状服用，每日2次、饭后2h服用，服药后禁食、禁水2h，连服3个月，以护膜愈疮。

3. 突出肝失疏泄，应用脱敏法治疗肠易激综合征

肠易激综合征（IBS）是临床常见的一种胃肠功能紊乱性疾病，发病原因尚不明确，全世界人口中发病率为20%以上。近年来多数医家研究认为当结肠分泌和吸收功能异常、免疫功能低下时，引起内脏敏感性增加，肠道处于一种高敏状态，在进食生冷、油腻或刺激性食物时可致肠道功能失调，另外临床中发现精神因素在IBS发病中有重要作用，病情常随情绪变化而波动。

本病属中医腹痛、便秘、泄泻等范畴，病变部位涉及脾、胃、大肠，与肝关系密切。肝的疏泄功能正常是脾胃正常升降的关键。清·周学海云："肝者，贯阴阳，统气血，居贞元之间，握升降之枢纽者也。"肝脏通过调节气机之升降影响大肠的传导功能。唐容川《血证论》指出："木之性主于疏泄，食气入味，全赖肝木之气以疏泄之，而水谷乃化；设肝之清阳不升，则不能疏泄水谷，渗泄中满之症，在所不免。"清·吴达《医学求是》曰："木郁不达，风郁不达，风木冲击而贼脾土，则痛于脐下。"不论是忧思过度气结于中，还是郁怒伤肝，都会致肝脾不和，使脾不升清，胃不降浊，产生一系列的症状。故肝失疏泄在IBS发生发展中起着重要作用。肝失疏泄，肝气不舒，横克脾土，脾失健运，湿浊下注，影响肠道运动功能而致腹痛、腹泻的发生。所以抑木扶土是治疗本病的主要大法。但抑木多用疏肝理气之品，其性辛温、芳香、辛香燥烈之性易散肝气、伤及肝阴，导致肝失条达，引起情绪的波动，加重病情。因此，在临床实践中治疗IBS时，针对其发病机制及中医病机分析，仿干祖望先生的截敏乌梅汤法，从提高患者自身

免疫功能、抗过敏、降低肠道敏感性入手，在辨证基础上配合自拟蜥蜴脱敏止泻散治疗 IBS，药用：密点麻蜥、焦乌梅、柴胡、五味子、白芍、生牡蛎、焦山楂、秦皮、焦槟榔，方中蜥蜴能增强机体免疫功能、降低或抑制胃肠道超敏反应的发生。乌梅、五味子、白芍，取其酸收之性，入肝之体，缓肝之性，使肝体条达，木能疏土，土得木而达之，且药理研究表明乌梅对胃肠道黏膜有抗过敏、缓解平滑肌痉挛的作用，可明显改善 IBS 的症状。五味子可抑制组胺释放、对抗化学调节介质，有明显的抗过敏作用。白芍可消除腹部痉挛；生牡蛎平肝潜阳，安神定志，敛肠止泄；焦山楂醒脾开胃，消食磨积，炒焦存性入药，化瘀活血、止泄止痛；秦皮清热燥湿，止痢；焦槟榔消积导滞，行气除胀。全方能促进肝的疏泄功能，调达肝气，能改善胃肠机能，促进机体对营养的分解和吸收，具有解痉止痛、抗过敏、提高免疫力、降低胃肠道敏感性的功效，从而达到治疗 IBS 的目的。临床上分以下四法进行辨治。

（1）疏肝补脾脱敏法

【病例】患者，男，35岁。以腹痛、腹泻1年为主诉于2005年1月11日初诊。刻下：患者腹部胀痛不适，部位不定，伴有胸闷气短，时有暖气，喜叹息，睡眠较差，纳食可，小便正常，大便稀塘，每天1~2次，查电子胃、肠镜均未见明显异常，舌红、苔薄黄，脉弦细。

中医诊断：腹痛（肝郁脾虚）。西医诊断：肠易激综合征。治法：疏肝补脾脱敏，方用痛泻要方加蜥蜴脱敏止泻散加减，药用：白术12g，白芍30g，防风12g，陈皮10g，蜥蜴10g，焦五梅10g，醋柴胡10g，五味子10g，生牡蛎10g，焦山楂10g，秦皮10g，焦槟榔10g，瓜蒌10g，薤白10g，川楝子6g，6剂，水煎服，1日1剂。经治1周诸症缓解，继服2周症状明显减轻。

按：清·吴达《医学求是》指出："术郁不达，风郁不达，风术冲击而贼脾土，则痛于脐下。"肝失疏泄，气机郁滞不通，则腹痛病位不定，呈游走性，肝气乘脾则致腹泻，痛泻要方加蜥蜴脱敏止泻散乃疏肝理脾，减轻肠道敏感性之良方，故药后气机舒畅，腹痛、腹泻得除。

（2）泻肝润肠脱敏法

【病例】患者，女，51岁，以便秘3年为主诉于2005年1月18日初诊。刻下：大便干结较少，2~3天1次，最长7天1次，大便费力，但无脓血，有时有少量黏液，睡眠较差，胸闷，纳呆，口臭，小便正常，平素喜食辛辣刺激食物。曾经肠镜检查见黏膜轻度水肿，无明显糜烂、溃疡，大便常规阴性。曾在多家医院接受中西药物治疗稍有缓解，患者为此非常痛苦，经人介绍来诊。刻下：左下腹有轻压痛，舌红，苔腻微黄，脉弦细。

中医诊断：便秘（热结气滞）。西医诊断：肠易激综合征。治法：泻肝脱敏，润肠通便，方用小承气汤加蜥蜴脱敏止泻散加减，药用：生大黄（后下）8g，枳实15g，厚朴10g，蜥蜴15g，焦乌梅20g，醋柴胡8g，白芍30g，生牡蛎20g，焦山楂15g，秦皮10g，焦槟榔15g，杏仁15g，桃仁15g，龙胆草10g，7剂，1日1剂，水煎，早晚分服。

1月26日二诊：自诉大便已变软，2天1次，精神、睡眠也较前好转，原方加瓜蒌10g，续进7剂，其后电话随访，诸症全消。

按：清·周学海云："肝者，贯阴阳，统气血，居贞元之间，握升降之枢纽者也。"肝脏通过调节气机之升降影响大肠的传导功能。肝热可以刑肺金，耗津灼液，导致肺气失于宣降，肺与大肠相表里，进而影响到大肠传化失司，津亏便秘乃成。本例以小承气汤泻下导滞通便，加蜥蜴脱敏止泻散改变肠道敏感性，减轻疾病的发作，达到治本之目的。

（3）滋阴疏肝脱敏法

【病例】患者，男，33岁，以腹胀、腹泻交替发作5个月为主诉于2006年5月18日初诊。刻下：腹部饱胀，情志不畅或饮食不慎即出现胀满加重，同时出现腹泻，大便较稀，每天3~4次，无脓血、黏液，伴有肋、肋隐隐作痛，胸闷，口干，乏力，睡眠欠佳，纳食尚可，小便正常，曾经肠镜检查见黏膜轻度水肿，无明显糜烂、溃疡，查大便常规及细菌培养均阴性。曾服用多种中西药物，但缓解不明显，即来就诊。查下腹部按之不适，舌红少苔，脉沉细。

中医诊断：腹痛（肝郁阴虚），西医诊断：肠易激综合征。治法：泻肝脱敏，润肠通便，方用一贯煎加蜥蜴脱敏止泻散加减，药用：沙参12g，麦冬10g，当归10g，枸杞15g，川楝子6g，枳壳10g，蜥蜴g，焦乌梅20g，醋柴胡8g，生牡蛎20g，焦山楂10g，秦皮10g，焦槟榔10g，7剂，1日1剂，水煎，早晚分服。

5月26日二诊：自诉腹胀减轻，腹泻每天1~2次，仍感口干、乏力，舌红少苔，脉弦细。原方加入玉竹10g，续进7剂，诸症明显减轻。原方加减调理至痊愈。

按：秦伯未说："治疗肝气不难，难于肝阴不足而肝气横逆，因为理气疏肝药大多香燥伤阴，存在着基本上的矛盾"。对于IBS患者来说，此种类型的治疗就更显难治。本例以一贯煎为主，滋阴润燥中稍佐川楝子，使肝体得养、肝用能舒，同时配用蜥蜴脱敏止泻散来柔肝脱敏，减轻病情，起到很好的作用。

（4）暖肝散寒脱敏法

【病例】患者，女，81岁，以腹部冷痛不适、腹泻2年为主诉于2004年8月10日初诊。刻下：腹部疼痛，有冰凉感，喜温按，略有胀感，大便不成形，每天2~3次，量较少，伴有少量脓血，经家人动员作结肠镜检查提示黏膜充血水肿，无明显糜烂、溃疡，患者精神抑郁不振，痛苦貌，纳食一般，神疲乏力，小便正常，舌淡苔薄白，脉弦细。

中医诊断：腹痛（肝寒气滞），西医诊断：肠易激综合征。治法：暖肝散寒脱敏，方用《医方集解》导气汤加蜥蜴脱敏止泻散加减，药用：木香10g，小茴香8g，吴茱萸10g，川楝子8g，枳壳10g，蜥蜴6g，焦乌梅20g，醋柴胡8g，生牡蛎20g，焦山楂10g，秦皮12g，焦槟榔10g，白头翁10g，仙鹤草10g，7剂，1日1剂，水煎服。

8月26日二诊：自诉服上药后腹部冷痛减轻，大便基本正常，略感乏力、恶心，纳食欠佳，原方加入神曲10g，生姜10g，续进7剂，诸症明显减轻。后在上方基础上经过调理两年顽疾获得痊愈。

按：汪昂《医方集解》导气汤下记载："致寒病疼痛，阴气积于内，……证虽见肾病实本乎肝，以厥阴肝脉络于阴器故也，此方乃治病之通剂。"并借用张子和"凡遗尿癃闭，阴痔胞痹，精滑白淫，皆男子之病；血涸不月，足破，咽干，癃闭，小腹有块，前阴突出，后阴痔核，皆女子之病"之说阐述此方应用。因而，在此用导气汤来散肝经阴寒之气，配合蜥蜴脱敏止泻散来脱敏止泻，疗效较好。

脱敏法治疗肠易激综合征为临床医生提供了一个较好的思路，值得学习借鉴。

❀脾胃病临证治疗经验

1. 治疗胃痛经验

朱西杰教授在脾胃病的治疗方面积累了丰富的经验。在前人认识的基础上，通过胃镜、病理、X线检查，结合中医临床病例综合分析，认为运用通腑降浊、通阳行气、（疏肝）制酸杀虫、（活血）化瘀通络等法，可以达到抑制胃酸分泌，提高胃动力，杀灭幽门螺杆菌，增加胃黏膜血液循环，促使胃黏膜炎症消散和溃疡面再生修复而止痛的目的。

（1）通腑降浊止痛　胃主受盛、腐熟水谷，其受损后邪气易留胃中，水谷之气即变为谷荏之邪，导致胃失和降，脾失健运，气机郁滞，气滞、血滞、湿阻、食积、痰结、火郁，即"六郁"随之而生。所以，胃病的病理特点以"滞"为主。

胃为水谷之府，胃气以通为用，以降为顺，所以治疗胃病的关键是以通降为法，通可行滞，通可去结，通可止痛。临床常用经验方：石决明、旋覆花（布包）、代赭石、紫苏子、枳实、厚朴、杏仁、郁李仁、桃仁、半夏、陈皮各10g，橘核、神曲各12g，临床多以此方加减。方中石决明、旋覆花、代赭石使上逆之气下降，半夏、陈皮、紫苏子助其降逆，枳实、厚朴行气降逆散结，橘核疏肝理气，神曲消积化食，杏仁宣肺开上、润燥下气以助食积下行，郁李仁降逆下气、润肠通便，桃仁助其力，使塞滞之气从下而去，使邪有出路。诸药合用，可加强胃动力，排出胃中水谷之邪，促进胃黏膜的修复，以达到通腑降浊止痛的目的。

【病例】患者，男，45岁。自诉胃痛2年，加重1周。因感冒呕吐后，胃中胀痛，嘈杂不适，经多方治疗无效。伴有纳呆、恶心欲吐、头晕头昏、失眠。大便干，3~4天1次。舌红苔薄白，脉沉细。胃镜诊断为慢性胃炎。辨证为胃气郁滞，予以上方4剂。次日中午则电话告知服药后大便已3次，先干后稀。嘱后日1剂，1.5天服完。第六日复诊，胃中胀痛、头晕头昏消失。继服上方4剂，服法同前。服药后临床症状完全消失。1个月后胃镜检查，胃黏膜基本修复。

（2）通阳行气止痛　胃阳的主要作用是胃的消磨健运功能。如果损伤了胃阳，则胃的消磨健运功能减退，邪气内停，胃气郁遏，则胃痛发作。清代医家叶天士"胃阳受伤，腑病以通为补，与守中必致塞逆""通之一法，各有不同，胃痛不通，贵在通阳。实则通而削之，虚则通而补之，寒则通而温之，热则通而清之"的理论。方用枳实薤白桂枝汤加减，方中瓜蒌、薤白、桂枝以通阳行气，半夏、枳实化痰理气散结，诸药合用则阳通痰化气顺，气血通畅，胃纳复常，其痛可止。同时，治疗过程中须注意胃阳损伤程度和邪气性质，权衡轻重，辨证加减，使胃阳宣通，气血通畅，胃动力加强，从而达到止痛的目的。

【病例】患者，男，50岁。主诉：胃痛6年，胃痛，胃脘发凉，喜温喜按，纳少，时吐清水，心悸，胸闷，失眠，大便溏薄，舌暗红，苔白滑，脉沉涩。胃镜检查：慢性萎缩性胃炎。辨证为寒凝胃脘，阳气不通。方药：瓜蒌10g，薤白10g，半夏10g，石菖蒲10g，枳壳10g，厚朴10g，茯苓12g，桂枝

10g，乌药10g，薏苡仁10g，莱菔子10g，桃仁10g，红花6g，丹参10g，蜥蜴粉3g（冲服）。服药7剂后复诊，胃痛等症状明显缓解，改汤为散继服1个月，症状全部消失。

（3）制酸杀虫止痛　胃酸分泌过多实际是肝木犯土的具体反应。从五味角度讲，肝木失常则产酸，胃酸过多伤及胃黏膜而发生病变。在治疗胃痛的过程中，过多的酸要抑制，但还必须保证胃中的酸性环境，使胃蛋白酶的活力不至于下降。现代研究表明，幽门螺杆菌（Hp）是形成胃黏膜损伤的一个重要因素。

临证中结合胃病的特点，结合胃黏膜病变多由"虫蚀"，即幽门螺杆菌（Hp）引起的病机，提出杀虫治疗Hp。大量研究证实，中医药具有降低胃、十二指肠酸度，同时对导致胃炎及溃疡的Hp有较好的杀灭作用，促进溃疡愈合，从而缓解疼痛。据此将辨病与辨证相结合，把仲景用治蛔厥及厥阴下痢的乌梅丸用于治疗本病。方用焦乌梅、五味子酸收疏肝、平肝，柴胡疏肝利胆，半夏降逆和胃，白芍增强肝的疏泄功能，使木能克土，发挥肝与脾胃正常的生理功能。槟榔、使君子杀虫，大黄炭、郁李仁驱虫，蜥蜴消炎、解毒、散结。诸药合用，疏肝制酸，从根本上使胃酸的分泌正常，杀灭幽门螺杆菌，提高胃肠活力，促进胃黏膜的修复而达到止痛的目的。

【病例】患者，男，45岁。主诉：胃痛10余年，饥饿时胃痛，痛则喜按，夜间痛甚，白天则阵阵作痛减轻，多处就诊效果不佳。现口苦、泛酸，纳呆，睡眠差。大便黏滞不爽，2~3日1次。小便可。舌质红，苔黄厚，脉弦滑。胃镜检查示：慢性浅表性胃炎，局部糜烂，Hp（＋）。药用白芍15g，焦乌梅12g，焦槟榔10g，使君子6g，大黄炭6g，郁李仁10g，蜥蜴粉3g（冲服），橘核10g，柴胡、五味子、半夏、旋覆花（布包）、代赭石各10g。服药7剂后复诊，胃痛等临床症状明显缓解。改汤为散继服1个月，症状消失。复查胃镜胃黏膜基本修复，Hp（－）。

（4）化瘀通络止痛　胃痛日久，贵在通络。清代名医叶天士提出"久病入络""久痛入络"，尤其对胃病的治疗重视通络法的运用，如《临证指南医案》有"胃病久而屡发，必有瘀痰聚络"，倡"久病入络"治疗。疾病初起邪伤气分入于脏腑，气机逆乱而疼痛，而"久痛必入络，气血不行""久痛必瘀"，瘀滞由微而著，"脉络中气血不和，医当分经别络""不明治络之法，则愈治愈穷矣""初病结在经，久则伤血入络"，络道不通，痛作不体矣。胃者汇也，冲繁要道，为患最易，故胃脘久痛治当通络为贵。络脉病证特点离不开"虚""滞""瘀"，气滞血瘀、痰瘀互结，可导致胃黏膜肠化增生的形成。研究发现，宁夏密点麻蜥对胃黏膜病变表现出很好的再生和修复作用，这与现代医学认识相吻合。中医认为，瘀血胃痛的特点是部位固定，入夜痛甚，舌质紫黯、或者疲点、瘀斑，方用失笑散合丹参饮加减：蒲黄10g，五灵脂10g，丹参10g，檀香6g，砂仁（后下）10g，赤芍10g，延胡索10g，枳壳30g，柴胡6g，黄芩10g，半夏12g，莪术10g。方中蒲黄、五灵脂活血化瘀止痛，丹参、赤芍活血补血，加用血分药以通血络，延胡索、枳壳行气止痛，柴胡、黄芩清肝利胆，穿山甲可以通络止痛。诸药合用，活血化瘀，理气通络，改善胃黏膜局部血液循环，增加组织营养，提高自身免疫功能，使其病理改变逆转，胃黏膜得以修复而痛止。

【病例】患者，男，52岁。主诉：胃脘部胀痛10余年，加重1个月，伴口苦，食欲不振，乏力，入夜痛甚，睡眠较差，多梦，大便时干时稀，小便黄，舌暗红，有瘀斑，脉弦数。2009年胃镜提示：慢性萎缩性胃炎伴胃窦隆起性糜烂；胆汁反流性胃炎。病检：中度萎缩伴肠化。药用上方加蜥蜴粉3g（冲服），服用10余剂，胀痛渐减。复诊上方改汤为散，每次3g，加服每日3次，调成糊状服用半年，诸症消失。复查胃镜胃黏膜基本修复。

2. 中西医结合治疗慢性萎缩性胃炎

慢性萎缩性胃炎（CAG）是指胃黏膜表面反复受到损害后导致黏膜固有腺体萎缩甚至消失，黏膜肌层增厚，与胃癌发生有密切关系，伴有大肠不完全型肠化生（IM）和不典型增生（ATP）属胃癌前期病变（PLGC）。中医对辨证灵活，疗效肯定，我们采用分期辨证治疗 PLGC，取得较好疗效。

（1）早期：解毒排毒，祛除各种致病因素

【病例】患者，47岁，2011年12月31日初诊，近年来上腹部发作性疼痛，加重半年在当地医院胃镜检查诊断为萎缩性胃窦炎，幽门口炎，幽门黏膜脱垂症，用中西药治疗效果不佳，现症：上腹部疼痛多在饭后半小时加剧，右侧卧位时加重，伴有冷汗，嗳气，呃逆，纳差，胃中灼热，大便干，小便正常，舌红苔厚腻，脉弦有力。

中医辨证为血瘀热毒，治以清热解毒排毒，缓急止痛。

药用：石菖蒲15g，枳实、厚朴、郁李仁、半夏、代赭石、焦槟榔各10g，半枝莲30g，橘核、白芍各15g，川楝子、甘草各6g，6服，1剂1日，水煎200ml，分4~6次服完。用药1周后疼痛减轻，症状明显好转，改汤为散，每次3g，水冲服，1日3次，继服1月，诸证全消。2013年4月26日胃镜检查诊断为慢性浅表性胃炎，Hp 阴性，幽门黏膜脱垂症消失。

按：此例病案是由浅表性胃炎反复急性发作，各种致病因素不断刺激，损伤胃的结构与功能，导致胃黏膜功能失常，日久则黏膜营养不足及免疫功能下降，黏膜失养变性萎缩而形成 CAG，辨证属血瘀热毒，治疗应采用通降为主、清热解毒排毒为法。常选用半夏燥湿化痰、石菖蒲化湿开胃、开窍豁痰、理气活血，二者合用可祛除痰湿之邪，代赭石、旋覆花一升一降，二药相伍为用，可起到下气消痞，涤痰开胸之功效，焦槟榔消积下气，行水消肿。川楝子、橘核、枳实、厚朴行气散结消痞，半枝莲清热解毒，白芍缓急止痛，郁李仁不但可降下气，还可润肠通便，助前药通降之力，使郁滞之邪从下而出。诸药合用，专旨通降，清热解毒排毒延速祛除各种致病因素。

（2）扶正达邪，驱除各种病理产物，防止邪气内传

【病例】患者，56岁，2012年1月3日初诊。上腹疼痛16年，伴嗳气反

复发作。3年前行胆囊摘除术后症状加重，曾服多种中成药及汤剂均无效。症见上腹部，连及右胁、右肩、右侧小腹，嗳气，纳少，口干而就，便溏，每日1~2次，乏力，失眠，面色萎黄。舌淡、苔薄白，中间剥脱，脉滑。胃镜报告：胃底、胃体黏膜水肿，未见溃疡及出血，胃角、胃窦黏膜花斑状，红白相间，且散在脐样增生，未见溃疡，蠕动活跃，诊断为慢性萎缩性胃窦炎，病检报告：中度慢性萎缩性胃窦炎（活动期），轻度肠化。

中医辨证为湿热内蕴，痰浊瘀阻，治以解毒化浊，养阴和胃，药用茯苓、炒扁豆、白术各15g，白芍、黄芪、半夏、枳实、橘红、石菖蒲、旋覆花、代赭石各10g，莪术3g，生姜、砂仁各10g，甘草6g，1日1剂，水煎服，200ml，分4~6次服完，服药20余剂，症状基本消失。改汤为散，3g/次，水冲服，1日3次，4个月后症状全消。

按：CAG中期随着胃黏膜损伤，胃功能下降，各种病理产物随之而生，气、血、疾、火、湿、食等病理产物，加重胃黏膜的损伤，应迅速祛除，以绝后患。此案例为痰湿瘀阻，治疗应燥湿化浊。半夏和胃理气，燥湿化痰，橘红燥湿利气化痰，枳实破气消积、化痰行痞，茯苓利水渗湿健脾，白术挥发油具有明显的促进小鼠胃肠运动并调节胃肠功能的作用，白术多糖能显著提高血淋巴细胞免疫功能。石菖蒲、砂仁化湿开胃、温脾和中，白芍缓急止痛，旋覆花、代赭石一升一降，加强胃肠气机活动，黄芪扶正、莪术破血行气，二者合用共奏益气活血之功。扁豆健脾和中、益气化湿，甘草和中。诸药合用，共奏燥湿化浊和胃之功，故CAG中期治疗应以扶正祛邪为主，驱除各种病理产物，提高机体免授力，防止邪气内传。

（3）后期：扶正益气养血，增强组织营养，改善胃黏膜微循环

【病例】患者，62岁，胃脘部不适，反复发作20余年。2011年1月25日胃镜诊断为：慢性浅表性萎缩性胃炎。曾服各种胃药，时好时坏，病情逐渐加重，到2013年出现头晕、恶心，胃脘部胀痛，发作时呕吐酸苦水，痛苦不堪，再次胃镜诊断为：胃窦溃疡和慢性萎缩性胃炎。病检：胃黏膜轻 –

中度萎缩性胃炎、轻－中度肠化，部分腺体轻－中度不典型增生，曾服奥美拉唑等胃药，不见好转，要求中药治疗。刻诊：颜面红紫，舌苔黄厚腻并干燥，脉弦紧有力，自述不欲饮食，食后腹痛更甚，睡眠较差，时而彻夜难眠，大便干少不爽，小便滴沥自出。

中医诊断为中下焦湿热蕴盛，胃气不降，中焦阻塞不通。药用石决明30g，生牡蛎15g，半夏12g，石菖蒲、旋覆花、代赭石、大腹皮、郁李仁、元胡、白芍各10g，桑寄生30g，蜥蝪粉3g（分3次冲服），药用6剂，舌苔渐退，痛胀减轻，改汤为散，加三七粉至8g，白及、生地榆各10g，党参、海螵蛸、土茯苓、白术各15g，水冲服，1日3次，药至三月，诸证消失。

按：CAG进入后期，胃机能进一步下降，黏膜营养因子缺乏，血供下降，胃黏膜微循环改变，组织变性，代偿性增生。胃痛日久则脾胃虚弱阳气不振，无力鼓动气血运行，血行不畅，不通则痛。缓则治其本，增强组织营养，改善胃黏膜微循环，提高胃黏膜自身的保护作用，对改善肠上皮化生及不典型增生具有积极意义。药用蜥蝪粉能够减轻胃黏膜损伤，增强胃黏膜屏障。石决明、生牡蛎平肝降逆，石菖蒲燥湿开窍，半夏具有抗肿瘤作用，旋覆花、代赭石调理胃肠气机；大腹皮、郁李仁通腑泄浊，桑寄生燥湿化浊，元胡、白芍平肝止痛。延胡索具有抗胃溃疡及肿瘤的作用，海螵蛸中和胃酸、护黏膜、抗溃疡，炒白术健脾益气，有增强免疫和抗氧化作用，可有效防止有害物质对黏膜上皮细胞损伤，促进上皮细胞强防御功能；发挥细胞保护作用。白及粉黏液质具有强大吸水膨胀作用，内服不易吸收，可消除局部炎症水肿，保护黏膜溃疡面，降低毛细血管通透性，减轻组织水肿，形成保护膜，三七可化瘀止痛，党参煎剂能刺激胃泌素的释放，而对胃酸无影响。诸药合用扶正益气养血，增加胃黏膜营养，改善胃黏膜微循环。

（4）末期：逆转胃黏膜病理变化，重建组织结构，促进胃功能恢复

【病例】患者，60岁，2012年6月9日初诊。素有胃脘痛，伴吐血，近

来加重。10天前连续吐血3次，约1500ml，2012年1月8日胃镜检查：胃窦癌伴幽门不全梗阻，病理检查：胃黏膜慢性萎缩性炎症，浅表糜烂，腺体局灶性肠化合并癌变，另见少量炎性渗出物及坏死组织。现症：胃脘疼痛，头晕乏力，未见呕恶，大便色黄，小便正常，舌暗红，苔白腻，脉弦涩，证属瘀毒内阻，浊气上犯，治以化瘀消癥，扶正益气，药用蜥蜴粉、三七粉各3g，枳壳、白及各10g，白花蛇舌草60g，党参30g，炒白术、半枝莲、茯苓、海螵蛸各15g，熟大黄5g，1日1剂，水煎200ml，早晚口服。服药10剂，纳食增加，体力增强，腹痛减，大便2~3日1次，舌稍暗、苔薄白，脉已变软，上方蜥蜴粉改为5g，加黄芪20g，用药近两个月，患者无明显不适，体重明显增加，嘱病人单服蜥蜴粉，1日3g，早晚冲服。2013年2月患者女儿代述，患者今日已无不适，能干体力活。

按：CAG发展到末期，阴阳失调，痰浊积热，瘀毒凝滞，胃腑壅塞等多种病因综合导致脾胃运化功能下降，进一步加重胃肠功能紊乱，使其损伤加重，黏膜营养进一步缺乏，组织变性，代偿性增生，可出现溃疡久治不愈、胃黏膜隆起、肿块、增生及癌组织浸润等。临床中尝试用蜥蜴粉治疗胃癌，发现此药能提高机体免疫力，明显改善患者症状提高存活率，延长生存时间，通过近几年用蜥蜴粉为主治疗胃癌前病变实验研究发现，复方蜥蜴散不同微粒组合剂能部分逆转胃黏膜病理变化，降低Stat3、bcl-2，bax蛋白表达，促进细胞凋亡，抑制细胞过度增殖，恢复细胞增殖与凋亡平衡。三七可促进免疫器官胸腺和脾增重，增强机体细胞免疫及体液免疫功能，三七皂苷可通过直接杀伤肿瘤细胞、抑制肿瘤细胞生长或转移、诱导肿瘤细胞凋亡或诱导肿瘤细胞分化，使其逆转，增强和刺激机体免疫功能等多种方式起到抗肿瘤作用。党参具有调节机体免疫力，抗肿瘤及抗菌等作用。白花蛇舌草、海螵蛸、半枝莲、茯苓等均有一定的抗肿瘤作用。以少量熟大黄以化瘀消癥，扶正祛邪。诸药合用以扶正抗癌，逆转胃黏膜病理变化，促进胃功能恢复。

3. 治疗功能性消化不良经验

（1）对功能性消化不病机的认识　功能性消化不良（functional dyspepsia，FD）是一种常见的功能性胃肠病，是指经血液生化和内镜等检查无异常发现，临床表现为餐后饱胀不适、早饱感、上腹痛或上腹烧灼感，可伴食欲不振、嗳气、恶心或呕吐等难以用器质性疾病解释的一组临床症候群。

FD 发生多源于情志失调，或因恼怒导致肝失疏泄，影响脾胃气机的升降出入，可致"木郁土壅"，脾运减退，中焦痞塞不通所致。脾属土，主运化，脾气主升为气机升降枢纽，胃主受纳腐熟，其气主降，脾胃相表里，脾升和胃降相协调，脾升是建立在胃降的基础上的，脾胃同属中焦，是气机升降之枢纽。肝属木，主疏泄，肝气对促进胆汁分泌和排泄及维持脾胃气机的正常升降有重要促进作用。

若人体气机由情志刺激太过，郁怒伤肝，致肝失疏泄，气机郁滞，克伐脾土，横逆犯胃，胃失和降，可出现胃脘饱胀或胀痛连及两肋、嗳气、呕吐、腹痛等消化不良的症状。正如唐容川《血证论》曰："木之性主于疏泄，食气入胃，全赖肝木之气疏泄之，而水谷乃化，设肝之清阳不升，则不能疏泄水谷，渗泄中满之症，在所难免。"张景岳《景岳全书》中也曾指出："怒气暴伤，肝气未平而痞。"即说明肝的疏泄功能，直接影响脾升胃降的生理功能。叶天士明确指出："肝为起病之源，胃为传病之所。"

因此，脾虚是发病的基础，肝郁是发病的条件，胃滞都是引发功能性消化不良的病机关键所在。

（2）临证治疗 FD 经验　根据叶天士提出"凡醒胃必先治肝"的理论及对 FD 病机的认识，我们提出和胃助运必先调肝，理肝即以健运安胃。

在临床中治疗 FD 时，针对 FD 发病机制及中医病机认识，在提高胃肠动力方面，提出疏肝健脾法，并仿干祖望先生"截敏乌梅汤"法，自创蜥蜴脱敏动力散（蜥蜴、乌梅、乌药、柴胡、五味子、牡蛎、焦山楂、枳实、白芍、干姜等研为末），从增强胃肠动力，提高肠道敏感性入手，取得了较好的临床疗效。方中蜥蜴能疏肝行气散结；乌梅、五味子取其酸收之性，酸能入肝，暖肝之体，肝体条达，木能疏土，土得木助而能运；柴胡疏肝解郁利胆，能条畅情志，疏利气机，明显改善肝郁症状；乌药能行气散寒，可增加肠蠕动，又可促进肠道气体排出，使小肠紧张度降低，促进消化液的分泌；枳实有升阳举陷，破气消积的作用；白芍酸敛柔肝止痛；干姜则可温中健脾，可增强胃肠蠕动；焦山楂消食和胃。诸药合用，既可疏肝柔肝，调畅情志，健脾助运，行气消胀，又可提高胃肠动力，从而达到治疗FD的目的。

同时，由于现代研究表明，不少FD患者胃酸分泌较少或缺乏，从而引起消化不良。我们经过研究指出，此多因肝郁横克脾胃所致，故在治疗FD过程中加入了乌贼骨、生山楂、木瓜、焦乌梅等药物，酸可入肝，补肝之体，还可平肝，这样即可增强肝的疏泄功能，使木能疏土，增强脾运，又可达到增加胃酸之目的，提高消化功能，促进胃肠吸收。

【病例】患者，女，50岁，2002年7月15日初诊。诉胃脘部胀满多日，加重1周，胃镜显示无器质性病变。最近由于工作原因，情绪波动较大。伴口干口苦，活动后胸闷，纳差，头晕，乏力，睡眠不好，多梦易惊，大便时干时稀，1日2~3次，小便正常，白带多色黄，舌质红、苔黄腻，脉弦数。

中医诊断：胃胀。西医诊断：功能性消化不良。辨证属肝郁化火，脾虚湿困。治以疏肝健脾，清热利湿。药用：用石决明12g，旋覆花（包）10g，代赭石10g，枳实10g，厚朴10g，川楝子6g，橘核15g，焦槟榔10g，乌药10g，龙胆草6g，杏仁6g，蒲公英15g，郁李仁10g，陈皮10g，半夏12g，大腹皮、延胡索、香附各10g，6剂，1日1剂，水煎服。

2002年7月23日复诊，诉诸症明显减轻，受风后症状稍加重，舌质红、苔白腻，脉沉细。继上方去乌梅，加黄芪30g，莪术10g，4剂，1日1剂，水煎服。2002年7月29日再诊，诸症消失，纳可，大便每天2次。

【病例】患者，女，38岁，2007年4月初诊。近日出现胃脘胀满，嗳气，泛酸，打嗝，食后加重，食欲较差，少食易饱。晨起伴有口干口苦，时而有干呕症状。睡眠质量较差，多梦易醒，大便干燥，2~3日1次，舌苔厚腻，脉细弱。胃镜显示未发现器质性病变。

中医诊断：便秘（肝郁脾虚型）。西医诊断：功能性消化不良。治以疏肝理气。药用：半夏10g，石菖蒲15g，代赭石10g，焦槟榔10g，枳实10g，厚朴10g，川楝子6g，橘核15g，瓜蒌10g，薤白10g，半枝莲30g，乌药10g，焦乌梅12g，秦皮10g，莱菔子10g，焦三仙10g，龙胆草6g，川牛膝15g，骨碎补10g，6剂，水煎服，1日1剂。1周后复诊，症状缓解，用脱敏动力散蜥蜴、乌药、乌梅、柴胡、五味子、牡蛎、焦山楂、枳实、干姜等分为末制成散剂继续服用2周，症状明显减轻。

由此可见，在治疗功能性消化不良的过程中，我们特别强调辨证、辨病、对症治疗的灵活运用，采用疏肝健脾安胃的治疗原则。治疗时应该揣摩病人心理，给予耐心引导，详析病情，克服障碍，怡情悦志，治疗亦重在疏肝解郁，保持乐观、愉快心情，临床上取得显著的治疗效果。

4. 治疗胆汁反流性胃炎经验

胆汁反流性胃炎（BRG）是临床常见的一种消化系统病证，是指过多含有胆汁的十二指肠内容物反流入胃引起的胃黏膜慢性炎症。其反流物呈碱性，可致革兰氏阴性菌的过度生长，这是导致胃溃疡的主要原因。

本病属中医学"胃脘痛""嘈杂"等范畴，病变与肝胆关系密切。肝胆疏泄功能正常是脾胃正常升降的关键。肝胆邪气逆乱则是本病发病的重要原因，不论是胆气犯胃还是肝火犯胃，都会导致胃失和降，胆气上逆，胆汁反流入胃。

因此，我们认识到胆囊分泌胆汁、浓缩胆汁和排泄胆汁的功能异常是引发本病的主要原因之一。然而，胆附于肝，胆汁的分泌与浓缩又依赖于肝的疏泄功能。因此，肝失疏泄在BRG发生发展中起着非常重要的作用。腑气不通，肝胆郁热犯逆脾胃，使脾胃升降失常，胆汁随胃气上逆，虽表现于胃，其实在于肝胆与肠腑之气不通。所以，疏利肝胆、通腑泄浊是本病的治疗方法，并在临床实践中治疗 BRG 时，将现代医学研究成果与中医辨证论治相结合，临床从利胆、调肝、健脾、和胃4个方面辨证论治。

（1）清热利胆法

【病例】患者，男，52岁，2007年5月15日初诊。主诉：胃脘部疼痛3年。右肩背胀闷不适，伴口干口苦，泛酸，恶心欲吐，食欲不振，头晕，头痛，胸闷气短，咽干，腰酸，大便稍干，小便黄赤不利，睡眠尚可，多梦。舌红、苔黄腻，脉细数。检查：心肺（－），上腹部无压痛。胃镜：胆汁反流性胃炎。

中医辨证：胆热犯胃，浊气上逆。治以清热利胆，和胃降逆。

药用：柴胡12g，黄芩10g，白芍15g，半夏10g，郁李仁12g，莱菔子10g，生姜8g，枳壳10g，厚朴10g，半枝莲30g，蒲公英15g，焦槟榔10g，秦皮10g，橘核15g，川楝子6g，黄连3g，吴茱萸6g。

5月21日二诊：患者自诉上述诸症减轻，口已不苦，胃中已无明显不适。继服6剂，诸症基本消失。

按：胆汁随胃气上逆而呕苦，《张氏医通》云："邪在胆经，木善上承于胃，吐则逆而胆汁上溢所以呕苦也。"我们认为，早期治疗 BRG，大柴胡汤当作为首选之方，柴胡利胆，半夏、生姜降逆和胃止呕，枳实行气下气，大黄通腑泄浊。若胆囊或胆管有结石者加金钱草、鸡内金以祛瘀软坚散结。由于患者已经年过五旬，考虑大黄药性太猛而易伤正，故用郁李仁润肠通腑，诸药共用，共奏清利胆热，和胃降逆之效，使胆汁回归于肠道，消化能力自然增强，胃气能降，反流消失。

（2）疏肝调肝，排毒利胆法

【病例】患者，女，47岁，2006年6月2日初诊。主诉：胃脘部胀满疼痛2个月。患者素来脾气暴躁易怒，生气后胃痛加重，伴有口苦口干，咽中窒，食欲不振，两胁胀痛，心慌，胸闷，气短，白带量多，患者自2001年行胆囊切除术后大便稀溏，小便不利，睡眠基本正常。舌红苔黄腻，脉弦细。检查：

心肺（－），上腹部无压痛。胃镜：慢性浅表性胃炎伴胆汁反流（中度）。

中医辨证：肝气犯胃，肝胃不和。治以疏肝调肝，解毒排毒，和胃降逆。

药用：白芍20g，柴胡15g，黄芩9g，龙胆草6g，焦乌梅12g，五味子、半夏、石菖蒲、旋覆花、代赭石、枳实、大黄各10g，川牛膝15g，甘草6g。患者服药至10剂，诸症明显减轻。继服4剂，诸症基本消失。改汤为散，用蛴螬、山药、白及、珍珠粉、枳实、厚朴等制成散剂，每次3g，1日3次，服用半年痊愈。

按：BRG患者多有脾气暴躁、情绪不畅、易怒等特点，尤其女性居多，与肝失条达有关。现代医学研究调查亦发现，胆汁反流患者伴有情志改变占多数，所以治疗必须从调肝入手，应用酸性药物，如白芍、焦乌梅、五味子等品。酸可入肝，柔肝之气，养肝之体，生津益胃，既可补胃酸缺乏，又能中和反流液的碱性，减轻其对胃黏膜的损害，起到解毒的功效，此乃治本之法也。本例以四逆散为主加焦乌梅、五味子酸收疏肝、平肝，白芍柔肝，既可增强肝的疏泄功能，使木能克土，发挥肝与脾胃的正常生理功能；柴胡疏肝利胆；半夏、石菖蒲降逆和胃；黄芩、龙胆草清泄肝胆湿热；旋覆花、代赭石一升一降，调理中焦气机；枳实辅助柴胡、白芍以行肝气。诸药合用，柔肝、疏肝、调肝、和胃降逆，故诸症可除。

（3）健脾益气，通腑利胆法

【病例】患者，女，36岁，2006年8月9日初诊。主诉：胃脘部疼痛延及后背7年余。伴有口干口苦，泛酸，呃逆，饥则加重，纳呆，不欲食，自觉头昏，胸闷，气短，四肢乏力甚，月经量少，大便稀，小便正常，睡眠较差，舌淡红、苔薄黄，脉沉细。检查：心肺（－），上腹部无压痛。胃镜：糜烂性萎缩性胃窦炎伴胆汁反流。

中医辨证：中气不足，气滞血瘀。治以健脾益气，活血化瘀。

药用：党参15g，白术10g，干姜10g，甘草6g，黄芪20g，当归10g，半枝莲30g，乌药、半夏、石菖蒲、焦槟榔、代赭石、枳实、厚朴各10g。

以该方加减10余剂，疼痛渐减，改汤为散，用蜥蜴、山药、珍珠粉、茯苓、白术、半枝莲等制成散剂，每次3g，1日3次，服用半年，诸症消失，随访至2010年10月未见发作。

按：本例用理中汤加味，方中党参、白术、干姜、甘草健脾益气、温中降逆；黄芪补中益气，补气生血；当归补血活血；半夏降逆和中；黄连、吴茱萸以清火降逆制酸；枳壳行气止痛。诸药合用，健脾益气以提高自身免疫功能；活血化瘀以改善局部循环，增加组织营养，有利于修复因胆汁反流而损伤的胃黏膜。除此之外，我们发现肠道蠕动减慢、肠道积滞不通也会导致胆汁反流，这与研究发现十二指肠逆蠕动是BRG发生的机制相一致。因此，若胆汁反流伴有腹满胀闷者，用秦皮、莱菔子提高肠道动力，促进肠道蠕动以保持肠道通畅，干姜可促进胃的蠕动，有利于将胃内反流的十二指肠液排出，并能防止反流。

（4）和胃通络，化瘀利胆法

【病例】患者，男，58岁，2005年3月14日初诊。主诉：胃脘部胀痛多年，加重1个月。患者除上述症状还伴有口苦，泛酸，胸闷，气短，乏力，且善饥，食后呃逆，睡眠较差，多梦，大便量少而干，小便黄，舌质暗红、边有瘀点，舌苔黄腻，脉细数。2005年2月2日胃镜示：慢性萎缩性胃炎伴胃窦隆起性糜烂；BRG。病检：胃黏膜中度萎缩伴肠化。

中医辨证：血络瘀滞，胃失和降。治法：活血化瘀、和胃通络。

药用：蒲黄10g，五灵脂10g，丹参10g，檀香6g，砂仁10g（后下），赤芍10g，延胡索10g，枳壳30g，柴胡6g，黄芩10g，半夏12g，莪术10g。加减应用10余剂，患者痛胀渐减，改汤为散，用蜥蜴、山药、白及、枳壳、厚朴、珍珠粉、鹿角霜、乌贼骨、半枝莲等制成散剂，每次3g，1日3次，调成糊状服用半年，诸症消失。

按：本例方用失笑散合丹参饮，药用蒲黄、五灵脂活血化瘀止痛，丹参、赤芍活血补血，延胡索、枳壳行气止痛，柴胡、黄芩清利肝胆，加入少量的穿山甲可通络止痛，诸药合用可达活血化瘀、和胃通络之效。蜥蜴为宁夏特有药物，有很强的再生修复能力，还可清热解毒、散结消肿、活血化瘀；半枝莲清热解毒止痛；枳壳、厚朴破气、行气、下气从而达到排气之功效。用糊剂起到保护胃黏膜，修复胃黏膜的损伤，提高胃动力，最终恢复胃自身的生理功能。这种治法是通过结合现代医学中 BRG 发病机制和胆汁反流对胃黏膜的损害的研究而创，胃窦收缩力下降和幽门开放是 BRG 的发病机制，胃黏膜严重损伤、腺体萎缩、肠化、增生，胃的张力下降引起胃的功能失常也是导致 BRG 的主要原因，而胆汁反流性胃炎与胃黏膜异型增生、胃黏膜恶变显著相关。中药及糊剂联合使用，使胃黏膜得到再生修复，甚至可逆转胃黏膜肠化与增生，使胃动力提高，胃自身的功能得以恢复则胃窦收缩力可自然恢复、幽门开放正常，反流可愈。

5. 治疗便秘经验

（1）对便秘的认识　现代医学对便秘明确的定义，认为本病是一组以持续性或间断性排便困难为临床表现的功能性肠病。女性中较为常见，并随年龄增长而有增多趋势。诊断标准为临床表现：①必须包括以下2项或2项以上：至少25%的排便感到费力；至少25%的排便为干球状便或硬便；至少25%的排便未尽感；至少25%的排便有肛门直肠梗阻感或阻塞感；至少25%的排便需要手法帮助（如用手指帮助排便、盆底支持）；排便次数 <3次 / 每周。②在不使用泻药时很少出现稀便。③没有足够的证据诊断IBS，诊断前症状出现至少6个月，近3个月症状符合以上诊断标准。临床评价时需要辨明患者对便秘的不同表述，对患者一般情况、标准状态，所服的治疗便秘的药物，食物纤维的摄入和本身疾病进行了解，必要时进行结肠转运时间和肛直肠功能测定。

随着人们饮食结构的改变及精神心理和社会因素的影响，便秘发病率有增高趋势，在自然人群中达到5%。便秘可以影响各年龄段的人。女性多于男性，老年多于青、壮年。

我们研究表明，便秘与饮食不节、情志失调、外邪犯胃、禀赋不足等有关，其病机主要是热结、气滞、寒凝、气血阴阳亏虚，引起大肠传导功能失常，与脾、胃、肺、肝、肾等脏腑功能密切相关。饮食入胃，经脾胃运化，化生水谷精微，转输全身，营养全身各脏腑组织，所剩糟粕，最后由大肠传化而出，形成大便，排出体外。大肠居于下焦，主要功能是传化糟粕、主津，大肠一方面传化脾胃运化所剩的水谷之糟粕，另一方面又受脾胃运化的水谷精微的濡养，方能传化正常，与胃腑同属六腑《素问·五脏别论》曰："六腑者，传化物而不藏，故实而不能满也。所以然者，水谷入口，则胃实而肠虚。食下，则肠实而胃虚。"故胃肠一体，若胃肠功能正常，则传承有序，大便畅通，不致发生便秘。若肠胃受病，或因燥热，或因气滞，或因气虚，或因精血亏虚，或因阴寒凝结等，皆能导致各种性质不同的便秘。而脏腑互为表里，五脏一体。故此，胃肠的功能正常与否，与脾之健运、肺之宣降、肾之封藏开合有度，以及肝主疏泄、疏通畅达全身气机的功能密切相关。

（2）临证特色

①顺其自然法　要想彻底治愈便秘，贵在坚持，持之以恒，便通后，要每日定时排便，形成自己"便意"的生物钟，日久就可形成自然"便意"。良好的生活习惯与合理的饮食结构是形成生物钟的积极方式。生活规律，远离烟酒，良好的心态，高度的工作热情，是战胜疾病的常胜法宝。多食粗纤维食品，如茎类蔬菜、地下根茎类、菌类、豆类、海草等含有丰富食物纤维的食物，有助于双歧杆菌的繁殖。还有生菜、菌菇类、香蕉、青菜、芦笋、菠菜、胡萝卜、柠檬、梅干等，含丰富的食物纤维；黑面包代替白面包，粗米代替白米，麦糠等谷类，可以完全改善习惯性便秘。

②"提壶揭盖"法　中医理论认为，肺与大肠相表里，便秘在多法治疗无效的情况下，就要考虑肺脏功能是否正常，因为大肠通利传导与机体津液的盈虚和肺胃之气的通降有密切关系，尤其是肺气的宣发肃降有节，

则大肠的传导功能才能正常，粪便才能有规律的及时排出。如果肺气上逆或者肺气损伤，导致肺气不足，则燥结于肠而便秘，正如陈士铎《石室秘录》曰："大便秘结者，人以为大肠燥甚，谁知是肺气燥乎？肺燥则清肃之气不能下行于大肠，而肾经之水，仅足以自顾，又何能旁流以润溪涧哉。"并指出补肺、升肺为其治疗之法，如"气既下行，沉于海底，非用升提之法，则水注闭塞而不通，启其上孔，则下孔自然流动，此下病治上法，亦腑病脏治之法也"。《叶天士诊治大全》亦云："肺失宣降，则脾胃升降受其影响，……上焦不行，则下脘不通，古称痞闷，都属气分之郁也，……气阻脘痹……当开上焦。"药用杏仁和枇杷叶、桔梗和枳壳、瓜蒌皮和郁金调理气分，开肺消痞。肺气不行，不能布津，可采用提壶揭盖法，如旧式水壶，盖上有孔，若闭其孔，则壶内之水倾之不出，唯畅其孔，则水流如注，宣肺利水之理同此，药用麻黄、升麻、葶苈子、桔梗之属，开宣肺气，肺以布津，肠道水分增多，大便自然通下。

另外，便秘还应考虑有无肺火，肺火下移于肠，则伤大肠之津液，导致大便干燥，治疗应泻肺火，药用苏叶、杏仁、枇杷叶、葶苈子、紫菀、款冬花、黄芩、石膏、桑白皮之类。

③调理气机法　《灵枢·杂病》："心痛引小腹满，上下无常处，便溲难，刺足厥阴。"即系从肝论治便秘。若情志异常，气机郁滞，则大肠传化失常，即可发为便秘；肝司疏泄，可助脾胃升降，肝气郁滞，则升降失常，当升不升，当降不降，大肠传导失序，故成便秘；肝气郁久化火，大肠失于传导，加之热伤津，大肠失润，大便秘结；肝血不足，肝体失养，肝失正常疏泄，大肠传导失职，再加阴血不足，大肠失润，大便秘结；忧愁思虑，劳倦过度，肝之阳气不足，疏泄无力，则大肠失于传导而成便秘。

肝气郁结则大肠气滞而便秘，临床以女性多见。常表现为便秘而兼见胸肋、胀痛，经水不调，心烦易怒等症，采用疏肝理气则便通，并不需要直接使用通下之法，可选用柴胡疏肝散或逍遥丸。治拟疏肝和胃，调气通腑。处方：苏梗10g，枳壳10g，制香附10g，青陈皮（各）6g，台乌药10g，旋覆花（包）10g，桃仁泥10g，制首乌15g，莱菔子15g，木香10g，槟榔10g，怀牛膝10g。

④排毒解毒法　大部分便秘都病程较久，属于肠道的慢性损伤，而长期便秘，大便在体内产生"内毒素"，侵蚀人体各脏腑，使其功能减退，直接影响人的寿命，是人体潜在的隐形"杀手"。因此，病变多属"久病入络"，治络之法"缓图为宜"，适当配伍虫蚁类药物，搜剔络邪，使气行血畅，络通病除，且多宜入丸、散剂中，借以图缓，使攻不伤正。我们在临床中多采用经验方药复方蜥蜴散，该复方由蜥蜴、党参、黄芪、白术、元胡、山药、乌梅、半夏、枳壳、砂仁、旋覆花、白芍和佛手等药组成，其主药蜥蜴是一味动物药，它生活在沙漠之中，能适应恶劣的自然环境，而且遇敌常断其尾以逃生，不久尾巴可自行重生，故此药对人类组织损伤有再生和修复功能，且能增强人体免疫功能。

近年来，我们临床研究发现蜥蜴能明显消除胃肠道症状，对胃肠道有特殊的亲和力和靶向作用，再加党参、黄芪、白术、山药诸甘温之药，益气健脾，能恢复脾胃生化气血运化水谷之功能，增强细胞活性，增强免疫功能，改善胃肠运动，促进药物吸收，改善全身情况，加用半夏、枳壳、砂仁、佛手诸辛苦之药行气理脾，消积和胃化滞为辅，元胡辛散温通，长于止痛，白芍苦酸寒，养血柔肝，敛阴止痛，旋覆花辛苦咸温，降逆化痰，散结行水。全方从胃肠的整体性、协调性、互补性以及平衡性出发，用药注重以益气健脾、和胃降浊、补脾养胃、通补结合、寒热并用、辛甘苦合用、升降同行、燥湿相济，以平为度，胃肠同治、胃肠同调，并且运用"治、修、护、养"四位一体疗法，彻底清除胃肠道有害物质，修复保护胃肠黏膜，全面改善、恢复、提高胃肠功能，从而提高人体体质，从根本上解决胃肠道炎症反复发作的困扰。

【病例】患者，女，67岁，2010年10月8日初诊，主诉：反复便秘8年，加重10d。8年来，患者经常是5~7d大便1次，曾经中、西医诊治，用药后大便情况可好转，可以1~2d排便1次，但停药即反复，痛苦异常，此次已10d未大便，伴有下腹胀痛、反酸，腰膝酸软，平时怕冷，夜尿清长，食少，口干，心烦，睡眠欠佳，舌尖红，舌中以后淡白，苔白厚，脉沉细。

辨证为肾阳虚秘，以济川煎加减，药用：川牛膝15g，当归10g，泽泻10g，升麻12g，益智仁10g，白术15g，枳实10g，半夏10g，石菖蒲15g，厚朴10g，肉苁蓉10g，代赭石10g，焦槟榔10g，乌药10g，郁李仁10g，14剂。

2010年10月23日二诊，诉服药后大便已下，1~2d排便1次，诸症好转，予复方蜥蜴散口服两个疗程，1日3次，每次5.5g。

2011年2月26日三诊，诉服药以来大便已正常，每天1次，余无不适。随访至今未复发。

按语：本案为老年女性患者，肾阳不足，肾司二便，肾阳虚衰，推动无力，故致二便失常。治疗以肉苁蓉、川牛膝、益智仁温补肾阳、润肠通便，当归养血润肠，白术健脾益气通便，升麻、泽泻升清降浊，郁麻仁润肠通便，枳壳宽肠下气，合焦槟榔、乌药并佐以石菖蒲、半夏、厚朴燥湿去浊之品，其宽中除满、推动气分之力极强，病情好转后再予复方蜥蜴散排毒解毒、调理肠道而收全功。

因此，临证中要避免一见便秘就用泻热通腑方药进行治疗，一见便燥就用润肠通便药之弊。便秘治疗中应该紧扣临床症状，详细辨证论治，解除患者痛苦。

6. 治疗溃疡性结肠炎经验

溃疡性结肠炎（Ulcerative Colitis g，UC）临床多见腹痛腹泻，豁液血便，里急后重，甚或伴有肠外多器官受损、体重减轻，心动过速，发热、贫血、肠胀气等。其病程漫长，病变范围广，病情轻重不一，多呈反复发作，且与结肠癌发病有一定关系，被WHO列为临床难治病之一。

目前现代医学对溃疡性结肠炎的主要治疗药物大致分为三类：皮质类

固醇激素、氨基水杨酸类药物和免疫抑制剂。部分药物近期治疗有效率高、起效快，但远期疗效欠佳、易复发、副作用较大，且溃疡性结肠炎的复发、手术治疗的术后并发症、术后生活质量差等问题依然困扰患者。

我们通过对溃疡性结肠炎中医病因病机以及辨证用药原则的深入研究，结合自身长期临床实践，提出"通降止痛以治标，保护肠黏膜以治本"的治疗思路，配合自拟复方蜥蜴散，临床上取得了较好的疗效。

（1）溃疡性结肠炎的治疗思路

①溃疡性结肠炎的病因病机　目前，现代医学对于溃疡性结肠炎的病因和发病机制认识尚不明确。研究表明，多种因素共同参与了溃疡性结肠炎的发生发展，如氧与一氧化氮自由基损伤、肠黏膜免疫反应异常、细菌与病毒感染、肠道微生态破坏、环境与遗传、精神因素、机体耐药等，而肠黏膜免疫反应异常可能是其重要因素，多种细胞因子、炎症介质相互作用而形成复杂的细胞因子网络，使肠道发生炎症反应，损伤肠黏膜化学屏障。因此，我们认为溃疡性结肠炎为肠道环境与精神状态相互作用的结果。

中医认识本病属于中医学的"肠澼""泄泻""肠风""内疡""痢疾"等范畴，中医学认为其与脾、肾、肝、湿热、瘀血等因素有关，病机多以本虚标实为主，本虚即脾肾阳虚，而标实则体现在湿热癖阻、损伤脾胃，壅滞大肠，其多由感受外邪、饮食不节、情志失调所致，各家治法总体以清热利湿为主，兼合健脾、疏肝等法，也有按周期不同阶段选择不同方分期、分段、分级相结合，采用相应的治法及给药途径。

我们总结30余年的临床经验，认为溃疡性结肠炎病位在结肠，与肝、脾、胃有密切联系，情志失调、思虑过度为其重要诱因。肝疏泄功能失常，使得脾胃升降异常，大肠传导失司是其基本病机，唐容川《血证论·脏腑病机论》中指出："木之性主疏泄，食气入胃，全赖肝木之气以疏泄之，而水谷乃化。"肝郁气滞，脾胃气机斡旋失司，升清降浊功能失常导致浊毒积滞肠道，而疾病过程中产生的癖血、痰饮、湿热、燥邪、热邪等都可归结于浊毒，毒邪内伏导致营卫失和，气血亏损，脏腑败伤，加重了肠黏膜络脉的损伤，同时毒邪也容易与湿邪、热邪、痰邪、癖邪等致病因素相搏结，构成湿毒、热毒、瘀毒、痰毒、痰瘀蕴毒，使得病变虚实夹杂，更加顽固难愈。故提出治疗溃疡性结肠炎应从浊毒入手，认为感染、炎症是毒邪所致的病理变化，并与西医炎症学说相结合，为溃疡性结肠炎发病理论提供了新参考。

②溃疡性结肠炎的治疗方法　多数医家认为溃疡性结肠炎的病机为肝郁脾虚，治疗方法以抑木扶土为主，但抑木疏肝之品多辛温芳香、辛香燥烈，在疏散肝气的同时，肝阴亦伤，导致木失条达，引起情绪波动，病情加重。

部分中医临证经验不足者，囿于溃疡性结肠炎反复发作、病程缠绵的特点，将本病定为慢性病，多用补涩之法，以致疗效欠佳，甚者导致病情加重。我们根据临床实践经验，结合溃疡性结肠炎主要病理特点，结直肠黏膜的非特异性弥漫性炎症和溃疡形成等，以通降止痛治标，保护肠黏膜治本之法，采用自拟复方蜥蜴散治疗溃疡性结肠炎。

通降止痛治标：清代医学家吴达所著《医学求是》中提到："腹中之痛，称为肝气，木郁不达，风木冲击而贼脾土，则痛于脐下。"肝郁气滞，脾之清气不升，胃之浊气不降，阻滞气血运行，不通则痛，浊毒之邪郁久化热，损伤肠络，患者临床初起多见腹痛、腹泻、里急后重、黏液脓血便，舌苔厚腻、脉象滑数等症状。我们在临床中针对其发病机制及对中医病机的分析，临证在干祖望先生截敏乌梅汤方上辨证加减，自拟临床经验方：半夏10g，石菖蒲I5g，代赭石10g，薤白10g，半枝莲30g，乌药10g，焦乌梅10g，秦皮10g，焦槟榔10g，瓜蒌10g，川楝子6g，枳实10g，厚朴10g等。诸药合用，通腑降浊，降逆止痛。

若患者证见久泻不愈，并且症状反复发作，大便清稀并伴有完谷不化，食少纳呆，下腹冷痛，四肢不温，腰膝酸冷，舌质淡，苔白腻，脉沉细等。

证属肝经受寒，以致肾阳受损，则应加用肉桂10g，小茴香10g，肉豆蔻10g，五味子10g，补骨脂10g，川续断10g等暖肝温肾；若患者证见大便脓血，肛门灼热，小便短赤，口苦口臭，舌苔黄腻。证属脾虚湿蕴，可加用白头翁10g，葛根10g，黄芩10g，薏苡仁15g，黄连10g，白芍10g，赤芍10g，茯苓10g，白术10g等健脾化湿；若患者常因情绪激动或饮食不节而出现腹痛腹泻，便后痛减，便稀带有黏液，舌淡红少津，脉弦细。证属肝木乘脾所致肝脾不和，加用白芍10g，白术10g，防风10g，延胡索15g，佛手10g，陈皮10g，川楝子10g，郁金10g，木香10g，甘草10g等疏肝理脾，使肝体得养，肝气得舒。

保护肠黏膜以治本：溃疡性结肠炎病程多迁延不愈，我们多年来开展对溃疡性结肠炎中医病机研究，并根据叶天士久病入络，"久痛入络"的理论，认为湿热之邪、痰饮等浊毒壅结肠道，阻滞了大肠气血运行，使得血败肉腐，化腐为脓，损伤肠黏膜，内溃成疡，本病也符合"疮疡"特征。我们临证合参"内疡""内痈"的治疗方法，提出护膜愈疮，保护肠黏膜以治本的治疗原则。临证治疗溃疡性结肠炎多用白头翁汤、乌梅丸、葛根芩连汤、参苓白术散、四神丸等方加减辨证。我们通过多年的临床经验和深入研究，自拟经验方复方麻蜥散为治，该方药用宁夏密点麻蜥、焦乌梅、生牡蛎、焦山楂、白芍、五味子、半枝莲、三七、延胡索、地榆炭、炒藕节、白及、黄芩、金银花、甘草等。方中密点麻蜥可以活血疏肝，清热解毒，散结祛瘀，对胃肠道有亲和力和靶向作用，并且能增强机体免疫功能，修复受损组织。焦乌梅、五味子、白芍、焦山楂等药取其酸收之性，入肝体，柔肝性，肝体条达，土得木而达之，且配合甘草有酸甘养阴生肌之用。现代药理研究表明，乌梅可以缓解平滑肌痉挛并对大肠杆菌等有抑制作用，生牡蛎平肝潜阳，软坚散结，收敛固涩；黄芩、半枝莲、金银花清热解毒，配合密点麻蜥加强其解毒和修复的作用。现代药理研究金银花有解热杀菌及增强免疫的功能，又以三七、延胡索、地榆炭、炒藕节、白及等药活血消肿，增强消肿散结，促进肠黏膜的修复。

诸药合用修复受损肠黏膜，改善溃疡面血液循环，增强其营养，促进疡面得愈。动物实验证明，复方蜥蜴散能降低溃疡性结肠炎模型大鼠血清中 TNF-α 水平，促进 IL-10 分泌，提示其治疗溃疡性结肠炎的主要作用机理可能是调节细胞因子平衡，阻断溃疡性结肠炎的炎症反应，抑制炎性细胞浸润，改善肠黏膜的充血糜烂，恢复肠道屏障，为在中医理论指导下溃疡性结肠炎的防治提供了科学依据。

【病例】患者，女，38岁，2016年10月24日初诊。4年前因工作调动精神紧张，出现大便次数增多，日行3~5次，腹痛即泻，肠鸣音加重。曾多次大便培养、肠镜检查等未发现器质性病变，西医诊断为溃疡性结肠炎。曾服多种西药，时或有效，时而复发。现症见：腹痛，肠鸣，泻后稍安，大便略带脓血，伴有身困乏力，心悸失眠，舌淡苔薄白，脉弦细。

中医诊断为：泄泻（肝郁乘脾，湿浊下注），治以舒肝理脾除湿。方用自拟基础方加用痛泻要方加减，药用炒白术10g，防风10g，炒白芍15g，葛根10g，黄芩10g，石菖蒲15g，代赭石10g，薤白10g，半枝莲30g，乌药10g，焦乌梅10g，白及3g，骨碎补10g，川续断10g，柴胡10g，龙胆草10g，6剂，水煎服，1日1剂。服药1周，大便基本成形，症状缓解，继续服用3周症状明显缓解，大便正常。

按：唐容川《血证论》曰："木之性主于疏泄之，而水谷乃化。"肝木的调达对脾土有疏泄作用，肝旺乘脾，气机阻滞不畅，则呈游走性腹痛、腹泻，痛泻要方加自拟基础方，减轻了肠道的易感性，清热化湿，使得气机得以舒畅，腹痛、腹泻缓解。

【病例】患者，女，45岁，以腹部冷痛难耐，腹泻1年为主诉于2016年12月15日初诊。现症：腹部冰冷喜温喜按，大便稀溏，1日2~3次，量少，伴有脓血少量，经结肠镜检查提示结肠黏膜充血，少许糜烂溃疡，患者情绪低落，食欲差，神疲气短，小便正常，舌质淡苔薄白，脉沉细。

中医诊断：泄泻（寒凝气滞）。西医诊断：溃疡性结肠炎。

治法：暖肝散寒，修复溃疡，方用导气汤加自拟复方蜥蜴散加减，药用：小茴香8g，没药10g，吴茱萸10g，五灵脂10g，木香10g，川楝子10g，仙鹤草15g，焦乌梅10g，白芍10g，焦山楂10g，密点麻蜥15g，生牡蛎15g，延胡索10g，地榆炭10g，炒藕节10g，黄芩10g，金银花10g，甘草20g，6剂，水煎服，1日1剂。

12月25日二诊：自述服药后腹部冷痛减轻，大便成形，略有乏力，恶心，纳呆等，在原方基础上加入秦皮10g，莱菔子10g，草果10g，主症明显缓解。后在基础方上辨证用药调理两月余，电话随访病情控制。

按：导气汤出自汪昂《医方集解》，具有行气疏肝，散寒止痛之功效。由川楝子四钱（12g），木香三钱（9g），小茴香二钱（6g），吴茱萸（汤泡）一钱（3g）组成，可行气疏肝，散寒止痛。本方中川楝子苦寒，入肝理气，并导热外泄，为君药；木香、小茴香疏肝理气止痛；小茴香与吴茱萸辛温，散寒燥湿，共为臣药。本方温寒并用为其配伍特点。我们临证中多以导气汤配合自拟复方蜥蜴散来解毒消肿，修复受损的肠黏膜。

韩继忠

男，汉族。1963年8月生，宁夏彭阳县人，中医本科学历，中医主任医师。现任彭阳县中医医院副院长，中国针灸学会会员、宁夏医学会骨伤学会第二届委员会理事、宁夏医学会中医康复委员会委员，政协彭阳县第八、九届委员会委员、彭阳县党外知识分子第一届理事会理事。全国基层名老中医，彭阳县中医院名中医工作室指导老师。1986年7月毕业于宁夏卫生学校中医针灸专业，1992年6月毕业于陕西中医药大学中医学专科，2002年6月毕业甘肃中医药大学中医学本科。

30余年来一直从事中医临床工作，1986年7月—1989年3月在彭阳县川口卫生院工作，1989年3月—2010年6月在彭阳县人民医院中医科工作，先后评为中医主治医师、副主任医师、主任医师。2010年6月年调入彭阳县中医医院从事内科、针灸等临床工作，以脾胃病为主攻方向。1989年9月—1990年3月在固原市人民医院针灸科进修学习，1992年3月—1992年9月固原市中医院中西医结合科进修学习，2006年3月—2007年3月在宁夏回族自治区中医研究院肾病内科、消化内科深造学习，2015年7月—2016年8月参加宁夏卫生计生委举办的宁夏中医类别的全科医生师资培训；对中医内科脾胃病、肾病、心病等以及针灸临床有较深影响。先后在《宁夏医学杂》《陕西中医》《河南中医》等杂志发表论文10余篇。

❋学术思想

1. 治脾宜升，治胃宜降，相济为用

脾主运化，其性主升，清阳得以上达上窍；胃主受纳腐熟，其性主降，水谷入胃得以下行，是故《临证指南医案》云："脾宜升则健，胃宜降则和。"

若脾胃升降乖常，则出现"胃病者，腹䐜胀，胃脘当心而痛，上支两胁，膈咽不通，食欲不下"。脾胃气弱，清气不升而反降为飧泄，当升脾；浊气不降，而反上逆，则生䐜胀，为呕，为吐，为哕，为便闭，当降胃。对脾虚不能运化水谷，精微不生，反生湿浊，而为泄泻者，治以健脾益气、化湿祛浊，如香砂六君子汤、参苓白术散、资生丸，或温中暖脾，如理中汤。若清阳不能上升而下陷，浊气不能下降而上逆，清浊反常，症见脘腹胀满、大便不畅时，应升阳泄浊并举，使中阳升腾，浊阴方可下降，宜补中益气汤、升陷汤。六腑以通为用，胃气以下行为顺，否则传化无由，滞为病。对胃失通降，浊气浊阴随之上逆，应通降镇逆，方选旋覆代赭汤、橘皮汤、橘皮竹茹汤，可根据寒热虚实灵活运用，对虚中加实、寒热互结、痞塞难开者，宜辛开苦降，如半夏泻心汤、甘草泻心汤、生姜泻心汤等。脾为阴脏，其用在阳，不升则阳无所用；胃为阳腑，其用在阴，不降则阴无所用。因此，治脾必知其欲升，治胃必知其欲降。察其阴阳知其升降，明其补泄，才能抓住脾胃病治疗的要点。

2. 胃脘痛"瘀滞"是寒热虚实共同的特点

脾为阴脏，胃为阳腑，同居中焦属土。脾气宜升，胃气宜降，一升一降，互为表里。胃和的关键就在于胃主润降，降则生化有源，出入有序；不降则传化无由壅滞成病。"降"是胃的生理功能特征，邪气犯胃，胃失和降，脾亦从而不运，一旦气机壅滞，则水反为湿，谷反为滞，即可形成气滞、血瘀、湿阻、食积、痰结、火郁等种种胃痛，此乃邪正交击，气道闭塞，郁于中焦所致实滞；若脾胃虚弱，传化失司，升降失调，清浊相干，郁滞

自从中生，则属于虚而夹滞，所以胃脘痛不论寒热虚实，内有郁滞是共同的特征，寒则凝而不通，热则壅而失降，伤阳者滞而不运，伤阴者涩而不行，可见胃的病理特点突出一个"滞"字。辨证用方中均可加香附、枳壳、丹参、蒲黄、五灵脂、刺猬皮以理气通络。

3. 祛湿为要，调气温运，分消走泄

《临证指南医案·湿》云："湿为重浊之邪，若邪从外而受者皆由地中之气升腾，从内而生者，皆由脾阳之不运。"若脾阳不足则寒湿内生，壅滞中焦，使气血化生无源。须湿邪得化，脾方能健运。

脾喜燥恶湿，易为湿困，故治疗脾病必须细察有无兼湿，然后权衡虚实，孰为主次而兼治之，如湿邪重浊困脾者，首要调畅气机，正如《温病条辨》所云："气化则湿亦化。"如三仁汤、平胃散、胃苓汤、藿香正气散等随症加减，意在通过芳化、苦燥、淡渗等法祛湿醒脾，复其灵动之性。至于脾气虚弱而生湿者，宜用益气温阳法。脾气虚者，临床用四君子汤加减；兼气滞，则加陈皮补气行滞化湿；若兼痰浊，则加法半夏以燥湿化痰。脾气虚挟湿者，选用参苓白术散、资生丸益气健脾、渗湿止泻。如脾阳不足，寒湿内生，症见脘腹冷痛、下利清谷、肢体肿胀等，则善用理中丸或附子理中汤以治之。

临证常有湿蕴化热，湿与热胶结为患，郁闭气机如见口干口苦，便结溲黄，苔黄厚燥，此为热重于湿常于化湿之方中佐以黄连、黄芩、蒲公英、白花蛇舌草等清热之品，尤需注意苦寒清热药物量不宜大，以防损伤脾阳，败坏胃气，贻误病机。

4. 寒热并调，辛开苦降，各司其属

胃为阳土，其病多实多热；脾为阴土，病多虚多寒，然脾胃病变，并不全部表现为单纯的寒证或热证往往多为寒热错杂的复杂病变。如既有胃脘冷痛、呕吐清涎，又兼见大便滞而不爽、肛门灼热下坠的上寒下热证；或为腹痛、便溏，又有口臭口疮、胃脘灼热之上热下寒证。因此，在诊治

中须"谨守病机，各司其属"，不可顾此失彼。

对于寒热错杂者须详察病机，寒热共调，方符合脾喜温燥、胃喜凉润的特性。当脾受湿困、胃为热扰之际，常用辛开苦降法燥脾清胃，以半夏泻心汤为首选，寒热互用以和其阴阳，辛苦并进以调其升降，如此则"太阴湿土得阳始运，阳明燥土，得阴自安"。如泛呕清水甚者，改用生姜泻心汤；脾虚重者则取用甘草泻心汤，佐以茯苓以增健脾化湿之功。若邪热内陷、痰浊蕴结而"心下满痛"者，投以小陷胸汤以降痰火、利气机。治疗寒热错杂证，不可拘泥于一法一方，当求本论治，随症加减。实热盛者，适当重用黄芩、黄连，少用干姜，酌加车前子、金钱草、虎杖清热利湿；寒湿盛，重用干姜，少用芩连，佐以苍术、厚朴苦温燥湿；热毒亢盛，加蒲公英、白花蛇舌草、半枝莲清热解毒；兼食积者，加焦山楂、焦神曲、焦麦芽。"知犯何逆，随证治之"，虽药有增损，然寒热并调、辛开苦降之旨不变。

5. 重视调肝，疏木扶土，以平为期

肝主疏泄，主一身气机的升降出入。《素问·宝命全形论篇》云："土得木而达。"脾为至阴之脏，必赖肝之疏泄，始能运化水谷以化生气血。陈士铎《石室秘录》云："肝克土也，然而肝木未尝不能生土，土得木以疏通，则土有生气矣。"明确指出了肝气升发疏泄对于脾升胃降、脾运胃纳的重要作用。从临证实践中体会到，脾胃病因肝郁而发者十之六七。"肝为起病之源，胃为传病之所"。若肝失疏泄，气机郁结则脾胃升降失常，壅滞成病；或疏泄太过，横逆而犯，脾胃受伐；或脾胃虚弱，肝木乘之，气乱为病。因此，肝气无论太过或不及，均可直接影响脾胃的运化功能。故《血证论》云："木之性，主疏泄，食气入胃，全赖肝木之气疏泄之，而水谷乃化；若肝之清阳不升，则不能疏泄水谷，渗泄中满之症，在所难免。"

肝病易传脾胃，故在治疗脾胃病时应以开郁为先，疏肝柔肝之法贯穿始终，肝脾胃三脏共调，以平为期。正如叶天士所云"治脾胃必先制肝"，

"醒胃必先制肝"，"培土必先制木"，实为从肝论治脾胃之纲领也。若以肝气横逆为主而脾虚不甚者，以柴胡疏肝散加味为主，舒畅肝气；肝气郁滞兼有脾虚者，则以逍遥丸加减疏肝健脾；肝郁化火者，方选景岳化肝煎解肝郁、清肝火；若肝火灼伤胃阴者，投以一贯煎加少量黄连来疏肝清肝、和胃降逆；若土木郁，因脾胃失健而影响肝之疏泄功能者，以越鞠丸加味和脾胃、疏肝木；若以脾虚失运为主而兼肝郁者，则以归芍异功散为主，培土以荣木。临床如已见肝病，则无论有无脾胃病症状，治疗时均应辅以健脾胃、助运化之品，方合仲景"见肝之病，知肝传脾，当先实脾"之意。

肝为刚脏，喜柔润之性，因此造方用药时宜遵叶天士"忌刚用柔"之说，适当配合白芍、当归等柔肝，也可用山萸肉、五味子酸甘化阴、以养阴柔肝，还可选用生地、枸杞以滋水涵木。疏肝理气时要注重行气而不伤阴，常用川朴花绿萼梅、佛手等微辛而不暴烈耗阴之品，避用辛温苦燥之药，或在行气药中酌加养胃阴之品，如北沙参、麦冬、玉竹、石斛等则无耗伤胃阴之弊。

6. 脾胃病胃阴虚证治，用药宜轻灵甘凉

脾胃疾病见于胃阴虚者，多因热性病后期，高热伤阴，或胃病过用温燥之品而伤阴，或素体阴虚内热以及其他疾病伤及胃阴，理气过于温燥则伤阴，养阴过于滋腻则助湿，故对胃阴虚的遣方用药当药味宜轻，用量宜小，轻灵不蛮补。并据脾胃气阴关系，在养胃阴的基础上酌加益气而不温燥的药物，对于脾胃阴虚症的治疗收效显著。对胃阴虚的各种胃病，常用柔润之品以滋养胃阴，多以叶天士的养胃汤为基础方，加白芍、知母、花粉、陈皮、鸡内金、焦三仙等；胃阴虚予滋养胃阴而不效时，以一贯煎柔肝治之；气胀满者加郁金、乌药，慎用芳香理气过燥之品，以免损伤胃阴；疼痛者加延胡索，重用白芍；阴虚火旺者酌加丹皮、玄参、地骨皮等。正如《临床指南医案》所云"胃喜柔润""阳明燥土得阴自安"。

7. 辨证辨病，有机结合，衷中参西

近代医家在强调辨证论治的同时开始注重辨病论治，如唐宗海倡导"中西汇通"、张锡纯提出"衷中参西"、恽铁憔力主"中体西用"等。随着现代医学诊断技术和中药药理学的进步发展，脾胃病治疗应该从病情出发，注重辨病和辨证相结合。但辨证与辨病相结合，要以辨证为主，宏观与微观相结合，而以宏观为主，既要有中医的整体观念，又要结合中药药理，选择针对性的中药，病如胃十二指肠糜烂、溃疡多与胃酸分泌过多有关，可用海螵蛸、白及、煅瓦楞、浙贝母等制酸、抗溃疡中药；Hp 感染阳性者，多选用蒲公英、黄连等清热解毒之品；胃黏膜萎缩、肠上皮化生及不典型性增生，可选用白花蛇舌草、半枝莲、莪术、八月札、炮山甲、刺猬皮等清热解毒，行气活血、化瘀散结等药物，胃蠕动减慢，可酌加陈皮、青皮、枳实、枳壳等行气散滞；幽门梗阻不畅，逆蠕动增多，可使用旋覆花、代赭石等降逆；胆汁反流明显，可选用柴胡、郁金、金钱草等疏肝利胆药与藿香、佩兰、砂仁等化湿药同用以改善胃黏膜炎症。辨证论治是中医的精髓，因此中医治疗一定要以整体证用药为基本原则，方可发挥其独特作用，而不是单纯的中药西用，否则一见有幽门螺旋杆菌便于以清热解毒，反而苦寒伤胃，病必不愈。

8. 脾胃病治疗应发挥中医的特色优势

现代人由于生活的节奏快，生活及工作上的压力大，患胃炎、胃溃疡、胃癌的病人特别多，特别是有慢性萎缩性胃炎的病人，其诱发癌症病变的几率大，有些患者不能及时就诊，贻误病情。现代医学发展的特别快，对慢性胃炎，消化道溃疡发病机制的研究有了长足的进步，认为脾胃病的发生主要是幽门螺旋杆菌感染所致，临床上治愈的指标是幽门螺旋杆菌的彻底根除。因为彻底根除幽门螺旋杆菌绝非易事，需长期用药，但长期用西药对人体易产生副作用，有时不得不中断，同西药比较，中医药显示出明显的优势，疗效迅速、副作用小、治疗彻底、效果稳定、临床满意度高，所以治疗脾胃病应发挥中医药的特色优势。

总之，对脾胃病的治疗，在用药上，总以甘平、温、轻灵之药性为主，常以甘温淡渗之方药作基础，随症加减。

除脾胃虚寒或湿热过盛，对大辛、大热之姜、附，苦寒泻下之硝、黄以及滋阴腻补之品宜慎用和勿过用，以免损伤气阴。

对脾胃虚证，亦当注意运用行补、通补的原则，不可大剂峻补、塑补。在补药之中酌加理气醒脾和胃之品，以调畅气机，使补而不壅，补不滞邪，通不伤正。

在用药的剂量上，亦当轻灵为宜，宁可再剂，不可重剂。正如名医蒲辅周所言："中气虚馁，纯进甘温峻补，则壅滞气机，反而增加脾胃负担，甚则壅塞脾之运化，使胃腑更难通降。"亦说明了这一脾虚病理和用药特点。况且，脾胃虚弱，每致气滞、食积、瘀血停留，若大剂壅补，则碍祛邪，故当补中寓行，轻剂收功，使中气渐强，运化得力，则正气渐复，脾病得愈。

❀临床经验

1. 寒湿型胃痛

【病例】患者，男，36岁，于2010年11月28日就诊，主诉2年前饮冰镇啤酒后上腹部胀满疼痛、呕吐，后每次食用寒凉生冷之品即发。多方求治效果不佳，曾在某医院胃镜确诊为慢性浅表性胃炎。3天前因食生冷食物出现上腹部胀满疼痛加重，伴呃逆、呕吐、纳差、便溏、乏力，舌淡苔白腻，脉沉细。属中医"胃痛"范畴，寒湿之证；治以温阳化湿、和胃止痛之法；方选平胃散加减：苍术15g，厚朴10g，陈皮10g，党参15g，炒白术15g，茯苓12g，高良姜15g，香附10g，佩兰10g，藿香10g，半夏10g，吴茱萸6g，苏叶10g，黄连3g，木香10g，代赭石25g，川楝子10g，炙甘草6g。水煎服，1日1剂，400ml，分2次温服。治疗期忌食辛辣之类，避免寒冷刺激。服用5剂胃脘胀痛呃逆呕吐症状减轻，又服药5剂症状好转。后加减调方，服药30余剂后临床症状消失，胃镜复查黏膜炎症消失，随访1年，未复发。

按：平胃散已广泛运用于临床，且治疗范围日益扩大。该方配伍特点是温阳燥湿与行气之品并用，以温阳燥湿为主；诸药皆入脾经，因而本方重在治脾湿，兼和胃气。方中苍白术、厚朴、枳壳、陈皮燥湿运脾、行气和胃；高良姜、香附、吴茱萸温胃散寒，故而具有温阳燥湿运脾、行气和胃止痛之功效，临床上只要辨证准确、详审病机、灵活化裁运用，对浅表性胃炎病症均可收到良好效果。值得注意的是因为本方辛苦温燥，易伤正耗阴，故阴虚气滞、脾胃虚弱者以及孕妇宜慎用。

2. 寒热错杂型胃痞

【病例】患者，女，40岁，2008年6月8日初诊，因胃脘痞满，反复发作3年余，伴有嘈杂泛酸，进食后加重，腹部胀满、嗳气、纳呆、口干、舌质红，苔黄厚。在某医院胃镜检查显示可见胃底、胃体处黏膜充血、水肿、有点片状出血，诊断为糜烂性胃炎，给予解痉、消炎、抑酸等治疗均无效。属中医"胃痞"范畴，脾胃虚弱，寒热错杂之证；治以寒热并调，健脾和胃消痞，方选半夏泻心汤加减：法半夏12g，黄芩10g，黄连6g，干姜3g，党参10g，枳实10g，厚朴10g，炒白术15g，茯苓12g，蒲公英20g，白及10g，吴茱萸3g，乌贼骨15g，佛手10g，木香10g，神曲15g，甘草6g。水煎服，1日1剂，400ml，分2次服。患者服用5剂症状缓解，10剂症状消失。继半夏泻心汤加减调方服药2月，临床治愈。后胃镜检查提示胃黏膜糜烂恢复正常，1年后随访无复发。

按：本病属祖国医学"胃痞"范畴。多由感受外邪、饮食不节、七情所伤或脾胃素虚而致，反复发作，久病不愈而形成寒热夹杂、湿热互见的复杂证候，治疗措施，应寒热并调，才能使脾升胃健，病情恢复。方中法半夏、干姜辛温散寒,黄连、黄芩苦寒以泻热;党参、茯苓、白术、甘草健脾益气;厚朴、枳实、佛手、木香理气化湿消胀除痞。诸药合用具有辛开苦降、清热燥湿、健脾和胃消痞的功效,而达到临床治愈的目的。

3. 肝胃不和型胃痛

【病例】患者,女,50岁,2015年10月3日初诊。患者曾2年前因胃痛服中西药效果不佳,在市级医院胃镜检查确诊为慢性浅表性胃炎。2周前因情志不畅,致胃脘疼痛发作。刻诊:胃脘胀痛、两胁不适、嗳气频频、心烦纳呆、干哕欲呕、大便稍干、1日1次,舌质红苔薄,脉弦细。属中医"胃痛"范畴,肝气不舒、横逆犯胃之证,治宜疏肝理气、和胃止痛。方选柴胡疏肝散加减:柴胡10g,炒白芍15g,炒枳壳10g,川芎10g,法半夏10g,青皮10g,陈皮10g,炒白术15g,茯苓12g,薄荷3g,香附15g,川楝子10g,甘草6g。水煎服,1日1剂400ml,分2次服。服药4剂,胃脘胀痛、嗳气、心烦减轻,饮食增加。继守上方加佛手10g,香橼10g。又进6剂,诸症悉平,胃腑已安。又进20剂,患者平素注意情绪调养,半年后随访胃痛未复发。

按:患者肝气不得条达,郁结于内,侮于中焦,肝气犯胃为脘胁胀痛之因。此患者素有胃疾,因肝气不舒而致旧病复发,拟疏肝和胃法,投以柴胡疏肝散加味治疗之,故肝气得以条达,胃气得以和顺,而病瘥。

4. 胃阴不足型胃痛

【病例】患者,女,46岁,2016年3月12日初诊。患者素有慢性胃病史多年,曾做胃镜检查,诊断为慢性萎缩性胃炎。近年来胃脘灼热,隐痛不休,口干,曾服用滋养胃阴之剂而效果不佳。刻诊:胃脘隐痛灼热,面色欠润,体倦无力,心烦易躁,饥而不欲食,口干少饮,大便稍硬,小便自利,舌红少苔,脉弦细略数。属中医"胃痛"范畴,肝强胃弱、胃阴亏虚之证,治以柔肝缓急,兼养胃阴。方选一贯煎加减:枸杞10g,川楝子10g,麦冬15g,地骨皮15g,生地15g,白芍15g,砂仁10g,乌梅10g,

陈皮10g，炒白术15g，茯苓12g，黄连5g，麦芽15g，甘草6g。水煎服，1日1剂400ml，分两次服。服药5剂，脘痛灼热减轻，纳食增加，心情舒畅。继守上方服用10剂，诸恙皆除。为巩固疗效患者继服药1月。半年后随访未复发。

按：胃阴虚证在临床治疗颇为棘手，尽管酸甘化阴，药证相符，但往往效果较差。故在治胃阴虚予滋养胃阴而不效时，以柔肝治之。因肝体阴而用阳，刚亢成性，非柔不克，肝阳偏旺，势必乘胃，更使伤阴劫液。故投以一贯煎加减，使肝体得柔，胃阴自复，而达到满意效果。

5. 脾胃虚寒型胃痛

【病例】患者，男，56岁，2014年5月18日初诊。自述胃脘部隐痛不适5年，时轻时重，进食生冷及受凉后加重，间断性服用雷尼替丁胶囊、斯达舒等治胃药后略有缓减。此次发病，因食寒凉后胃脘部疼痛不已，泛酸嘈杂，不思饮食，面色萎黄，倦怠无力，手足不温，形体消瘦，大便溏薄，1日3次，舌质淡苔白滑，脉沉迟无力。胃镜检查：十二指肠球部前壁可见一直径约1.0cm×1.2cm之溃疡灶，表面附白苔，周边黏膜充血水肿，诊断为十二指肠球部溃疡（活动Ⅱ期）。属中医"胃痛"范畴，脾胃虚寒之证；治以温中健脾，散寒止痛；方选黄芪建中汤加减：黄芪30g，桂枝10g，炒白芍20g，炙甘草10g，生姜10g，大枣5枚、饴糖30g（冲）、吴茱萸10g，白及10g，白芷10g。水煎服，每日1剂400ml，早晚温服。连服5剂，诸证大减，继服5剂，症状基本消失。治疗2月后复查，胃镜检查溃疡面已达Ⅱ期愈合，周围黏膜正常。后用香砂养胃丸调理，并嘱其注意饮食，养成良好的生活习惯，加强体育锻炼。随访1年未复发。

按：消化性溃疡的病位在胃及十二指肠球部，属中医的"胃痛""吐酸"范畴。发病多因感受寒凉、饮食不节、思虑过度或抑郁伤肝等导致脾气虚而发病，其本质上以虚为主。方中黄芪甘温益气，托毒生肌，增强免疫功能；饴糖甘温质润，益脾气而养脾阴，温补中焦；桂枝温阳气；芍药益阴血；炙甘草甘温益气，既助饴糖、桂枝益气温中，又合芍药酸甘化阴而益肝滋脾；生姜温胃；大枣补脾。诸药合用，共奏温中健脾，散寒止痛之效而达到治愈的目的。

李培润

男，1963年出生。毕业于安徽中医学院。现为宁夏中医研究院主任医师。自治区中医学会理事，全国中西医结合虚证与老年病学会委员，第二批自治区老中医药专家学术经验继承工作指导老师。

运用中医药理论辨证论治，纯中药治疗临床各科疾病，疗效卓著。临床主张能中不西，先中后西的诊治思想，学术特色明显，疗效良好，深受广大患者欢迎。对消化系统，呼吸系统，心脑血管系统，以及妇科、儿科等常见多发病经验丰富，尤其对消化系疾病，有独到的研究和心得，先后公开发表《左金抑反汤治疗反流性食管炎32例》等学术论文6篇。主持研究自治区科技厅科技攻关项目"健脾活血解毒法治疗胃黏膜癌前病变的临床研究"即将结题，在研项目有自治区科技厅自然科学基金课题"疏肝泄热和胃法治疗肝胃郁热型反流性食管炎临床研究"。参编回族医学文献《回族医方集粹》（已经出版发行）任副主编，参加科技部科技支撑计划项目"民族名老中医医技医术抢救性传承研究——陈卫川回医医技医术抢救性传承研究"任课题组主要成员。

2008年被自治区卫生厅和自治区教科文卫体工会联合授予"自治区医德标兵"的称号。2011年荣获中国中西医结合学会授予的第二届中西医结合贡献奖。

※从幽门三因素论治胆汁反流性胃炎经验

近年来，随着电子胃镜的普及、胃内24小时 pH 和胆红素监测方法的应用，胆汁反流性胃炎的检出率逐年上升。中医药对本病的治疗因疗效确切，副作用较少而受到临床的重视。对于胆汁反流性胃炎，除了辨证施治外，根据胃镜检查提示，还需要考虑形成本病的几个关键因素即幽门因素，幽门前因素和幽门后因素（总称幽门三因素），方可取得全面而满意的效果。兹分别论述如下。

1. 详辨气血阴阳之不足，培补正气以祛邪（针对幽门前因素）

胆汁反流性胃炎的中医病机要点是肝失疏泄，胆火上逆，胃失和降。综观临床报道，本病的辨证分型比较多：有肝胃不和型，脾胃虚寒型，胃阴不足型，气滞夹湿型，肝胆郁热型，肝火犯胃型，气滞血淤型，寒热互结型，阴虚郁热型，湿热郁结型，气虚郁热型等。从上述的各种证型可以看出，有相当一部分胆汁反流性胃炎属于虚中夹实证。

本病的发病实质就是由虚致实，或由实致虚的过程，一般而言，胆汁入胃对胃黏膜造成病理性损害，主要取决于两方面的条件，一方面是胆淫邪气侵犯入胃的量和时间，另一方面是人体气血阴阳的虚损程度。短暂的，一过性的反流，或者正气充盛，胃黏膜抗损伤能力较强，胆汁就可能无损于胃气；反之，人体气血阴阳的虚损程度较重，抗损伤能力下降，或者胆汁反流时间长，量较大，就会造成胃气受损，和降功能失常，而发生胆汁反流性胃炎。根据临床证型分析：在发生胆汁反流之前，机体大多已经存在如脾虚、胃阴虚等虚症模态，这种模态为胆汁反流入胃后，造成胃黏膜充血、糜烂等病理损害创造了先决条件。《素问·刺法论》曰"正气存内，邪不可干"，《素问·评热病论》曰"邪之所凑，其气必虚"。所以，人体气血阴阳的基础状态，在胆汁反流性胃炎的发病中有着至关重要的作用。由于此状态在发生胆汁反流之前既已存在，故谓之幽门前因素。

2. 疏肝、利胆、畅中，莫使胆汁成胆邪（针对幽门因素）

胆汁反流性胃炎，顾名思义，发病的关键在胆汁反流。所以调整幽门舒缩功能，阻止胆汁逆流入胃，便是治疗成功与否的重要环节。相关学者研究发现十二指肠肌电出现交错移行复合波与幽门压力上升是一致的，幽门括约肌和十二指肠的协调运动保证了胃内容物的顺利下排，当两者的运动协调发生紊乱时，易发生十二指肠液的反流。中医认为，胃为仓廪之官，主受纳和腐熟水谷，脾主运化吸收，为其行运津液，二者互为表里。功能上，脾主升（清），胃主降（浊），而且脾以升为健，胃以降为和。这种脾升胃降的协和状态必须依赖于肝的正常疏泄。三者的共同运行维护了消化系统的生理功能。如果由于种种因素，致使肝失疏泄，气机郁滞，横逆克伐，脾胃升降功能失调，终致胃气上逆，此为其一；肝与胆互为表里，肝气郁久化火，表里相传，致胆火郁积，伺机随冲逆之肝气上犯，直袭胃腑，此为其二；脾胃功能失调，不能正常传化，阳明经气不利，水谷无以正常腐熟吸收，变为宿食，滞留肠道，腑气不通，再次加重通降之负担，此为其三。另外，胃大部切除术，尤其毕Ⅱ式术后，胆汁直接流入胃腔，所有这些，共同铸成了幽门功能失调，不能有序开合，胆汁上窜入胃，成为"胆淫"。所以治疗时，须紧扣肝胆的疏泄条达，和胃降逆，调畅中焦气机，并保持肠道的通利，如此，幽门功能正常有序，顺应自然，胆汁下行而参与饮食的消化吸收，邪即可转化为正，为我所用。即使毕Ⅱ式术后患者，此法也可以通过调整肠道机能而在一定程度上减轻胃黏膜的损伤。临床治疗上酌情依证选用柴胡疏肝散、四逆散、蒿芩清胆汤等，疏肝、利胆，通利肠道，同时嘱咐患者愉悦情志，戒烟戒酒，可更进一步提高疗效。

3. 制酸、制碱、护膜 扶正更需善治邪（针对幽门后因素）

无论如何，在胆汁反流性胃炎的中医治疗中，需要重视逆流入胃的胆汁，因为其对胃黏膜的损害是确切而多方面的。一是胆汁酸在胃内低 pH 环境中以胆盐形式存在，具较强的脂溶性，可直接破坏胃黏膜的双层而引起黏膜损害；二是胆汁的潴留刺激胃窦 G 细胞分泌促胃液素，进而抑制幽门括约肌的收缩致胆汁反流形成恶性循环。此外，继发性胃酸分泌可协同作用于已受损的胃黏膜。胆汁本是人体津液、精气的组成部分，正常情况下，是维护身体健康的有用物质。一旦随着冲逆之肝气上溢于胃，即变为胆淫邪气。胆邪犯胃所生各种临床症状如：胃痛、恶心、呕苦、灼热、烧心等以及胃镜下胆汁反流所造成的胃黏膜充血、红肿、糜烂等损害均符合热毒内蕴的表现。另外，通过使用清热解毒化瘀之品可以缓解临床症状，充分说明入胃之胆汁是一种热毒之物。所以治疗时，可在辨证论治的基础上适当加用茵陈，金钱草，黄芩，乌贼骨，浙贝母，瓦楞子，白及，三七粉等，以清热解毒，化腐生肌护膜。

【病例】患者，女，37岁。就诊日期：2007年3月6日。主诉：胃脘部疼痛半年，加重1月。刻下：胃脘部灼痛，伴胀满不适，略感口苦，心烦，夜寐不宁，纳差，乏力，大便秘结。舌质红，苔干薄，脉弦细。当日胃镜检查示：胃底部黏液池浑浊呈黄绿色，量大，胃体、胃角及胃窦黏膜呈花斑样改变，以白相为主，可见大量出血糜烂灶及黄色胆汁附着，幽门口开放。诊断：1.慢性萎缩性胃炎伴糜烂；2.胆汁反流性胃炎。中医辨证属于脾胃气阴不足，夹有肝火犯胃，治疗以益气养阴、清肝和胃为法，用药如下：太子参12g，炒白术15g，蒲公英15g，白及12g，乌贼骨10g，炒白芍15g，元胡15g，黄芩10g，制大黄9g（后下），陈皮12g，炒扁豆30g，枳壳12g，姜半夏10g，柴胡10g，炙甘草6g，

上方为主加减化裁，前后共服30余剂，胃脘疼痛消失，诸证明显缓解，精神增加，夜寐安和，体重增加1公斤，2007年4月17日复查胃镜示：轻度慢性萎缩性胃炎，原有糜烂已消除，未见胆汁反流。

此病例属于脾胃气阴不足，夹有肝火犯胃，治疗总以益气养阴，清肝和胃为法，方用太子参、炒白术、炒扁豆、炒白芍、炙甘草补气兼以养阴，本组药主要针对幽门前因素，旨在增强胃黏膜的防御抗损能力，一方面加

速已损胃黏膜的组织修复，另一方面，可抵御胆汁的再次损伤。用大黄、黄芩、枳壳、陈皮、半夏、柴胡疏肝、清肝、利胆，通腑畅中，尤其方中使用大黄，泄热通利大便，大便得下则胃气下行，该组药物针对幽门本身，旨在恢复其舒缩功能，增强顺应性。胆汁循肠道而下，不妄为胆邪，则该病病机已除，大局即定。方中白及、乌贼骨收敛生肌，蒲公英清热解毒，元胡活血通络止痛，针对已经侵入胃腑的胆汁，共奏制酸、制碱、护膜止痛的作用。全方配伍，熔益气养阴，疏肝和胃，护膜止痛于一炉，故而取效甚捷。

在幽门三因素中，幽门前因素是产生胆汁反流性胃炎的基础，幽门因素是治疗胆汁反流性胃炎的关键，幽门后因素是胆汁反流性胃炎的结果，三者联系紧密，在本病的发生、发展、变化过程中，都至关重要。治疗时，当三者综合分析考虑，详加辨证，既要针对幽门前因素，扶正固本，提高胃黏膜的防御功能，还要疏肝利胆畅中，严防胆汁越位于幽门，更要积极处理已经存在的胆邪，减少其对胃黏膜的进一步损伤。如此，三者并举，标本兼顾。同时尚需理清前、中、后三因素的疏重、疏轻，以及疾病所处的阶段：在胆热淤滞较甚，胃镜下胆汁反流量大，黏膜充血、水肿、糜烂较重者，则以祛邪清热为主，由于正气相对充足，只要解决好幽门问题，阻断胆汁上逆，一般取效较快；若病程日久，脾胃虚弱或胃阴不足兼轻度胆汁反流者，虽然镜下症状不重，但往往处于正虚邪恋的胶着状态，修复比较缓慢，病程较长，当着重培补正气，滋阴养血活络，以增强胃黏膜的防御机能，兼以清热利胆，生肌护膜。只有病证并辨，三因参合，标本兼顾，施治恰当，对胆汁反流性胃炎的治疗方有望提高疗效。

孙希圣

男，中医主任医师。出生于中医世家，大学本科学历。从医40余年，从20世纪70年代先后在宁夏二医院、固原市中医院暨市中医药研究所等单位工作。曾担任科室主任，市中医药研究所业务所长，固原地区职称晋升中医培训中心中医主任，全市执业医师实践技能考试主考官，宁夏中医药传承指导老师。

谙熟经典，探究中医各家学说，文撷博采，学验俱丰，对工作认真负责，对技术精益求精。运用中医理论的全息论学说，整体学说，人体基因学说（先天学说），人体生态环境感应学说（天地人合一），结合现代医学综合研究，治愈患者无数。出版的医学著作有《孙希圣临床经验集》等。

❀学术思想

因为本脾胃病多病程日久，主要病机为脾胃虚弱中气斡旋无力或胃络失养。临床证候错综复杂，故临床用药是有以下几个特点。

1. 根据脾胃特性，权衡升降润燥

《脾胃论》说："脾为太阴之脏，恶湿喜燥，燥则脾之清气升。……胃属阴阳之腑，恶燥喜润、润则胃之浊气降。"叶天士又说："脾宜升则健，胃宜降则和，太阴阴土、得阳始运，阳明阳土、得阴自安。"说明了脾胃的生理特性及用药特点：脾喜甘温刚燥、最恶滋腻、宜升则健；胃喜甘凉柔润、最恶燥邪，宜降则和。脾胃共为一身气机之枢纽，二者一升一降，相互影响、

升中有降、降中有升，刚柔相济，才能共同维持正常生理功能。

本病的治疗也应根据脾胃特性，注意调整升降润燥之偏。治脾必遵东垣、多宜升发，药宜刚燥、以运为健。疗胃须守天土，多以清降，药宜柔润、以通为补。故治脾之药不能笼统治胃，治胃之药亦不能含糊治脾。凡胃气上逆者应和胃降逆，常选用半夏、苏梗、代赭石、旋覆花、竹茹、枳壳、莱菔子、枇杷叶、沉香、丁香、橘皮之类。脾气不运者，必以参芪为主，佐以升柴、也可酌加荷叶、葛根益气升清，方如补中益气汤之辈，或以四君子汤、参苓白术散补脾健运。然临床又有升降同时失调者，也屡见不鲜。正如《长沙药解·卷一》黄元御所说："甲木之升、缘于胃气上逆，胃气之逆缘于中气之虚。"故用药以升脾为主，佐以降胃，使之升降有序，则脾胃调和方洽病机。治脾之温燥之品，或疏肝的香燥辛散之剂、应配以清柔润胃之药如白芍、百合等，如此温润兼施、刚柔并济，对改善症状，增强疗效均有裨益。若遇体质属木火之性、胃阴素亏者，则升柴参芪更不宜轻投。对于气阴两虚之证，宜用太子参、生白术、山药、薏苡仁、扁豆、连子、百合、玉竹、谷芽、陈皮、苏梗、佛手之类，运而不燥，滋而不腻，方能提高疗效。

2. 根据病机、宜甘温调中、慎用开破。

本病病程多久，之病机主要责之于脾胃虚弱，其痛与痞各属虚证，临床不能偏信"痛无补法"，"若属虚痛，必须补之"（程钟龄）。故治疗本病应以甘温调中、养胃荣络为主，少佐辛散，既能健运中宫、缓中止痛，又能开发郁结，使气转痛止痞消。甘温多用党参、白术、当归、甘草，行气常用木香、陈皮、佛手、苏梗等顺其脾胃特性，使得中州调和，每获佳效。若兼夹实邪，也应补中兼通，通而不伐。补而不通可致气壅、纳呆，又使药力不能直达病所，而过用开破，则耗伤中气、化燥伤阴，痞痛之症反见加重。

3. 根据阴阳病性，宜寒热并调

本病阴阳失调，寒热交错之证每多见之，故应权衡寒热之轻重，投以相应的温凉药物，不可偏执一端。余每以连理汤、百合汤、半夏泻心汤、戊己丸、乌梅丸等辨证选用，屡试辄验。即使是治疗单纯寒证或热证，余常在一派温热药或寒凉药中佐入少量药性相反之品，可有提高疗效之妙。

4. 宜调理气机，气药应兼血药

本病因脾虚中气斡旋无力，且木气易乘，常易造成气机壅滞。然调气机除升脾降胃之外，还应调理肝、胆、肺之气。古人有"肺为诸气之总司、肺气得降、则诸气皆调""上焦不行、则下脘不通"之说，又肺与大肠相表里、肺气畅则腑气通、胃气行。余临症每见气滞见症的胃脘堵塞、用理气通降、疏肝和胃诸法不效者、配合使用宜降肺气的杏仁、苏子、旋覆花或马兜铃、枇杷叶等，可收到意外之效。

"肝为起病之源、胃为传病之所"（《临症指南医案》），本病疏肝理气之法固然重要，但究其病机、大多为脾胃虚弱而肝木乘侮的虚实夹杂证，应当疏肝同时健脾，如归芍香砂六君子汤、逍遥散之类、此为散中有收、收中有散之策。即使是无明显的肝郁症状，余根据"木之性，主于疏泄，食气入胃、全赖肝木之气以疏泄之、而水谷乃化"（《血证论》）之意，均参入疏肝理气之佛手、苏梗、香附等调理气机、以提高疗效。

根据"病久入络"之说，胃病日久，皆可导致胃络痹阻，无论有无明显瘀血体征存在，均宜参入丹参、当归等活血化瘀之品，尤其对胃脘久痛气药无效者，可辅之以归、芍、桃、红、灵脂等入血之品，使之络通痹开、胃痛可立即消失。或用郁金、香附、川芎、降香等兼调气血之药，使气血流畅、常可收到桴鼓相应的效果。气药偏燥，可用血药济之，血药嫌润可以气药调之、益气助以养血、可有气血相生之妙。

5. 根据整体观念、宜分辨病位五脏兼调

《素问·咳论篇》云："五脏六腑皆令人咳，非独肺也。"胃病亦然，

虽病位在胃腑，但与其他脏腑密切相关。故治疗本病，须运用整体观念、阴阳五行来判断分析病情，辨别脏腑气血。李中梓说："不能食者病在胃、能食而不化者病在脾。"叶天士亦说："食加便溏、胃醒脾不化也。"分明垂训于病位在胃在脾的鉴别之处。"邪在胆，逆在胃、胆液泄则口苦、胃气逆则呕苦""上焦不通、则下脘不行"（《黄帝内经》）。"木生于水、长于土、土气冲和、则肝随脾升、胆随胃降"（《四圣心源》），皆有临床指导意义，投药应当兼顾。类如滋养肝胃药中加入玉蝴蝶、女贞子等滋养肾阴之品以滋阴液之根、温补脾土药中加入附桂以火燠土，釜底添薪。邪在胆者以黄连温胆汤清胆降逆和胃，对于提高疗效有重要意义。

"百病皆由脾胃而生"（李东垣）本病脾胃虚弱日久，往往会发生多种疾病，如继发性贫血、血小板减少等，治疗用药当以脾胃为本，使气血生化不乏，诸病可随之而愈。正如《丹溪心法》所述："脾具坤静之德、而有乾健之运，故能使心肺之阳降、肝肾之阴升、而成天地之交泰，是谓无病。"

6. 用药宜因时因人制宜

治疗本病应根据天时寒暑燥湿之不同、地处高卑之区别，老幼壮羸之差异，因时因地因人制宜，春季肝木当令、投药可酌加白芍、柴胡之品疏肝抑木，长夏多湿、常致脾湿内困、拟方应配入藿佩为佳。秋令多燥、疏肝不宜过用香燥耗阴之品，以防却伤胃阴，冬日酷寒、血脉运行易凝，可略加当归、桂杖温化活血之辈。夏季疗胃寒，冬季治胃热，用药宜轻为妥。胃寒病人，倘若处地高寒，重剂姜附不以为害，居住炎热潮湿地带，多病脾胃湿热，治当清化为宜。

因人制宜，更为疗胃医者必知之例，老幼轻剂、青壮重剂、治脑力者方缓药轻、疗体力者方峻而药剧。前贤李东垣治贫人之病，常以健脾为愈、朱丹溪疗富人之疾，多以阴亏阳旺立论。很有指导价值。现在亦须考虑患者的饮食偏嗜辛辣、或素体属木火之性者，慎用香燥，当以清柔为重。大实羸状，至虚盛侯，都需因人而异，因证而别，不可拘于某方某药，方获良效。

7. 根据现代诊断，宜结合科研用药

治疗萎缩性胃炎虽不能以胃镜检查来完全取代四诊八纲，但胃镜检查能直接发现胃黏膜病变部位，程度及胃内容物等情况，在辨证论治的主题下参考科研用药仍有实际临床意义。根据资料统计，胃黏膜以红为主者属夹热，以白为主者常为寒证。红白相间者则以寒热夹杂论治。胃黏膜糜烂较甚者，投药应参入厚肠胃、生肌收敛之品，如黄芪、白及、白芷、乌梅、三七粉、珍珠层粉、象牙屑、枯矾等。伴肠化病例，酌在主方中选加半枝莲、白花蛇舌草、薏苡仁、莪术之类或加服胃复康（自制散剂），消除肠化，以防恶变、一般认为莪术破血祛瘀作用较峻，其实药性和平，本品含有芳香挥发油能直接兴奋胃肠道，有很好的健胃作用，同时，化瘀止痛作用较佳，乃慢性胃炎常用药物。

对于胃镜所见有十二指肠内容物反流者，此可提示胃失和降所致。十二指肠内容物反流入胃腔可刺激胃黏膜使炎症加重，故应在主方中加入作大黄或枳实以助胃之通降功能，常能收到良好的疗效。

胃窦炎病人常因肝失疏泄，胆汁的正常排泄受到障碍，导致胆汁郁结而反流，破坏胃窦黏膜屏障、使炎症迁延难愈，治疗应重点运用柴胡、郁金、枳壳、鸡内金等品，使胃胆通降功能恢复正常，炎症病变能很快康复。

萎缩性胃炎大多胃酸缺乏。胃液 pH 增高，加重胃黏膜萎缩程度，应酌情参入"酸甘化阴"，富有各种有机酸如乌梅、木瓜、山楂、五味子等药，加强胃黏膜的营养作用，促使胃腺分泌胃酸，使之尽快恢复萎缩病变。

8. 坚持用药、注意调养

本病迁延难愈，不易速效，坚持治疗及恬憺调养是主要问题，只要辨证用药准确，不易朝暮更方，即使是临床治愈后也须坚持服药巩固一个时期，一般改汤味为丸散，以利病人持之以恒。

本病症状消失后"人强以谷"可致"瘥后食复"，应嘱患者节制饮食，

忌烟戒酒，心胸宽畅、少思寡虑，生活起居规律，不难治愈。

❋消化病证治经验

1.《脾胃论》治则运用的心得体会

通过研读《脾胃论》，我们发觉其内有一套完整的有规律的治疗原则，结合临床运用体会，分述如下。

（1）升清阳与降浊阴并进　《脾胃论》引用《素问》"清气在下，则生飧泄，浊气在上，则生腹胀"来说明脾气主升，升则水谷精气运营四肢百骸，五脏六腑，不致下陷于阴而生泄泻，胃气主降，降则浊气下行，经下窍排出体外，不致上逆于阳而胀满，倘若升降失常，阴阳紊乱，顺逆倒置，就会产生饱胀或泄泻的病变，由于脾胃关系密切，清阳不升，就会影响浊阴下降，反之，浊阴不降，也会妨碍阳气的升发。所以在治则上，往往是脾胃兼治，升清阳与降浊阴并进的方法。对脾胃虚弱，不思饮食，肠鸣腹痛，泄泻无度，小便黄，四肢困乏的症候，用升阳除湿的治疗方法。用升麻、柴胡、羌活、防风、苍术等药升发脾阳的同时，又用猪苓、泽泻、陈皮、半夏等药降浊阴，临床运用确有功效。它如补中益气汤，升阳汤、黄芪人参汤、升阳益胃汤、清神益气汤、清胃汤、强胃汤、清暑益气汤等，都是本着这一组方原则的。用人参、黄芪、白术、升麻、葛根、羌活、防风等药健脾益气，升发阳气的同时，又用陈皮、半夏、茯苓、泽泻、猪苓、大黄等药以降浊阴，达到了既升清阳，同时又降浊阴的治疗原则。

临床运用体会到由于清阳的升发有助于浊阴的下降，浊阴的下降有利于清阳的升发。因此，应当是升清阳与降浊阴并进。

（2）助正气与祛邪气同施　对于平素脾胃虚衰，元气不足，"邪之所凑"者是因为病邪乘虚而入，反之，若病邪猖盛，元气也可以受损致病。《脾胃论》的治疗原则是对脾胃虚衰、元气不足，感受风寒，乃生寒热者，用补中益气汤补其元气，元气旺驱邪易于外达，或者元气旺盛风寒之邪难犯，此扶正气，避邪气或者驱邪气。对于邪气猖盛的脏腑沉寒症，心腹卒然发痛如锥刺，腹部胀痛拒按，呼吸急促，坐卧不安者，用《金匮要略》备急丸（大黄、干姜、巴豆）攻下寒积，这种邪气驱除越早越快，脾胃之气损伤越轻。

但在临床实践中，往往是虚实夹杂，或正伤而邪已侵，或邪侵正已伤，这种情况《脾胃论》采用扶正与祛邪同施的原则。如气血不足感受风寒者，立麻黄人参芍药汤，方中人参、黄芪益气，当归、芍药补血、麦冬、五味养阴，再配以麻黄、桂枝发汗解表，合之而成扶正祛邪之方。它如劳倦伤脾，风寒之邪乘虚入侵者，用补中益气汤加蔓荆子、藁本、细辛、川芎等，扶正祛邪同施。

（3）益元气与泻阴火并行　元气是人体生命活动的动力，又是脏腑活动的产物，元气的产生依赖于脾胃的功能。《脾胃论》中指出"真气又名元气，乃先身生之精气也。非胃气不能滋之"。脾胃是元气之本，元气又是健康之本，脾胃伤则元气衰，《脾胃论》认为，人体正常的火叫"少火"，发源于命门，亦即肾阳或元阳，与元气的关系是相互资生的，故《黄帝内经》称"少火生气，气食少火"。

阴火即状火或相火，是一种病理状态，或因"饮食不节，寒湿不适，脾胃乃伤"，或因"喜怒忧恐，损伤元气，资助心火，则产生阴火。故《黄帝内经》云"壮火食气，壮火散气"。《兰室秘藏·内障眼病论》说："火与气，势不两立。"

治则是以元气受伤为主者，益元气以制阴火，如补中益气汤，对阴火上乘者，泻阴火以安脾胃，如"心火亢盛，乘于脾胃之位者"，用黄连、黄柏、生地、芍药、石膏、知母、黄芩、甘草等清心火。但在临床实践中，阴火亢盛者，元气必伤，元气不足者，阴火必猖，所以原则是益元气与泻阴火并行。其中具有代表性的是补脾胃泻阴火升阳汤，用于"饮食损胃，劳倦伤脾，脾胃虚，火邪乘之而生火热"。它如升阳益胃汤、通气防风汤、黄芪人参汤、清暑益气汤，半夏白术天麻汤等，益元气的同时，都配用泻阴火的药物。

（4）扶阳气与滋化源并举　阳气即正气、元气，化源即脾胃之阴，根据阴阳互根、互生的理论，气属功能，阴属物质，两者是互相滋生、互相为用的，《脾胃论》治则中，在用甘温开发元气的同时，反复强调甘寒以滋化源，甘温刚燥药如党参、黄芪、白术等与甘寒柔润药如生地、郁金、白芍配在一起，扶元气，滋化源，如人参芍药汤，黄芪人参汤，清暑益气汤，升阳散火汤，清燥汤等方都体现了扶元气与滋化源并举的法则。

《脾胃论》中把具有对立矛盾的病源制定了升与降、补与泻、温与补、燥与润相对立的法则结合在一起，真可谓是殊途同归，相反相成的作用，值得我们进一步研究和借鉴。

2. 中医痞证学说在消化道疾病中的应用心得

痞是心下（上腹）痞塞，胸膈满闷，观之无形，自觉胀满，触之不痛的证候，多因起居失调，饮食不化，气郁痰凝，脾胃虚弱，导致脾失健运，升降失常而成。痞有实痞、虚痞、虚实寒热夹杂痞。各种消化道疾病见以上证候的均可按痞证论治。

（1）实痞

①食积痞：饮食损伤脾胃，胃气壅塞而致痞，症见：胸满闷，痞塞不舒，伴吞酸嗳腐，或恶心呕吐，或伴有腹满，舌苔厚浊，脉弦滑。治宜消导和胃开痞，方选保和丸、平胃散加减；山楂、麦芽、谷芽、莱菔子、半夏、陈皮、苍术、炒玉片、枳实、连翘、厚朴。山楂善消油腻荤腥、神曲善消酒食，莱菔子善消面食、俾积滞消，胃气和、痞证自消。若食积化热，烦躁、苔黄、脉滑数者加黄连，便秘者加大黄导滞通便。

②痰湿痞：素体痰湿内盛，或恣食肥、甘、炙、醇酒、厚味等物，或惊怒忧思之扰，以致脾不运化，胃失顺降，便痰湿内生，聚而为患，证见胸脘痞塞，满闷不舒，胸闷不饥，头昏眩晕，恶心欲吐，身重倦怠，或咳痰，

舌苔浊腻，脉滑。治宜祛湿化痰，顺气宽中，方药用平陈汤合导痰汤：苍术10g、厚朴10g、陈皮10g、半夏10g、茯苓6g、枳壳10g、胆南星6g、若见肺气失于肃降者加前胡、枳壳、旋覆花、桔梗、薤白之类调理气机升降。俾气顺痰降而痞开满除。

③寒凝痞：由于寒气侵袭，脾胃阳气被遏，气机阻滞，痞塞不通，证见：胸胁脘腹痞满，气机作攻，按之不坚，得温则舒，遇寒则甚，畏寒肢冷，小便清长，苔白润，脉沉紧。宜散寒理气开痞，方药用导气汤加减：小茴香、吴茱萸、川楝子、广木香、台乌、槟榔、大茴香、附子、厚朴。若大便秘结为冷秘加大黄。

④湿热痞：平素恣食生冷，酒类、肥、甘、辛热、炸炙之品，生湿化热或感受湿热之邪，蕴结脾胃，则受纳运化失职，升降失常，而成痞塞。胸脘痞满，口苦黏腻，呕恶，口干不欲饮，有口气，尿黄，大便黏滞不爽，或便秘，肠中不蠕动，无矢气，苔黄腻，脉濡数。治宜清热化湿，开痞和胃，方药选连朴饮合平陈汤：厚朴、黄连、石菖蒲、半夏、茯苓、陈皮、苍术、甘草、佩兰、黄芩、枳壳。大便黏滞不畅加炒槟榔，大便干结加生大黄。热重加栀子，理气加木香、佛手。若属热痞，常见于太阳病误下后，或表邪内邪，或在内伤杂病中，表现为心下痞满，按之柔软，心烦口渴，尿赤，舌红苔黄，脉浮数。治法如无表证用大黄黄连泻心汤。

⑤气滞湿阻痞：由于感受外湿或久居住潮湿之地，或过度饮凉食冷。湿邪困阻脾胃，气机升降失司而致痞，证见脘腹痞胀，按之不坚，望之无形，喜揉喜按，纳呆胸闷，嗳气恶心，大便溏薄，苔白厚腻，脉濡小滑。治宜化湿和胃，理气开痞。方药胃苓汤加减：苍术、厚朴、陈皮、茯苓、半夏、藿香、砂仁、白蔻、台乌、枳壳。气滞甚加沉香，湿重加石菖蒲、薏苡仁。

⑥肝郁气滞痞：由于七情不和，暴怒伤肝，情志郁结，气机阻室不畅，肝木郁而不畅致痞。证见胸脘不舒，痞塞满闷，心烦易怒，两胁作胀，时作叹息，舌苔薄白，脉弦。治法宜疏肝理气消痞。方药选用越鞠丸加味：

川芎、神曲、栀子、枳壳、苍术、香附、佛手。此方虽为通治气、血、痰、火、湿、食六郁之剂，实际是重点理气，盖气行则血行，痰火、湿、食亦易于消除。如气郁甚者可酌加枳壳、木香、厚朴、苏叶、青陈皮；湿盛者加茯苓、泽泻；痰多加半夏、陈皮；气郁化火加左金丸、川楝子；气虚之体，不宜用专用香燥耗气，可加入党参益气扶正。

⑦热痞：是无形邪热结于心下，致中焦气机痞塞不通，出现心下堵闷，按之柔软，心烦口渴，尿赤，舌红苔黄，脉关上浮而散，本证见于伤寒病，多见太阳病误下而表邪内陷所致，亦可见于内伤杂病的心胃火盛，表解后宜用大黄黄连泻心汤。

（2）虚痞

①脾胃虚弱痞：由于素体脾胃虚弱，或病后失于调养或屡进攻伐之剂，脾胃失健，纳运无力，升降失常，症见脘闷不舒，痞塞胀满，触之不坚，外观平软，纳呆，喜揉喜按，大便稀溏或泻泄，气短乏力，体倦懒言，舌淡苔白，脉细或虚大无力。治宜健脾益胃，调理升降，方药选香砂六君子汤，加减：香附、砂仁、党参、白术、茯苓、半夏、陈皮、大枣、炙甘草。兼气滞胃腑加厚朴、枳壳、莱菔子、佛手；有热加黄芩；兼湿加苍术、藿香；挟食滞加焦三仙、枳实（即寓丹溪大安丸、东垣枳术丸之意），寓消于补，消补兼施，消痞除满。若素体脾胃虚弱，又受风寒，合用香苏饮，表散外邪，畅气宽中。泄泻者加参苓白术散健脾止泻；若胃气虚弱，痰湿内阻，心下痞硬，噫气不除者以旋复代赭汤治之；若兼见脘腹喜暖、四肢不温等属脾阳不振，脾胃虚寒者上方加入干姜、吴茱萸，或毕拔、胡椒或附子等温阳暖胃之品。

②中气下陷痞：由于大病后致中气不足或积劳成疾，致中气下陷，形成痞证，此证大多都有内脏下垂之器质性疾病。证见脘部坠重痞塞、时宽时急、嗳气频作，平卧则舒，气短乏力，体倦懒言，舌淡苔薄，脉弱，或兼见四肢不温，喜温畏寒；或见五更泄泻。治宜健脾益气，升阳理气，方

药用补中益气汤加减：党参、黄芪、当归、白术、炙草、陈皮、炙升麻、炙柴胡、茯苓、枳壳。阳虚加附子；有湿加茯苓、泽泻；脾气虚、易受肝木之克，若有土受木克者加逍遥丸，胃纳减少者加焦三仙、砂仁。俾清阳得升，浊阴自降，升降复常，痞塞自消。如痞满朝宽暮急，腹胀难忍者乃脾胃阳虚，宜用理中汤合吴萸汤温运中焦，祛散阴邪，健脾益气，振奋脾阳。俾脾阳得运，中寒自去，升降复常，痞满乃清。若见痞胀入夜尤甚，五更泄泻等乃属火不生土，脾肾阳虚之证，宜用附子理中汤加肉桂治之。

③虚实寒热夹杂痞：由于脾胃虚弱，饮食停滞，阻滞气机。证见胸脘痞满，不思饮食，神疲乏力，每当饮食稍稍多点则痞塞更甚，舌苔薄腻，脉细滑。治宜健脾行气消痞，方选枳术丸，气滞明显者用香砂枳术丸（《摄生秘制》）。若上证兼见大便不调，口干，尿黄者乃脾虚气滞，虚实夹杂，寒热交错，常因脾胃素虚，升降失常，寒热互结，气壅湿聚所致。方用《兰室秘藏》枳实消痞丸，行气健脾，辛开苦降，调解寒热。

④寒热互结痞：由于病邪在表，误作里证下之，既损伤脾胃之气，又致热邪入里，与水、食、痰结合，而为虚实夹杂，寒热互结之证。表现为胃气失和，心下痞满，恶心呕吐下利。治宜补泻同施，寒热并用，和胃降逆，升结除痞。方选半夏泻心汤；半夏、黄芩、黄连、干姜、人参、甘草、大枣。若见水热互结，心下痞，干噫食臭，腹中雷鸣，下利等证，宜散结除水，和胃消痞，生姜泻心汤。本方是半夏泻心汤减去干姜加生姜组成，温胃止呕而散水气；若见胃气虚弱，胃气上逆，腹中雷鸣下利，水谷不化，心下痞鞭而满，干呕心烦不安等，治宜益气和胃，消痞止呕，方选甘草泻心汤治之，即半夏泻心汤加甘草10 g补虚缓急。使邪去胃虚得复，逆气自平。

⑤虚气上逆痞：由于"伤寒发汗，若吐若下，解后，心下痞硬，噫气不除者，此乃外邪虽经汗吐下而解，但治不如法，中气已伤，痰涎内生，胃失和降，虚气上逆之故"。证见心下痞硬，噫气不除，或虚寒反胃，呕吐痰沫等。宜益气和胃，降逆化痰，方选旋复代赭汤加减：旋覆花、代赭石、

人参、甘草、生姜、半夏、大枣。

3. 运用叶氏"上下交病，治在中焦"治疗脾胃病经验

叶天士在《临证指南医案》中反复提出："上下交病，治在中焦。"是说上焦（心肺）与下焦（肝肾）的病证交错时，应该治疗中焦脾胃。追忆及此，加意揣摩，这是李氏"善治病者，惟在治脾"学术思想的进一步发展。

脾胃连通上下，为人体气机出入升降运动之枢纽，朱氏指出："脾具静坤之德，而有乾健之运，故能使心肺之阳降，肝肾之阴升，而成天地之交泰"（《丹溪心法》）。李东垣也说："脾为太阴之脏，恶湿喜燥，燥则脾之清气升，以煦心肺，心肺和煦则下济肝肾，胃为阳明之腑，恶燥喜润，润则胃之浊气下降，以濡肝肾，肝肾濡则上滋心肺"（《脾胃论》）。如此升降有序下下相移，出入衡常，故能动静相召，上下相临，阴阳交泰，气血和畅，生生化化，品物咸章。

若"内伤脾胃"，则饮食水谷无法摄入，废浊之物不能排出，清阳之气不能敷布，后天之精不能归藏，就会影响五脏六腑，波及表里内外，而"百病由生"，正如唐笠山强调："脾胃伤则出纳之机失其常度，而后天生气已息，鲜不夭扎生民者已"。（《吴医汇讲》）

将对此研习体会运用于临床验案举例如下，以管窥豹，可见一斑。

【病例】肝炎合并肺结核

患者，女，40岁，1985年11月6日初诊。患肝炎治疗两年有余，多次化验肝功不正常。又出现发热盗汗，咳嗽胸痛，经 X 线拍片，诊断为肺结核（右上叶），活动期，用保肝及抗肺结核中西医药物近1年，寸功未得。偶遇笔者回乡，求去诊视。述咳嗽气喘，咳则汗出，痰稀白量多；右胁疼痛，腹胀纳呆，每日进食二至三两；心悸失眠，头晕眼花，性情急躁，自汗盗汗，肢体振润，月经过期量少，尿黄便溏。见患者卧床，精神疲惫，形体羸瘦，面色苍白，舌淡苔白腻，脉细弱。

肺为上焦，肝为下焦，此上下交病，治中焦脾胃，使之"中土既旺，四象得以轮旋"(《医学求是》)。宗枳术丸意,处方:党参、苍白术、枳壳、焦三仙、佛手、百部、五味子、杏仁、陈皮、黄芩、炙甘草,先煎服,后配为散剂,缓图其功,每次服6g,1日3次。1个月后信告明果明显,嘱将原方再配散剂服3个月。3个月后经检查肝病及肺病大大好转。

按:脾气不升则脾阳困顿,水湿停留;肝木失其脾气运化,沉沦而不达,肝气郁结。胃气不降而相火不行,肺金反被火刑,失其西降之权,壅逆于上,聚湿生痰,积生结核。肝肺为标,脾胃虚为本,此治病必求其本也。

【病例】慢性肾炎、尿毒症合并心衰

患者,女,57岁。1979年1月10日诊。肾炎病史已两年。两月前病情加重。高度水肿,尿蛋白(++++),少尿,呕吐。某医院诊断为慢性肾炎、尿毒证合并心衰,住院治疗40多天,不见好转,让回家准备后事。邀笔者诊视,面色灰晦,淡漠,气喘,全身水肿,压之没指,唇甲有紫,颈脉怒张,舌青苔白腻,脉濡而促。其子说:"因恶心呕吐整天不下米水,时而嗜睡,郑声,时而烦躁,少尿,咳嗽,腹胀。"诊毕,笔者为难,推辞不治,其子再三要求开方一试,无奈之间开香砂六君子汤加味以图应付。处方:党参18g,白术10g,茯苓30g,半夏15g,陈皮10g,木香10g,砂仁6g,生姜10g,泽泻20g,吴茱萸3g,黄连3g,防风6g,炙甘草6g,取6剂,水煎服,继续用原用西药。药后其子又来请,言病情好转,我难以置信,心想莫非是回光返照?到病家才知,确有见效。再抓10剂,恶心呕吐完全停止,已有食欲,每日能进2~3次稀饭,无嗜睡、气色好转,水肿减轻,尿量增加,脉已不促。遂后原方加减30余剂,病人能到室外活动。治疗半年有余。14年后至1993年3月24日因脑血管病病故。

按:患者素体脾虚,水湿停聚,再加治疗用药屡伤中洲,清阳之气不能上升,浊阴之气不能下降,废物无以排出,波及心肾。心阳不得下济,水气凌心。笔者初方时确无把握,恐治心肾之药入胃必不受,拟调理中州之香砂六君子汤。一个平淡的方子却救了一个疑难重症病人的性命。说明前贤之论，卓然有见。

4. 治疗慢性萎缩性胃炎的临床经验

慢性萎缩性胃炎在中医学属"胃痛""痞证"等病之范畴，主要症状有胃脘隐痛，或痞胀窒塞，虚嘈嗳气，饮食减少，或消瘦倦怠等。临床诊断应以胃镜检查及病检确诊。

根据多年的病例资料统计表明，本病的发病率以中老年为高，病程很长，严重影响着患者的健康。患者就诊时证候复杂，兼夹证、合并证较多，往往是虚实兼夹，寒热交错，气血并病。故以一方一药治疗不易奏效，必须运用辨证论治。

本病主要是由于脾胃虚弱（或偏于气虚，或偏于阴虚），后天亏损，纳呆运迟，气血生化乏源，胃膜失其滋养（黏膜萎缩，肠腺化生）。升降无力，气机壅滞，血行不畅，胃络瘀结（腺体增生）；中土衰弱，肝木壅滞、凝痰饤饮，皆能影响胃之功能。患者在疾病过程中，临时因素也较多，如食少营养供给不足，患者抵抗力降低，稍有起居不慎，即感外邪；或因饮食相对过量，或失当，胃腑则不能承受，或因忧思郁怒等而致肝气郁结；或因治疗过程中用药不当，导致伤阴或伤阳，都可使临床症状加重。

本病临床证候根据病机分为两大类，一是基本证：脾虚气滞型，脾胃阴虚气滞型，脾虚肝胃不和型。二是临时的标证：夹湿（湿较重者），夹湿热，夹痰饮，夹食滞。标证是临时性的，病程短而且易治。大多数病人就诊时兼有标证。

（1）本证

①脾虚气滞证　症见脘腹隐痛，虚嘈不适，绵绵不休，食欲不振，食后饱胀，停滞不化，嗳气则舒，或兼痞塞，口干，大便或溏或秘，肌肉消瘦，神疲无力，饭后嗜睡，面色萎黄不华，舌体胖嫩，质淡，苔薄白，脉象或细或濡或缓。

治宜健脾益气升清，养胃荣络，佐以通降。自拟健脾养胃汤（党参、白术、茯苓、半夏、陈皮、木香、砂仁、山药、扁豆、枳壳、沙棘、焦三仙、苏梗、九香虫、当归、甘草）。

本方由香砂六君子汤、枳术丸加味而成。"脾胃之病，其于升降二字尤为重要"（《临证指南》）。方中四君子、山药、扁豆、益气健脾升清、焦三仙健胃消食，木香、砂仁、枳壳、苏梗和胃行滞降气，当归和营荣络。黄元御说："胃气之逆，缘于中气之虚。"俾脾复健运之常，胃气则得以和降，胃络当以荣润。沙棘味酸甘，性温柔，温而不却阴，柔而不遏中阳，酸甘化阴，促使胃腺分泌胃酸，是健胃、养胃，补充营养之良药。

胃气上逆者（嗳气频繁，呕吐、矢气不通）加入代赭石，旋覆花或莱菔子、沉香等。气虚较重（脘腹坠沉、自汗易感冒，稍活动则甚）加入黄芪，党参加量。虚寒者（脘腹冰凉，喜暖，泛吐清水，或呕吐反胃，形寒肢冷，脉沉或迟无力）主方中加入桂枝、吴茱萸、炮姜等辛热通阳之品，以鼓舞乾阳，助其运转。若属年老久病，命火式微者，应以火燠土，斧底添薪，加入附片、肉桂等温肾助火之品。

②阴虚气滞证　症见腹脘隐隐灼痛，痞胀，嘈杂烧心，口舌干燥，易饥好食而难化，触之脘腹灼热，便干溲短赤，消瘦神疲，五心烦热，舌瘦红少津，无苔或少苔，脉弦细或数。

治宜滋脾健运，润胃荣络，佐以行气。自拟滋脾益胃汤（太子参、生白术、山药、扁豆、黄精、百合、乌梅、生三仙、川楝子、枳壳、佛手、白芍、沙棘、当归、甘草）。

若久用温燥，或火炽伤阴或素体阴亏，脾胃阴虚，脾阴虚者食少腹振、胃阴虚者易饥好食而难化。

方由四君子、枳术丸、益胃汤加减而成。因脾阴包括血液、津液和消化液，性质介于阴和阳之间。脾之运化，生成既靠脾气，且赖脾阴。脾阴亏损，同样可致运化失常。故方中用太子参、生白术、扁豆、山药、生三仙、沙棘滋脾助运，当归养血，滋而不壅。太子参、生白术不但益气健脾，而且滋养阴血，甘以濡之，温以煦之，养阴而不滋腻，健脾而不温燥。釜中无火，不能化物，釜中无水，亦不能化物。百合、乌梅、白芍甘酸清润，以复胃阴。川楝子、佛手、枳壳、行气和胃、并无嫌燥之虑。

气虚甚者去太子参加西洋参。若阴津亏耗过甚，中洲失濡，致胃气上逆者（嗳气作呕，或反胃呕食）加白蜜、荷叶或枇杷叶，代赭石。若胃阴亏损，虚火内灼者（口渴喜饮，灼热烧心，或牙龈肿痛或龈衄），切忌苦寒直折之品，宜先用或加用甘寒凉润的石斛、生地、花粉、知母、蒲公英等品、沃焦救焚，以翼热退津复液回。若兼心阴不足证（心烦心悸，失眠多梦）可加天麦冬、柏枣仁等品或加服天王补心丹滋心阴安心神。若见头目眩晕，肢体麻木，震润眼花干涩者乃阴血亏损，肝阳旺盛，应重用百芍，酌加珍珠母、牡蛎、雪莲等平肝潜阳。

③脾虚肝郁证　症见脘腹、肩背胀痛较剧，胸胁窜痛或胀饱不舒，叹息为快，嗳矢不畅，便之不爽，或嘈杂口酸，或咽喉以下梗塞或咽嗝，性情郁闷，多愁善怒，感情激动，形体消瘦，神疲乏力，不思饮食，脉细弦。

治宜健脾疏肝，理气和胃。自拟扶土抑木汤（白术、茯苓、半夏、陈皮、白芍、当归、木香、枳壳、佛手、郁金、川楝子、元胡、防风）。方由归芍六君汤、疏肝散、金铃子散加减组成。本病因脾土虚衰、肾阴脾血亏乏、故肝失肾阴脾血涵养。木失其涵，肝用偏颇，顺秉中土，或情志不畅，肝气郁结、横逆犯胃。"肝欲散，急食辛以散之"古人视为常规，笔者认为治疗本病治肝用辛，香燥疏散，实为不宜、必以无燥性的疏肝之品如佛手、川楝子、郁金配合柔肝润燥之类，刚中有柔，以柔制刚。防风性虽温燥，但能升达土中之气，更善于土中疏木，且能除胃风。炒用3~5 g为宜。痛剧者加丹参饮、青皮、徐长卿，气虚明显者加党参，兼见灼热，口干，虚烦不眠，身麻颤瞤，舌燥红者去防风、元胡、加木蝴蝶、桑叶、麦冬、生地等清柔之品养阴涵木。若肝郁化热者加青代、丹皮、黄连、珍珠母等清肝泻火之品。若是胸胁脘腹胀痛不已，攻窜肩背，呕恶噫哕，大便秘结，小便短赤者，乃胆气郁滞生湿化热，胆胃不和。先用清降通腑汤（郁金、枳壳、大黄、木香、半夏、茯苓、代赭石、陈皮、竹茹、蒲公英、白芍、生姜）辛开苦降、开郁和胃、清胆通腑。

（2）标证

标证是是有本证的同时，临时出现的证候，若能及时辨治，是能够很快消失的。

①脾胃湿浊　脘腹胀甚，气攻作鸣，大便稀溏，或有恶心，口淡无味或有甘甜味，纳食不香、身困头重，倦怠嗜睡、面垢，舌体胖边有齿痕、苔白腻或水滑浊垢、脉细、缓或濡。

由脾虚失运，水湿仃聚，或感受外湿者为湿邪困脾，因恣食生冷油腻，饮酒者为湿浊阻胃。

"脾土也、恶湿，而水则流湿，莫若燥脾以胜湿、崇土以填科臼、则疾当去矣"《本事方》）。宜健脾燥湿，泄浊醒胃、用化湿醒胃汤（苍术、草豆蔻、陈皮、茯苓、半夏、白豆蔻、藿香、扁豆、薏苡仁、泽泻、甘草）偏寒加姜桂辛温之品。

若为湿热博结，兼见烦热多汗、口苦黏腻而不畅、肛门灼热、尿赤、苔黄腻垢、脉濡数。宜在上方中加入苦燥清热淡渗之品，如茵陈、木通、滑石、竹叶、黄芩、栀子等。

湿与寒热互结者、酌加半夏泻心汤辛开苦降、寒热并调。

②痰饮阻胃　呕吐清水痰涎、脘腹、背心冰冷、胃中水声漉漉、头晕、口干、尿少，舌胖苔白滑、脉弦或滑。

治宜逐水利饮，用逐水利饮汤（桂杖、茯苓、半夏、苍术、生姜、子龙丸冲服），服一至二剂，中病即止。

若寒浊凝聚者加椒目、干姜、吴萸、温中利饮。若阴寒窈踞、湿凝痰阻、胸阳失其清旷、胸痹胸痛彻背者合用枳实薤白桂枝汤通阳化痰、开痹散结。

③火炽郁热。脘腑烧灼、痛势急迫、嘈杂不适、烦躁易怒、口干渴喜凉饮、消食善饥、食入难化、或有牙龈肿痛出血、便秘溲赤，舌红苔黄少津、脉弦数或洪数。甚者吐血便血。

本病部分患者，脏腑阴亏、一遇香燥、外感、恼怒等因素、易从阳化热、尤其是肝胃火盛内炽。临证时应辨清火在肝还是火在胃，火在肝者清肝泻火，方用清肝泻火汤（龙胆草、青代、黄连、赤芍、丹皮、生地、佛手、枳壳、川楝子、代赭石、甘草）。龙胆草、黄连味苦能降、寒而不凝、一则清肝泻火、二刚疏肝木理中土，有开胃利胆之功。其他药味清肝泻火，无燥肝伤阴之弊。

胃火内炽者用清胃泻火汤（石膏、知母、蒲公英、花粉、枇杷叶、竹茹、丹皮、生地、川楝子、枳壳）。因"胃火益盛，脾阴愈伤"（《明医杂著》），故用味清泄而兼有滋阴作用，无伤阴耗液之虑。据笔者运用体会、蒲公英味甘性寒，能入太阳阳明两经、善泄胃火而无碍胃伤脾之嫌、尚有散滞气之效，乃治胃炎之良药。配合无燥性的川楝子、竹茹、枳壳、枇杷叶，清火和胃降气，收效甚速。

若见出血者，可加白及、茜草、生地榆、生大黄粉冲服。

④瘀阻胃络　胃脘刺痛不移、夜间痛甚、面青目眶青紫、便黑，舌紫或青暗、舌有瘀点瘀斑，舌下脉络瘀阻。皮肤浅表脉络青紫如花纹，肌肤甲错。

治宜活血通络、开痹散结，用化瘀通络汤（当归、赤芍、丹参、石见穿、徐长卿、五灵脂、桃仁）。

经主气、络主血。"久痛入络……，久病则血络亦痹"（《类证治裁》）根据寒热可加用桂枝、丹皮、红藤等提高疗效。气虚致瘀者加用益气药，气滞致瘀加用行气药。痰瘀之结者两证互参。若属瘀重应加水蛭、蟅虫、三棱、莪术之类。

⑤风寒袭胃　患者因久病，气血生化乏源、每都抵抗力弱、起居稍有不慎、便感受风寒邪气，胃脘不适、痛胀加剧、甚者头身痛楚、恶寒发热、

吐泻交作，舌苔变白，脉象转为浮紧。

治宜暖胃调中，疏散风寒，宜用良附丸、香苏饮、桂枝汤合方加减。慎用伤胃之发散之品。甚者用藿香正气汤加减调治。

⑥食滞停胃　胃胀或痛加剧、或嘈杂吞酸或嗳腐，便下不化之物，舌苔突然变为腐秽，脉略滑。

本证是根据胃的受纳消化功能程度相对而言，并非绝对过量。由于胃弱，病人不察觉或不慎时即可加重胃的负担，造成食滞。临证要详察细审，及时给予治疗。治宜消食化积，方用保和丸、山楂丸、焦楂化滞丸之类随证选用。

总之，临证时要详察细审，谨守病机，知常达变，伏其所主，先其所因。有标证时先治其标、或标本同治。但治标要中病即止，切勿虚虚伤中。治本应持之以恒、坚持用药，绥图其功。

【病例】患者，男，54岁，1991年9月16日初诊。自诉胃脘隐痛半年，曾长期服解痉制酸止痛药未效，多次就诊于中医亦无效果。胃镜检查，见胃幽门管前壁及大弯侧有巨大凹陷形溃疡，表面有白色糜烂坏死组织覆盖，占据幽门管三分之一部位。诊断为幽门管胃癌。活检报告为慢性萎缩性胃炎。又作胃肠摄片示胃窦炎及十二指肠炎。来诊时痛无定时，时有加剧，喜暖喜按，纳呆，便艰，无吞酸嗳气；苔腻微黄而润，舌边淤，脉弦滑。平时无明显胃病史。自拟健脾养胃汤。

处方：党参、山药各15g，白术、陈皮、木香、砂仁、枳壳、沙棘各30g，焦三仙、九香虫、当归、甘草、藿佩梗各12g，半夏12g，茯苓12g，厚朴6g，6剂后脘痛减轻，大便得畅，胃纳增加。再6剂后脘痛若失，苔腻亦化，患者饮食起居如常。患者在检查期间无明显症状，原方加减继服50余剂，随访3年健康。

5. 消化性溃疡病证治经验

消化性溃疡是指胃及十二指肠溃疡。近年来，虽然出现了治疗消化性溃疡的有较好疗效的西药，但其副作用大、复发率高，而且对一部分难治性特殊型溃疡效果仍不够理想。临证中采用中医药辨证论治，取得较好疗效。

本病临床常见证型有脾胃虚弱型（包括虚寒）、胃火炽阴型、肝胆郁热型、湿热中阻型、肝胃不和型五种证型，其他兼证如夹食、夹寒、夹瘀、寒热虚实。

（1）脾胃虚弱型　胃脘隐痛，痛有定处，兼有痞满堵塞，逢饥作痛，进食则缓，嗳气吞酸、虚嘈不适，纳减运迟，神疲倦怠，面黄肌瘦，大便溏薄或虚秘，舌淡有齿痕，脉细弱或虚无力。治宜健脾养胃，调理升降，主方用香砂六君子汤或黄芪健中汤加减。

本证多见于溃疡漫性退行期和愈合期。由于升降失常，胃的张力较高，空腹潴留液多，这与现代医学所谓大脑皮质兴奋程序较强，付交感神经兴奋占优势，胃液分泌旺盛有关。其辨证要点主要是胃脘隐痛，但有固定压痛，纳减运迟，舌淡苔薄，脉细弱或虚软无力。

治疗脾胃虚弱，法当健脾养胃，使之升降有序，燥湿相济，纳运复常。本型因溃疡内缘炎症消退而出现新的上皮细胞组织，由于胃络失养，很可能转为萎缩病变。故每以生肌养络之品，诸如黄芪、白芷、白及皆是。对偏于胃络不和，升降失调，胃脘气滞，或缘于脾气不升的胃气上逆之噫、嗳、呕、哕诸症，选用香砂六君子汤加旋覆花、生姜、白芷、白及、炒白芍之类。属于乾阳不振者，选用黄芪健中汤加党参、白术、白芷。方中桂枝亦可用为肉桂，效果更好。若属脾肾阳虚，火不生土者可用附子理中汤加乳钟石等生肌之品，偏于血虚（脾虚生血不足）不荣胃络者，选用当归建中汤加阿胶补脾养血荣络。对于阳衰有寒者，选用《千金翼方》芍药黄芪汤（炒白芍、黄芪、桂心、白芷、生姜、甘草、大枣）加炮姜、九香虫、白术。以上几方均须重用甘草（15～30 g）、白芍（12～15 g）剂量，白芍炒用为宜，对于缓痉止痛有很好的疗效。据报道，甘草中含生胃酮，可使胃黏膜获得再生，但有少数病人甘草用量偏大时，可出现水肿和血压升高，方中加入泽泻，茯苓即可防止。方中黄芪益气生肌，对促进溃疡收敛愈合有很好的作用。若见痰湿偏重者，酌加草蔻、薏苡仁、山药、二陈汤、藿香、苏梗即可，重者加入少量大腹皮或子或枳壳。关于本证之固定隐痛为中阳虚衰，血虚不荣所致，可用九香虫、当归等疼痛即可缓解，临床不能误认为是"久痛入络"而使用活血化瘀药物，更伤其中。

（2）火炽伤阴型　胃脘灼痛或隐隐灼痛，嘈杂易饥，口干口臭，唇舌干燥，渴喜凉饮或口舌生疮，牙龈肿痛，五心烦热，失眠多梦，便秘溲赤，或吐血便血，舌红干芒刺少津，苔少或光剥，脉洪或细数。法宜泻火清热、滋阴养胃，主方用玉女煎合益胃汤。

本证多见于溃疡病急性活动期及慢性退行期，有大脑皮质兴奋增强，交感神经兴奋性高的特点，临床以灼痛易饥，便秘溲赤，舌红干或芒刺少津为辨证要点，但应区别太仓热盛或胃阴不足之孰轻孰重。辨灼痛时切勿把病人说不清楚的嘈杂认为烧灼；察舌时由于病人伸舌用力而出现的少津，脾胃虚弱运化失司的便秘，饮水过少而引起的小便黄勿误认胃火炽盛。

治疗本证，偏于胃火炽盛者，选玉女煎加蒲公英、红藤、白头翁、青黛、花粉、白芍、甘草、白及、贝母以甘寒清热，以杜伤阴之弊。偏于胃阴不足者，选用益胃汤加蒲公英、白芍、青黛、珍珠母、甘草、白及甘凉养阴。偏于气阴两虚选用益胃汤合四君子汤；胃火上逆者选用竹叶石膏汤加白芍、甘草、青黛、白及、蒲公英。方中公英既有消炎解毒清热之功，且有养阴作用，红藤、白头翁清热解毒、消炎、对于胃肠火毒俱盛者尤为适宜，配白及共收生肌收敛之效；珍珠平肝镇静、制酸，且能收敛生肌祛腐，对于兼有肝用失调的溃疡病患者效果较好，芍药甘草汤、贝母柔肝养胃，解痉止痛，对加速溃疡愈合是理想的药物。若嗳、噫频作者加代赭石、竹茹、枇杷叶等清降之品。便秘者每以生大黄3~6 g泡水代茶泻腑通便，腑气得通，胃气始降。本证还应配伍少量理气药，但辛燥之品，万难合辙，应选用无伤阴化燥之弊的佛手、苏梗、郁金、川楝子等品为妥，以顺其胃气通降功能。

若肆意寒凉，气机受阻，升降失常，清无所归，浊无所降，会有脘腹胀满出现。

（3）肝胆郁火型　胁脘胀痛，或攻窜肩背，吞酸懊恼，灼热嘈杂，性情暴躁，口干口苦，慌梦烦恼，头目昏眩，干呕呃逆，或吐血鲜红，舌红绛，苔黄而燥，脉弦数。法以清泻肝胆，散郁和胃，方用化肝煎或丹栀逍遥散、龙胆泻肝汤。

辨肝胆郁火证，主要抓住肝胆气郁与郁而化火的征象，与胃火炽盛者截然不同。其鉴别要点是胀痛为著，且攻窜胸胁肩背，性情暴躁，口苦，舌红苔黄，脉弦数，且有肝郁病史。辨舌苔要善于区别因饮食、吸烟等因素而黄染的假苔。本型多见于溃疡急性活动期，部分病例常合并急慢性胆囊炎症。

治疗肝胆郁火，要辛散与苦寒并用，辛能疏肝利胆，散郁以绝化火之后路，苦能清肝泻火。但前人有"忌刚用柔"的训诫，辛散不能过于香燥辛烈。笔者以化肝煎去泽泻加味：栀子、丹皮、白芍、黄连、吴茱萸、陈皮、贝母、郁金、佛手、川楝子、蒲公英、青黛、珍珠母、白及、甘草。方中散郁泄肝合为一体，既"治肝可以安胃"之宗旨。川楝子、白芍、蒲公英、珍珠母用量宜大，栀子、黄连以取辛开苦降，疏肝散郁之效，且在大队苦寒药物中调和胃气。损伤肝阴加生地，兼肝血不足合逍遥散，兼肝肾不足，水不涵木，肝肾阴虚者合一贯煎。若偏于肝胆湿热者，宜用龙胆泻肝汤去生地加茵陈、白头翁、青黛、海螵蛸、川楝子、郁金、贝母清热化湿。

（4）湿热中阻型　胃脘痞满，灼热疼痛，恶心吐酸，厌食油腻，口臭黏腻，渴不欲饮，大便溏泻黏滞或秘而不爽，腹胀肛灼，舌质偏红，苔腻黄白相间，脉滑。法以化湿清热，散郁理气，方选《寿世保元》清郁二陈汤（半夏、茯苓、陈皮、甘草、苍术、黄连、栀子、香附、神曲、川芎、白芍）或茱连丸（苍术、半夏、黄连、吴茱萸、茯苓、陈皮）。

本证见于溃疡急性活动期，胃黏膜水肿、糜烂、充血严重。湿热中阻证，盖湿于热邪搏结，困遏中焦，阻滞气机，故以脘腹痞满著于灼痛、恶心、厌食油腥、口臭黏腻，大便黏滞不爽，舌红苔厚黄腻为辨证要点。然必别湿与热孰轻孰重及阻滞气机之缓急。

治疗湿热中阻，需根据偏湿，偏热和气机阻滞轻重，选方用药要重点。此证"湿处热中，热蕴湿外"，临床治疗，殊弗斟酌。无论偏湿，偏热，笔者皆以化湿为主，佐以清热，此既谓"治热先治湿"，湿开热退，气机畅通。自拟化湿清热醒胃汤（苍术、佩兰、藿香、草蔻、竹叶、茵陈、茯苓、陈皮、半夏、黄连、厚朴、泽泻、白头翁、甘草）。方中药物以化湿清热理气利小便合用，燥湿不助热，寒凉不碍湿。陈皮、厚朴畅通气机，滞行湿开热退，茯苓淡渗清利小便，合湿邪从下而泄。偏于湿者，黄连、白头翁用量宜轻。偏于热重者加用栀子6~10g，但切勿过用寒凉以致损伤脾阳，贻误病机。此外对于湿热之证，慎用酸甘药物，因甘能助湿满中。湿热中阻，升降失常，易致大便秘结，对此禁用攻下药物。

（5）肝胃不和型　胃脘胀痛，食后加重，或牵引两胁，掣及背部，泛酸纳呆，情志不舒，善太息，大便不畅，每因情志因素而变化，舌淡红，苔薄白或薄黄，脉弦或沉弦。法以疏肝理气，降逆和胃。方拟疏肝和胃汤（枳壳、佛手、苏梗、半夏、瓦楞子、木香、青皮、陈皮、珍珠母、白芍、当归、蒲公英、甘草）合金铃子散加贝母，若属肝体失柔，木气偏亢者，选用一贯煎加味。

辨肝胃不和证，应抓住肝木失其条达，肝用偏颇，胃土受侮为重点所出现的临床症状加上无固定的压痛为辨证要点。但必审察肝用偏颇的原因为郁怒伤肝，疏泄失职，或是因肝体不足而致肝用偏颇。或属后者，由于肝失柔和之性，疏泄失调，肝用偏颇而犯胃者为阴虚肝胃不和。肝胃不和证在溃疡病中多见于早期及疤痕期。

治疗当用疏肝理气，降逆和胃法。笔者对于一般肝胃不和者，采用自拟疏肝和胃汤合金铃子散加贝母，收效颇为理想。方中川楝子、青陈皮、珍珠母、瓦楞子、苏梗、佛手、枳壳疏肝理气，降逆和胃，无伤阴化燥之嫌；当归、白芍柔肝体，养肝血，有缓急止痛之效，贝母有类似阿托品的作用，解痉止痛，合元胡有收敛溃疡及消除疤痕之妙。若属阴虚肝胃不和者必须"柔其体而制其刚"，一贯煎为理想方剂，常加佛手、苏梗、玫瑰花、白及、贝母、海螵蛸，使肝体得柔，肝用不悖，胃腑既安。

6. 谈胃胆同病中医证治的原则

在临床实践中，常常见到胆胃同病，就是说胆病及胃或胃病及胆。因为胆木和胃土在生理上互相联系，相互制约，病理上互相影响，所以应胆胃同治。

（1）生理方面相互联系　胃胆同为六腑之一，"传化物而不藏，但是胆又为奇恒之府，内藏精汁属阴，功似阳腑，体阴而用阳，主储存胆汁。胃为水谷之海，受水谷之气，化生精血而用阴"（《寓意草》），体阳而用阴，为后天之本。中医脏象学说认为，在生理上，肝与胆相照，胃与脾与共，两脏两腑表里络属，肝气宜升，胆火宜降，脾气宜升，胃气宜降，两者升降相因，相互关联，彼此制约。脾胃的升清降浊有序，有利于胆汁的疏泄，肝气的条畅，则胆火不旺；胆的疏泄功能正常，肝气条达，情志舒畅则胃气下行，脾胃健运，气血化源旺盛。相反，木得土援，使得肝血充足，化生精汁，使胆有所藏。再者从解剖学讲，胆与十二指肠有管相连，胃与十二指肠相通，饮食入胃，经胃磨糜，注入小肠必赖胆汁的作用，方可完全消化吸收，才能将精微物质上输于脾。故《医学求是》说："肝木不升则克脾土，胆木不降则克胃土；肝木赖脾土之升，胆木赖胃土之降。"

（2）病理方面相互影响　胃胆同病，缠绵难愈，反复发作，究其原因，或因胃而起，由胃及胆，或因胆而起，由胆犯胃，两者相互影响而加重，形成恶性循环。

若常起于饮食不节，或过食膏粱厚味，中焦积热，或恣生冷、湿热内生，日久脾失健运，湿热移于胆腑，而引起各种胆囊病变，或"非胃气不降，则胆不降"（《医学衷中参西录》）。胃病日久，失其和降，影响到胆火不降。在胃病的同时久成胆病；或肝赖脾升，脾虚不能升清，肝气不升（条达），失其疏泄，肝郁及胆，胆失疏泄通利成为胆病，日久不愈，木横克土，胆木犯胃，形成胆胃同病。或见胆病就给清热利湿或通便泻下之清泻之品，日久寒凉伤胃之阳气，亦成胆胃同病。

（3）胆胃同治　胃胆同病的辨证，多为不和，或寒热夹杂（胃寒胆热）胆气（或肝气）犯胃，胃胆湿热。尤其是寒热夹杂极为难治，胆热须清利，胃寒须温寒，顾此失彼，医家不得不知。基本方：青皮、陈皮、苍术、白术、茯苓、藿香、木香、郁金、鸡内金、元胡、柴胡、甘草、半夏、枳壳、焦三仙。若属气滞较重见背部胀甚者加姜黄；胆红素高加茵陈；脾气虚甚者加党参；胃失和降加代赭石；胆火明显加黄芩。即使是寒热夹杂之胃寒明显，也应忌用大辛大热，以免助胆升火，即使是胆热明显也应忌用苦寒，以免碍胃伤脾。

【病例】患者，男，45岁。1986年2月7日诊。上腹部胀痛反复发作已3～4年，且常嗳气，低热，经胃镜、B超诊为慢性胃炎，胃窦部轻度糜烂，慢性胆囊炎。证见脘胁痞胀窜痛，甚或剧痛，嘈杂嗳气，口苦而干，但喜湿食，大便常干结，舌略红，苔腻黄，脉弦细。既往服药多为疏利肝胆，清热导湿之属。审察证属久病中虚，湿热挟寒邪蕴结胆胃。治方用半夏泻心汤合小陷胸汤加味：半夏、黄芩、佛手、柴胡、木香各10g，黄连、干姜各6g，蒲公英30g，广郁金12g，党参15g，全瓜蒌18g，炙甘草6g，6剂。药后诸症获减，续守原方增减，共服30余剂而愈，随访未发。

7. 胆汁反流性胃炎证治经验

幽门功能不全是胆汁反流性胃炎发病的基本病因，同时十二指肠、空肠近段严重逆向蠕动，压力增高，引起胆汁及碱性肠液反流，破坏胃黏膜屏障，从而引起胃炎。说明它的发病原因是幽门功能不全。它与胆之炎症和胆汁分泌无关。若幽门功能正常，胆汁及肠液就不能反流入胃，没有刺激因素，就不能产生因胆汁反流所致的胃炎。有些医者治疗此病，可笑的是即开胆药又开胃药。中医认为本病主要病因是脾虚胃失通降之司，致胃气上逆，或肝气犯胃致胃失和降，胃气上逆。因为从临床观察，胆汁反流性胃炎患者同时存在反流性食道炎，由此说明本病主要是胃失通降，胃气上逆之故。笔者的治疗原则是健脾降胃或舒肝降胃。方药：代赭石、旋覆花、党参、白术、茯苓、陈皮、半夏、枳壳、生姜、炙甘草、砂仁、佛手。偏于肝气犯胃者加元胡、青皮、香附、郁金，减去党参；有热加竹茹；有寒加丁香；白芍之缓急解痉之功用对幽门闭合不利，故不用白芍。胆汁反流性胃炎之胆汁反流系脾虚胃弱、和降失常，胃腑不能降浊，逆向蠕动，非胆病也。

【病例】患者，男，23岁。1991年5月9日初诊。上腹部疼痛，脘腹胀满，嗳气，恶心呕吐半年余，某院诊为慢性胃炎收入院治疗。经用多种西药治疗1月。疗效不佳，胃镜检查：胃液呈黄绿色，黏膜上有黄绿色胆汁附着，并有大量黄绿色泡沫自幽门口反流入胃，胃窦部黏膜明显充血，水肿。诊为：胆汁反流性胃炎。患者求中医治疗。脘腹隐痛，胀满，嗳气，时有口苦，恶心呕吐，疼痛多在晚间或进凉食后明显，诊见面色㿠白无华，精神不振，消瘦。舌质淡有齿痕，脉沉缓。证系脾胃虚寒。给予良附丸加味：党参20g，香附20g，高良姜10g，莪术10g，半夏15g，吴茱萸10g，枳壳10g，茯苓20g，旋覆花20g，元胡10g，郁金15g，甘草10g，服上方6剂，上腹痛、脘腹胀满、嗳气、口苦等症大减，呕吐明显减轻。守方再服12剂，诸证基本消失，仅有轻度恶心，偶尔饭后吐几口清水。继续服至24剂，临床症状悉除。治疗30天，胃镜复查：胃窦部黏膜充血，水肿基本消退。未见胆汁反流，获得治愈。

8. 胆康治疗慢性胆道疾病的临床研究

慢性胆道疾病包括慢性胆囊炎、胆管炎、胆囊息肉、胆石症，在高原地区发病率很高，严重影响着病人的生活和工作。经过20多年的观察研究、反复筛选，制成胆康胶囊，近几年临床观察306例，效果非常满意。

治疗方法：治疗组用自制胆康胶囊治疗。胆康胶囊以叶下珠、半夏、郁金、姜黄、苍术、柴胡、玄胡、木香、枳壳、半夏、大黄、牛胆、木香等组成，经过特殊炮制方法加工，共碾为细末，装0号胶囊内，每颗胶囊装0.5 g药，每次服2~4粒，1日3次，1个月1个疗程，症状消失后仍用3~5个疗程，孕妇及严重心脏病慎用。服药期禁生气、受凉、过度疲劳，忌油腻辛辣食物。

慢性胆囊炎既可以是急性胆囊炎的后遗症，也可以是原发的慢性炎症的改变，往往合并胆囊结石，也可出现炎性息肉。其基本病理改变是纤维组织增生及慢性炎细胞浸润，使胆囊壁增厚，肌肉纤维萎缩，故胆囊收缩功能减退，其病理改变的第一阶段较轻，第三阶段显著，甚至整个胆囊缩小，功能丧失，偶有积水。

中医古籍中有些特殊见解："木生于水，长于土，土气冲和，则肝随脾升，胆随胃降"。又如"肝木不升则克脾土，胆木不降则克胃土，肝木赖脾土之升，胆木赖胃土之降。"中医五行理论肝胆属木，肝为阴木，胆为阳木。胆的生理病理与肝、脾、胃、肾相关，制方应遵循"肝气宜升，胆火宜降，然非脾气之上行则肝气不升，非胃气之下降则胆火不降"的理论，合疏肝健脾、降胃利胆，清火利湿，祛瘀通络之法熔于一炉中，制成胆康，具有消炎杀菌，消除胆壁炎细胞浸调及纤维组织增生、恢复胆囊功能、排泄胆汁；改善胆汁成分，溶石等功效。

9. 消息肉散治疗胆囊息肉经验

胆囊息肉是胆囊壁内一种组织成分的过度增生性疾病，其临床表现往往与慢性胆囊炎和胆囊结石相似。近年来，由于超声检查的普及，其发现率得到明显增加。

胆囊息肉是胆囊增生性疾病之一。由于胆固醇代谢的局部紊乱，造成胆汁中胆固醇含量增高，而沉积于胆囊黏膜固有层的巨噬细胞内，逐渐形成了向黏膜表面突出的结节，呈息肉样改变。这类疾病是胆壁内一种组织成分的过度增生，既不同于炎症引起的纤维组织增生（炎性息肉），也不是真性肿瘤。本病的中医病因病机是肝胆郁结、气机阻滞、脉络不畅、痰瘀互结为患，故用疏肝利胆，通络散结法，采用自拟消息肉散治疗多获佳效。药物组成：郁金、木香、白术、苍术、赤芍、徐长卿、茯苓、川芎、僵蚕各10g，乌梅（去核）30g，炮穿山甲、象牙屑各5g，火硝3g。共为散剂，每次开水冲服6g，1日3次，20日为1疗程。

10. 中医药治疗气虚型，阴虚型胆囊炎的体会

慢性胆囊炎、胆结石症的临床证候以气滞型、湿热型为多，都以实证论治，禁补或慎补。临床有些特殊型的顽固性病人，中医按气滞或湿热论治不但不效，反会更重。我们辨证常有以下两种类型。

（1）气虚型

胆区时痛时止或绵绵不休，放射至右侧肩部，食后饱胀痞塞，食少，大便溏稀，神疲乏力，面色萎黄不华，舌淡苔薄，细弦或缓。

中医理论认为，胆与肝相表里。胆汁由肝之余气生成，胆汁的排泄与肝的疏泄功能密切相关。回顾先贤理论"木生于水，长于土，土气冲和，肝随脾升，胆随胃降"（《四圣心源》）。"肝气宜升，胆火宜降，然非脾气之上行则肝气不升，非胃气之下降则胆火不降"（《引自衷中参西录》）。所以笔者认为应益肝健脾，降胃利胆，以柴芍六君子汤加减：党参15g，白术、茯苓、半夏、陈皮、枳壳、木香、白芍、柴胡、鸡内金、郁金各10g。

（2）阴虚型

胆区胀痛，呈灼痛，或放射至右肩背部，头昏晕，目干涩，手足烦热，口舌干燥，舌光红少苔，脉细弦略数。B超检查胆囊有不同程度的萎缩，胆汁少。

"肝之余气，溢于胆，聚而成精"（《脉诀别误》）。"肝为风木之脏，相火内寄，体阴用阳其性刚，主动主升，全赖肾水以涵之，血液以濡之，肺金清肃之令以平之，中宫敦阜之土气以培之……"（《临床指南医案》）肝之余气生为胆汁，其疏泄功能全赖肾水滋涵，阴虚水不涵木，胆失条达畅茂之性。治应养阴滋肝，生水利胆。以一贯煎加减：生地15g，白芍12g，麦冬、当归、石斛、花粉、郁金、川楝子、枳壳、鸡内金、扁豆各10g，虎杖15g，蒲公英30g。

11. 溶排互补治疗胆石症的经验

胆石症是常见的急腹症之一，我国的发病率很高。对于胆石症的治疗以往多采用手术疗法，虽然取得一定疗效，但许多问题并未完全解决，国内外统计，术后残余结石约占10%~25%，并发症的发生率约占15%，手术死亡率约占0.3%~3.0%，肝内结石亦不能靠手术解决等。我国自20世纪50年代始开展以中医为主的中西医结合治疗胆石症的研究，各地都进行了大量理论探索、临床观察与基础实验研究，积累了丰富的经验，取得了一定的成果。但据资料统计，采用中西医药结合时仍有25%患者需转手术治疗，且需要研究的问题很多。

（1）环境因素

本病的发生与特定的地理位置（农村、山区、寒冷地区、渔村），经济状况（不发达地区），种族（亚洲人），饮食习惯（高糖、高胆固醇、低脂、低蛋白），营养条件（贫血、营养不良），慢性寄生虫，细菌感染或慢性肝炎，肝硬化，糖尿病，妊娠，肥胖以及胆道先，后天疾病和解剖异常等伴随疾病有关。但是这些因素之间的因果关系，相互在结石形成过程中的作用尚未彻底明了。另外，应用降脂类药物、激素、避孕药以及忧怒等情志因素（胆道神经调节机能失常），劳累、寒冷等都与结石症发病密切相关。

（2）病人因素

根据以往的临床资料总结分析，排石应排除与胆石并存的先天性畸形及肝胆胰肿瘤。若有不利排石因素者（严重感染及休克，胆道出血，肝或肝内脓肿，胆囊积脓或积液）应先予以清除，排或溶石首先要控制感染；纠正胆管因长期炎症导致的炎性纤维化及狭窄；提高胆道功能；改善胆汁成分，消除成石因素，决定排石者则先为其创造排石条件（扶正气、理脾胃、生胆汁、升胆压），待条件成熟后，严格掌握扩张胆管（ODDI 氏括约肌）时机（扩管太早，胆汁流失，胆压不升，结石"搁浅"）。不能排石者（因结石过大，胆管纤维化及狭窄）采取溶石方法。

（3）中医治则

胆附于肝，与肝相表里，五行属木，一阴一阳，"肝之余气溢于胆囊而成精"（《脉诀刊误》），其功能为藏"精汁"，故名"中精""奇恒""清净"之府，"胆为中正之官，清净之府，喜于谧而恶烦扰，喜柔和，不喜壅郁，盖东方之木德，少阳温和之气也"（《古今名医方论》），说明胆"不净不通"则为病，以通为治，但要温和，不能峻攻强伐，它及有木的功德，又与脾胃密切相关，黄元御在《四圣心源》中说："木生于水，长于土，土气冲和肝随脾升，胆随胃降。"；《医学衷中参西录》中说："肝气宜升，胆火宜降，然非脾气之上行则肝气不升，非胃气之下降则胆火不降。"肝胆内寄相火，易致阴液不足，"风木之脏，相火内寄，体阴用阳其性刚，主动主升，全赖肾水以涵之，血液以濡之，肺金之令以平之，中宫之气以培之"（《临证指南医案》），因此，治疗胆病，必须利胆清热，化湿行气，健脾（促其生成胆汁，促进胆道功能，改善胆汁成分）降胃（使其利于胆利）；脾气虚需益气，肝肾阴亏必养阴。

（4）中医辨证分型

①气滞型　两肋胀痛，低热，腹胀，口苦咽干，心烦，厌油腻，苔薄白，脉弦。相当于胆石症稳定期或经过排石缓解期。

②湿热型　发热，腹痛，右上腹拒按，尿黄，便干或黏腻不爽，厌油纳呆，甚或出现黄疸，苔黄腻，脉弦滑数。相当于发作期或并发较严重之胆系感染。

③火毒型　持续性右上腹剧痛，黄疸，高热，甚或出现神昏谵语等危重证候，多见于较大结石嵌顿，局部充血水肿及炎症。

基本方：郁金10、鸡内金10 g（冲）、青陈皮各10 g，姜黄10 g，大黄10 g，茵陈15 g，柴胡10 g，枳壳10 g，半夏10 g，木香10 g，金钱草30 g，白芍15 g，元胡10 g，川楝子10 g，白术10 g，桂枝10 g，

气滞型去大黄、茵陈、柴胡；湿热型加苍术、佩兰叶、黄芩；火毒型加栀子10 g，金银花20 g，黄芩15 g，虎杖10 g，若目的是溶石（对于结石过大或没有排石条件的，病人又没有立即手术条件的）则用基本方疏肝利胆，健脾养胃，清热解毒止痛，即可维持，使其缓慢溶化，但要坚持。对于适用于排石者，则按上述证型证治。若排石时，胆囊压力不够时，则用健脾疏肝利胆方（党参、苍白术、茯苓、半夏、枳壳、姜黄、茵陈、焦三仙、藿香）使其胆囊内容增加，压力增高。若排石成功者或不成功者，为避免再次成石或增加结石（减少成石因素）就要服健脾益气，滋阴药改善胆汁成分的药物。

12. 腹泻证治经验

大便溏薄称为泄，大便如水称为泻。在病因方面，大致归纳为三条，一为外邪致泻，多为肠道的各种感染；二为七情致泻，多由于七情等精神因素；三为饮食致泻，多为饮食所伤或食物过敏。《素问·举病论》："怒则气逆，甚则呕血及食泄。"《脉因证治》："湿多，五泄者。"《景岳全书·泄泻》："泄之根本，无不由脾胃，盖胃为水谷之海，而脾之运化，使脾健胃和则水谷腐熟，化气化血，以行营卫。在饮食失节，起居不适，以致脾胃损伤，则水反为湿，谷反为滞，精华之气不能输化，乃致合污下降，而泄痢作矣。"也有对临床症状的论述，如《医贯》说："风胜则飧泻而完谷不化，寒胜则洞泄而澄澈清冷，湿胜则濡泻而糟粕不实，热胜则火泄而寒湿下迫，更有食积痰饮、则腹中痛或不痛，反得泻而减也。"李中梓对本病的治法作了全面的概括，他说："泄泻法有九，一曰淡渗，使湿从小便而去……，一曰升提……升柴羌葛之类，鼓舞胃气，上腾则注下自止……。一曰清凉，热淫所至，暴注下迫，苦寒诸剂，用涤燔蒸……热者清之是也。一曰疏利，

寒凝气滞，食积水停，皆令人泻。"经云"实者泻之""通因通用"是也。一曰甘缓，……甘能缓中，……一曰酸收，……一曰燥脾。《经》云"虚者补之"是也。一曰温肾，肾主二便，封藏之本，况虽属水，真阳寓焉；少火生气，火为土母，此火一衰，何以运行三焦，熟腐五谷乎?……《经》云"寒者温之"。一曰固涩……所谓"滑者涩之"。

（1）急性：包括各种肠道感染，如急性肠炎等

①寒湿　寒湿之邪，侵犯脾胃，致使脾胃升降失司，清浊不分，水气并走大肠所致，症见：泻下清稀，甚则如水，腹痛肠鸣，脘闷食少，苔白腻，脉濡缓，若兼外感风寒，则恶寒发热头痛，肢体酸痛，脉浮。治宜芳香化湿，解表散寒。方药胃苓汤加味：苍术、厚朴、陈皮、茯苓、泽泻、桂枝、生姜、车前子（包）、甘草、大枣。若兼表证，或内伤生冷饮食者加服藿香正气丸，或上方加荆芥、防风。

②湿热　因肠中湿热互结，症见：泄泻腹痛，泻下急迫，泻而不爽，肛门灼热，粪色黄褐，臭秽，烦热口渴，小便短黄，苔黄腻，脉滑数或濡数。治宜清利湿热，方药葛根芩连汤加减：煨葛根15~30 g苍术、黄芩、黄连、甘草、薏苡仁、厚朴、白蔻仁、佩兰。若是湿重热轻则减清热剂剂量；挟食滞加焦三仙；发热头痛有表证加金银花、连翘、薄荷，若病在夏天，发热，头痛，烦渴自汗，小便短赤，是暑湿入侵，表里同病，原方加佩兰、藿香、滑石、香薷、散清暑热，利湿止泻。

③伤食　因饮食停滞，阻滞肠胃，浊气下泄。腹痛肠鸣，大便臭腐，泻后痛减，脘腹胀满，嗳气酸臭，不食，苔垢浊或厚腻、脉滑。治宜消食化滞。方药保和丸加味：神曲、麦芽、谷芽、连翘、山楂、来菔子、枳实、半夏、陈皮、茯苓。如果食滞较重，泻不下畅时可暂用枳实导滞丸。通因通用，因势利导。

（2）慢性：包括肠道功能失调，肠易激综合征，慢性肠炎等

①脾虚泻　由于脾气虚弱，清阴之气不能升发，运化失常所致。大便

时溏时泻，迁延反复，完谷不化，纳呆，食后饱胀，稍进油腻食物则泻泄次数增加，面色萎黄，神疲倦怠，舌淡苔白，脉细弱。治宜健脾益气。用参苓白术散加减：人参10g，白术10g，茯苓15g，甘草6g，砂仁10g，陈皮10g，扁豆15g，山药30g，莲子肉15g，薏苡仁15g，桔梗5g，肉豆蔻10g，若四肢不温，腹痛隐隐，得温则舒，肠鸣，泻下清稀，属脾阳虚衰，阴寒内盛，加附子、干姜散寒温中；若泻下日久，脱肛，属中气下陷加补中益气汤，重用党参、黄芪益气升清；若脾虚挟寒湿加藿香、苍术、厚朴、生姜、半夏温中化湿；若脾虚湿邪化热，肛灼粪烧，加黄芩、秦皮清热化湿。若肠道有水饮，腹中滚滚有声，小便有泡沫或吐清水，选用苓桂术甘汤合已椒苈黄丸。

②肾虚泻 肾阳虚衰，不能温煦脾土，脾肾阳气不足。五更作泻，腹痛肠鸣，泻后即安，形寒肢冷，腰膝酸软，舌淡苔白，脉沉细。治宜温补脾肾，涩肠固泻，方药用理中汤合四神丸；党参18g，白术10g，干姜10g，山药30g，吴茱萸6g，破故纸10g，肉豆蔻10g，五味子10g，炙甘草6g，茯苓10g，黄连3g，金樱子15g，炒芡实30g，石榴皮15g，若年老体衰或久泻不止，中气下陷可加入益气升阳止涩之品如黄芪、诃子、赤石脂、罂粟壳等之品。肾寒泄泻在治疗上比较强调温肾与固涩两法，因为久泻不仅脾阳虚弱，亦可导致命门火衰，古有"久泻无火"、"久泻无不伤肾"之说。但运用固涩之法必须慎重。所谓"滑者涩之"，是指滑泄久泻，邪去正衰方可使用。大抵虚者可固，实者不可固，久者可固，暴者不可固。如《丹溪心法·泄泻》说："世俗屡用涩药，治痢与泻，若积久而虚，或可行之，初得之者，必生他变。"

③肝郁泻 每因精神刺激，情绪紧张而诱发腹痛腹泻，胸胁痞闷，嗳气食少，便前腹痛肠鸣，泻后即减，苔薄脉弦。治法宜抑肝扶脾，方选痛泻要方加减：炒白术、炒白芍、炒陈皮、炒防风、煨木香、炙甘草。若胸胁脘胀甚加柴胡、枳壳、郁金；若食少无力加党参10g，茯苓12g；有热加黄连3g。

泄泻需辨缓、急、轻、重。急性暴泻，发作急骤，病程较短，常以湿盛为主，或有夹寒、夹热、夹食滞者。慢性泄泻，病程迁延日久不愈，每因饮食不当，劳倦过度而复发，常以脾虚为主，或病久及肾，命门火衰，脾肾同病。一般泄泻若脾胃不败，饮食如常，为属轻症，预后良好。若泄泻不能食，形体消瘦，久泻无度，滑脱不禁，致使气血两亏，津伤液竭，则多有亡阳亡阴之变，皆属重证。

治泻应掌握以下几点：暴泻多因湿盛，应重用化湿和淡渗；兼寒者，宜温化湿邪；兼热者，宜清利湿热；兼风者，宜升阳散风；夹暑者应清暑，夹食者，宜消导。久泻多以脾肾虚证为主，气虚宜补益脾胃；陷下宜升清益气；滑脱宜固涩温肾；七情郁怒宜抑肝扶脾；暴泻不可骤用补涩，补涩有留邪之弊；久泻不可乱投分利，过利则津枯气陷；补虚不可纯用甘温，甘能生痰助湿；清热不可过于苦寒，苦寒则伤脾胃。

13. 溃疡性结肠炎证治经验

溃疡性结肠炎古籍中与本病相似的有"肠澼""滞下""肠风""脏毒"等病，属于脏腑内疡病，本病是素体脾胃虚弱，或致寒湿滞留肠间，或致湿热伤及肠络，或是兼有肝郁，成肝郁脾虚，或是病久血瘀停滞肠络，或是脾虚日久累及肾脏，成为脾肾两虚。临床辨证所分证候有脾虚寒湿，脾虚湿热，肝郁脾虚，脾肾两虚，淤血阻络，无论是属于那个类型，都为脾虚和气滞者并存，都有脾虚证和气滞证存在。

（1）脾虚寒湿证　病在初期，发作时腹痛，腹泻便次增多，里急后重，便中夹有脓或血或脓血，纳呆，面黄疲乏，舌质淡，苦白腻，脉濡，治法健脾除湿理气，散寒敛疡，方药参苓白术散合理中汤：党参、扁豆、白术、茯苓、山药、连肉、薏苡仁、砂仁、枳壳、木香、炙草、无花果、三七、苍术、干姜、海硝、若不偏寒减干姜，湿阻气机加藿香、厚朴、焦槟榔、台乌，寒湿困脾者（内伤外感）加藿香正气汤。

（2）脾虚湿热　腹痛泄泻，里急后重，大便黏滞，肛门炽热，便中挟有脓血，纳呆，口黏口干，舌苔厚腻稍黄，脉濡数。治宜健脾运湿，清热行气。方药选香连丸合黄芩汤：苍术、茯苓、佩兰、半夏、黄芩、黄连、枳壳、木香各10g，山药30g、薏苡仁30g、扁豆15g、砂仁、陈皮、无花果、焦槟榔、山楂、三七、海螵蛸，口干欲饮，烦热者加白头翁、苦参、地榆，湿热蕴结者加三仁汤、通草、滑石、厚朴、藿香。

（3）脾虚肝郁　平素脾虚纳少，神疲乏力，每日情志变化而腹痛肠鸣，泻后即减，便中挟有脓血，胸胁郁闷，苔薄脉细弦。治宜扶脾仰肝，理气敛疡。方选痛泻要方合香砂六君子汤：海螵蛸、炒白术、炒白芍、炒陈皮、炒防风、煨木香、炙甘草、茯苓、半夏、三七、无花果、砂仁、枳壳，气虚明宣加党参，痛明加郁金、柴胡。

（4）脾肾两虚　病程迁延日久，肠鸣腹泻，便中挟有黏液，或脓血，多在黎明前泻，形寒肢冷，面色苍白，腰膝酸软，舌淡苔白，脉沉细无力。治宜温补脾肾，生肌敛疡。方用理中汤合四神丸：党参、白术、干姜、破故纸、吴茱萸、木香、三七、无花果、海蛸、台乌药、五味子、肉豆蔻、炙甘草，阳虚甚者加制附子、石榴皮、赤石脂、禹余粮等固涩之品。

（5）血瘀脉络　泄泻不爽，腹痛有定处，按之痛甚，便中挟之脓或黑血，面色黑晦。治宜化瘀敛疡，方选（丹溪）手沾散合积术丸：元胡、五灵脂、制乳香、制没药、三七、乌贼骨、草果、无花果、枳壳、白术、茯苓、炒扁豆。

以上五方中，有一组共同药（三七、枳壳、木香、乌贼骨、无花果）因为溃疡在祛除病因（脾虚寒湿，湿热，肝郁，血瘀）的前提下要生肌止血，行气止痛，收敛溃疡，故每方应加入共同药。三七生肌长肉止血，枳壳，木香行气止痛，乌贼骨敛疮生肌愈合溃疡，无花果更是消肿敛疮之要药，凡是消化性溃疡在方中加入无花果效果倍增。

灌肠方：血竭10g，儿茶5g，珍珠10g，冰片5g，制乳没各10g，青黛20g，五倍子10g，元胡10g，三七10g，黄连6g，共研极细末，每次用3g加入一片蜂胶片（研细），温开水200ml调化保留灌肠，1日1次，20天1疗程，各证型皆可用。

研究表明，溃疡患者的结肠黏液分泌异常，并有遗传学的背景。肠道内肠菌产物及各种食物，微生物，抗原素有害刺激透达结肠黏膜，激发一系列的抗原非特异性的炎症反应，导致机体免疫机能失调，使病情慢性化，参与此种炎症和免疫反映的效应细胞所分泌和释放出来的抗体炎性介质等造成组织破坏和炎性反应中起重要作用。也有人研究表明脾虚证病人的免疫功能低下，由此证明溃疡性结肠炎的病理机制，主要是脾虚，或有湿，或有寒，或热，或及肝，或及肾，或血瘀，故治疗本病健脾是第一要素，敛疮生肌是根本。

14. 扶正祛邪证治慢性乙型肝炎经验

我国是乙型肝炎高发国家之一，慢性乙型肝炎分慢性迁延性肝炎和慢性活动性肝炎，慢性迁延性肝炎一般病情较轻，肝虽肿大，但脾不肿大，SGPT 值波动。慢性活动性肝炎则症状明显，肝肿大质地中等以上，脾也肿大，有蜘蛛痣和肝掌，SGPT 值持续升高，球蛋白明显增高。

乙型肝炎是西医病名，类似中医学的"黄疸""胁痛""虚劳""癥瘕""鼓胀"等疾病。在整个治疗过程中，必须抓住机体免疫功能低下（即脾肾两虚、气血双亏）之本，详辨慢性乙型肝炎病邪之标之性质，审察轻重缓急，并根据各个阶段的具体情况，选用相应的系列方剂，采取个体化治疗，切实做到辨证论治。

（1）临床辨证分型

①湿热蕴结

主证：反复发热，恶心呕吐，腹胀食少、纳呆、厌食油腻，食则呕恶，口黏腻或甜，欲饮水，胁痛，小便短赤，大便秘结，舌苔黄腻，脉弦滑或数。治宜清热利湿解毒。方药：虎杖20g，败酱草50g，板蓝根25g，大黄10g，黄柏10g，滑石15g，垂盆草30g，半枝莲15g，龙胆草10g，贯众15g，蚕砂15g，蒲公英25g，柴胡10g，连翘15g，苦参15g，甘草6g，有黄疸者加茵陈50g, 栀子10g; 湿重于热者去大黄、蒲公英、龙胆草、丹皮, 加苍术、厚朴、薏苡仁、藿香、佩兰叶。此型在初期最多, 约占乙肝病人的四分之一左右。热清即止, 不可多服损伤脾胃。

②肝郁脾虚, 湿热未尽

主证: 面色萎黄, 消瘦, 胁痛腹胀, 食少纳呆, 胸闷乏力, 舌质微红, 苔白, 脉见弦。宜疏肝理气, 健脾清利湿热。方药: 党参15g, 白术10g, 茯苓10g, 白芍10g, 柴胡10g, 三七10g (分冲) 砂仁10g, 佛手10g, 鸡内金10g(分冲)、瓦楞子15g, 郁金10g, 姜黄10g, 黄芩10~15g, 板蓝根、虎杖、垂盆草、苍术、半枝莲、薏苡仁各25g, 本类型约占四分之一左右。

③肝肾阴虚

主证: 胁肋隐痛, 头晕咽干, 五心烦热, 烦躁易怒, 少眠, 或鼻龈衄血, 舌苔无苔, 脉弦细无力。治宜滋阴养血荣肝。方药: 生地、白芍、鳖甲、沙参、虎杖、半枝莲、败酱草、板蓝根各15g, 当归、天冬、川楝子、枸杞子各10g, 若阴虚内热, 火犯血分衄血者加旱莲草、栀子炭、茅根、三七。此型多见病程日久的重症患者, 约占乙肝病人的七分之一左右。

④肝脾瘀血

主症: 胁肋刺痛, 面色暗晦, 肝脾肿大, 神疲乏力, 肝掌或蜘蛛痣紫暗, 胸闷气胀, 纳少, 便溏, 舌质紫暗, 边有瘀斑, 舌苔黄腻, 脉沉涩。治宜益气活血化瘀, 软坚散结。方药: 黄芪25g, 丹参25g, 三七 (分冲)、桃仁、红花、元胡、郁金、赤芍、当归各15g, 牡蛎30g, 穿山甲10g, 夏枯草、瓦楞子各15g, 鸡内金、蜂房、人参、五味子、虎杖各10g, 约占乙肝病人的十分之一, 属于肝病日久的重症。

⑤脾肾阳虚

主症: 显著怕冷, 严重浮肿, 面色苍白, 食少便溏, 完谷不化, 尿量减少, 舌淡白而肿, 脉迟无力。治宜温补脾肾。方药: 淡附片10g, 肉桂3g, 熟地12g, 知母、丹皮各6g, 泽泻12g, 山药12g, 茯苓15g, 仙灵脾15g, 炙甘草

15g，黄狗肾1条。

一般经这30天的治疗，可改善血液系统，消化系统，免疫系统的功能，经3~5个月的治疗，能增强肝细胞活性，促进肝细胞生长，调节全身机能，达到自身免疫调节，吞噬肿瘤细胞、病原微生物和坏死组织，形成良好的新陈代谢。

（2）慢性乙型肝炎特殊症状，体征及指标的治疗用药心得

慢性乙型肝炎病程较长，迁延不愈，湿热瘀毒贯穿疾病的全过程，由于毒邪伤正，可出现脾气虚弱或脾肾两虚。故治疗应主要解决下面几个问题。

清除病毒：抗病毒药物的应用，是针对病因的治法。清除病毒，阻断传染途径，彻底阻断DNA复制模板，转阴大小三阳。关于抗病毒药物很多，如垂盆草、珍珠草、蚤休、板蓝根、半枝莲、白花蛇舌草、虎杖、大青叶、连翘、蒲公英、败酱草、白茅根、贯众、地丁、土茯苓、山豆根、七叶一枝花等。

调节免疫功能：调节免疫功能药物的应用，是对病机的治疗，人体感染病毒后，可以通过吞噬细胞系统，补体系统、细胞免疫系统、体液免疫系统，紧密协调配合把病毒加以清除。慢性乙型肝炎表现为细胞免疫功能低下，体液免疫亢进，免疫复合物清除不全，在体内积聚而继发免疫复合物损害及调控免疫系统失灵引起自身免疫性反应等。因此，借助药物确以增强细胞活性免疫，抑制体液免疫，清除免疫复合物，降低自身免疫反应等，是临床治疗肝炎的一个重要途径。

据现代药理研究，蚤休、山豆根、赤芍、黄芪、板蓝根等有抗HBV作用；丹参、白花蛇舌草、黄芪、冬虫夏草、柴胡、鸡血藤等能促进细胞免疫、淋巴细胞转化作用；灵芝、黄芪、紫河车、柴胡能促进抗-HBS产生，增强体液免疫功能，黄芪、柴胡、川芎、能对干扰素有诱生作用，白花蛇舌草、女贞子、猪苓、菟丝子、灵芝、云芝、桑寄生、丹参、郁金、赤芍共有增强免疫功能，提高巨噬细胞的吞噬活力，提高免疫球蛋白，清除免

疫复合物。活血化瘀的中药也有这方面的功能。一些具有扶正固本作用的属于补益类的中草药如人参、淫羊霍、白术、茯苓、鹿茸等也有增强免疫功能的效应；肉桂、仙茅、菟丝子、锁阳、黄精等，具有增强 B 细胞，提高免疫球蛋白的作用和促进抗体形成的作用，鳖甲、元参、天冬、麦冬、沙参等有延长免疫球蛋白的半衰期作用；银耳、地黄、阿胶、蒲公英、地丁、柴胡、五味子、枸杞子、女贞子、白芍等有促进淋巴细胞转化的作用；清热凉血、活血化瘀药如丹皮、生地、龙胆草、连翘、桃仁、红花、赤芍、益母草、垂盆草、川芎、甘草等具有抑制体液免疫的作用；生地、牡丹皮、大黄、白茅根、桃仁、红花、赤芍、紫草，水红花子等有清除免疫复合物积聚损害的作用。这就证明免疫复合物的积聚与肝炎血热有直接关系。特别是黄芪为治肝之要药具补气升阳，益气固表，利水退肿，托毒生肌之功能，《别录》有"补丈夫虚损，五劳赢瘦"的记载。现代研究发现，其含有多糖糖甙，生物碱、氨基酸及微量元素，可产生多种生物活性，包括抗病毒、调整机体免疫、促进干扰素功能及延长细胞体外存活等作用。赤芍也是治肝要药，有报道重用赤芍剂量达半斤，抢救百药无效的重症肝昏迷病人成功的报道。另外，重用白术可治疗各种肝病，肝硬化腹水30~60 g，慢性肝炎15~30 g，原发性肝癌60~120 g，均在辨证方中加入。白术是健脾要药，肝之气血求之于脾，脾主湿，脾虚则湿毒浊邪不易外泄，脾为全身气血升降之枢纽，再者，脾虚病人免疫功能低下，健脾是增强机体免疫功能，对肝病的愈合恢复有很重要的协调作用。

（3）修复肝细胞损伤，增强细胞活力是针对慢性乙型肝炎的生理改变和病理变化和临床症状方面的治疗，包括降酶、降絮、降低胆红素纠正蛋白质、糖、脂肪三大代谢紊乱，促进肝细胞再生，增强其活力。

①降酶　谷丙转氨酶改变是肝细胞受损伤所致，谷丙转氨酶的增高，一般多表示湿热毒邪较重，其数值增高的程度与湿热的程度相平行。谷丙转氨酶的增高在肝炎各期的意义也稍有差别，如果在急性期多表示湿热较

重，迁延期多表示邪正相持，机体抵抗力降低，已有正虚之势，慢性期多表示正气已衰而湿热未清、余邪未尽、且有肝实质损害。降酶的药物有垂盆草、苦参、龙胆草、黄芩、蒲公英、五味子。要在辨证方中适当选用，能改善肝细胞，降低其通透性，使漏出的酶减少。

②降絮　浊絮异常的本质是血清蛋白质在质和量方面变化的一种定性实验。临床上见到的浊絮异常可有三种情况，一是肝细胞受到严重损伤，血清蛋白减少；二是淋巴吞噬细胞系统产生了慢性炎症增生反应，表现为血浆球蛋白增高；三是由于脂肪代谢异常所致。能升高白蛋白的关键在于改善肝细胞的功能，促进蛋白质特别是白蛋白的合成。浊絮试验异常，在急性肝炎阶段，一般多表示热盛于湿，而且入于血分，伤及肝阴肝血，慢性肝炎多表示湿热毒邪耗伤肝阴肝血，或表示为肝郁脾虚。人参能提高白蛋白合成，黄芪、当归、能促进血蛋白合成。清热药、凉血药、活血药、活血化瘀三类药物可抑制淋巴吞噬细胞系统的慢性炎症增生反应。

③胆红素测定增高　初发时，不论急性或慢性，表示湿热毒邪较盛，在恢复期和稳定期则表示湿热未清，余邪未尽，内伏血分，或正虚无力抗邪外出，以致湿热残留血分。降低胆红素的药物有茵陈、金钱草、黄芩、藿香、苍术等。

④升高蛋白　血清蛋白的总量降低，多见于慢性肝炎，表示脾虚气血双亏，或阴精大伤等，若是蛋白倒置则表示脾虚或肝肾不足。升高蛋白的药物有人参、黄芪、白术、紫河车、冬虫夏草、灵芝、云芝、郁金等。

⑤对于高血脂、高胆固醇，升高表示湿热生痰，瘀阻血络，宜用清热化痰药如金钱草、草决明、山楂、泽泻等。活血化瘀药如当归、川芎、赤芍、桃仁、红花、丹参、三七、泽兰、丹皮等。

（4）对于肝脾肿大或单纯肝、脾肿大

多为气滞血瘀、痰湿瘀阻血络，凝结成痞块。或者在慢性期为肝虚血滞，若肝脏逐渐缩小，脾脏持续增大，肝功能异常，则是病情恶化。关于出血点、蜘蛛痣、肝掌、多为湿热入于血分，或肝郁脾虚、肝经血热、毒热深窜。应加入活血化瘀、化痰通络、软坚消癥药物如鳖甲煎丸、大黄䗪虫丸等。

（5）临床还有一些无症状的肝炎患者，是体检时发现肝功能异常。对于这些"无证可辨"的患者，应该详细了解病人情况，根据舌象、脉象和化验、B超等检查结果综合分析做出辨证论治。

（6）影响疗效的常见因素

影响疗效的常见因素：一是感冒，感冒风热或湿热毒邪可加重肝炎病人原有的湿热程度；二是劳累，不论是急性或慢性乙肝病人都应注意适当休息；三是情志郁怒，影响肝之疏泄；四是妇女经期；五是过度营养和过度休息；六是可能由于重视祛邪而忽略扶正，或者过度重视扶正而祛邪力量不足。邪正矛盾未能妥善解决。在服药后症状相持，且舌苔厚腻，尿黄赤，则表示使用扶正药物过多，而祛邪药不足，邪无所去。

（7）防止肝纤维化，预防肝癌

抗肝纤维化的药物研究很多，如鳖甲、龟板、三七、穿山甲、桃仁、黄芪、鸡内金、红参、西洋参、白术、玄参、苍术、紫河车等。

总之，治疗慢性乙型肝炎，主要治疗原则是培本固本，扶正祛邪为大法。扶正是培补脾肾，双补气血，即是现代之调节免疫系统机能，修复肝脏组织细胞的损伤。祛邪是清热解毒、活血化瘀等，即是"西医学"之抗病毒等。我根据40多年临床经验，总结出治疗慢性乙型肝炎的八必八不可原则：即医肝必先实脾，治肝必须和胃，清肝还须利胆，疏肝不忘理气，疗肝勿忘补肾，伐肝切记活血，柔肝务必养血，补肝还须益气；清利不可太重，利湿不可太燥，理气不可太过，治脾不可太壅，伐肝不可太峻，养阴不可太腻，化痰不可太温，消癥不可太烈。

冯奇刚

男，1968年出生，宁夏海原县人。中医内科主任医师，现任平罗县中医医院院长。1992年毕业于宁夏医科大学（原宁夏医学院中医系），同年在平罗县中医医院参加工作。

1995年在天津第一中心医院学习危重病急救医学，1990年在北京朝阳医院进修心血管内科及心脏电生理。潜心于对中医经典著作的研究及学习，博览群书，集众家之所长，并形成自己独到的见解，尤其对张仲景、彭子益、郑钦安、黄元御、祝味菊、李可等著名医家的学术思想有深入的研究，在心脑病、脾胃病、肺系及疑难杂病的诊治上积累了丰富的经验，治学严谨，从不懈怠。为中国工程院院士、国医大师石学敏、中国中医科学院广安门医院首都名师、全国名老中医林兰教授的入室弟子。拥有"冯奇刚中医火神派研究工作室""国医大师石学敏学术传承工作室""首都名师全国名老中医林兰学术传承工作室"。致力于"运气学说""气化学说"的研究，提出"三因三机"学术理论，出版的合著著作有《胃肠病诊治心法》《中国膳食指南》《中医内科学临床精粹》。2008年应卫生部选调，参与《全国基层中医药人员培训方案》《全国基层中医适宜技术推广方案》《农民健康与促进》的修订工作。

曾获"全国优秀共青团员""自治区青年岗位能手""全国优秀医院管理者"等称号，现为"平罗县名中医""石嘴山市351科技人才""石嘴山市中医火神派首席专家"，任中国民族医药学会内分泌分会副秘书长等职务。

✿学术思想

1. 遵从运气学说与气化学说相结合

气的运动变化及其随之发生的能量转化过程称为气化。气化运动是生命的基本特征，伤寒论的气化学说来源于《内经》的运气学说，在"阴阳五行""天人相应""元气说"的观点指导下，以《内经》的标本中气，开阖枢的理论为理论工具，阐述人体的六经六气，以反映六经为病的生理特点而指导临床实践。

《伤寒论》的太阳，阳明，少阳，太阴，少阴，厥阴、六经，乃指人身经气，仲景《伤寒论》的本旨其内在阐明人体"经气"的变化，三阴三阳六经六气在天地之间有，在人身之中也有。无病则六气运行，上合于天；外感风寒以邪伤正，始则气与气相感，继则从气而入经。人体六气来源，即来之六经，又是手足十二经的合称。而经脉内源脏腑、外络肢体，通贯表里上下，运行气血津液，与三焦一起布散脏腑产生的体内"元真"，故"伤寒论"的六经乃是脏腑经络气血津液功能变化的综合概括，是以五脏为核心，配属六腑，通过经脉布散实现物质与能量化解的过程。

《素问·六微旨大论》曰："少阳之上，火气治之，中见厥阴；阳明之上，燥气治之，中见太阴；太阳之上，寒气治之，中见少阴；厥阴之上，风气治之，中见少阳；少阴之上，热气治之，中见太阳；太阴之上，湿气治之，中见阳明。所谓本也，本之下中之见也，见之下气之标也。"此为《伤寒论》六经气化学说的理论依据。六经分阴阳，阴阳为标，六经分六气，六气为本，标本之间维系阴阳表里关系为"中气"。中气能使阴阳配偶，以调节气化的盛衰，则使身机不息，起到枢机的作用。《素问·至真要大论篇》曰："少阳太阴从本，少阴太阳从本从标，阳明厥阴不从标本从乎中见。"此从化理论，就人体而言"本气"即六经所系之六气，是其功能所主的根本性质；"标气"即六经所系之阴阳，是其主化的相应表现；"中气"是阴阳相关之经，与其相互包含、渗透、制约、助生，此为有所从之意。六经之气，一则行于经脉，如日月之行有常道，另则循经布散，遍布通体，受六经开阖枢的影响。《素问·阴阳离合论》所述即为开阖枢的理论来源。经脉合则为一个有机的整体，分而言之，则为阴经，阳经，阳经为太阳，阳明，少阳，阴经为太阴，少阴，厥阴。六经各有表里，生理上有离有合，太阳主开，阳明主阖，少阳主枢；太阴主开，厥阴主阖，少阴主枢。故张景岳曰："太阳主开，谓阳气发于表，为三阳之表也；阳明主阖，谓阳气蓄于里，为三阳之里也；少阳为枢，为阳气在表里之间，可出可入如枢机也。"而三阴经亦为同理。

自然界大气的运行，遵化春夏中秋冬，升浮中降沉的自然规律。升者，沉入水中的热升出土上也。浮者，升出土上的热又与夏时为太阳照射于地面的热，同浮于地面之上也。中者，升浮降沉之中位也。降者，夏时太阳照射到地面的热，降入土中也。沉者，降入土中的热，沉入土下之水中也。立春为升之始，立夏为浮之始，立秋为降之始，立冬为沉之始，一年之大气，春气属木，夏气属火，秋气属金，冬气属水，中气属土。故一年大气之运行实为阳热至气的升浮沉降运动。

一日之大气运动，卯时为木气萌动之时，升气旺于东方，故东方属木气，木者水中火气，由封藏而升泄之气也。午时为火气，浮气旺于南方，故南方属火气，火者，热则上浮，为地下升于地上的阳热。与太阳照射于地面的阳热浮于空中。酉时属金气，因酉时凉降之气独大。造化之气，东升西降，降气旺于西方，故西方属金气，金者，午时后升浮于空中的阳热之气，由于太阳往南，地面压力渐大，金气弥漫而降于地面。一日之子时属水气，子时为大气沉极之时，大气热则上浮，寒则下沉，南方在地面之上，北方在地面之下，故北方属水气。造化之大气，经金气的肃降入土下，而藏于土下的水中而温水。一年之大气，春升，夏浮，秋降，冬藏（沉），故春气属木，夏气属火，秋气属金，冬气属水。夏秋之间为中气，中气属土，地面上的土气，居升浮降沉之中，为大气升降之交合。行，运动也，此为五行之意，人身气机的运行亦如自然界大气之运行，亦有升浮降沉。

地面之上属阳，地面之下属阴。初气之时，大气由寒而温。地下水中所封藏经秋收降之阳热，萌动上升，是为木气，木气者，一年之阳根。大寒节气，阴极之时，称为厥阴，厥者，极也。木气主动，动而不通，则成风，故称风木，即"厥阴风木"。二之气，为木气上升之气，此时大气极热，不似厥阴之阴极，称为少阴。水中所藏之阳热之气，由地下升至地上，升浮空中，大气由温而热，故为君火，即少阴君。三之气，地面上阳热盛而旺，经金秋暮夜之凉降，降入地面下水中，然当暑热上腾之时，旋降旋升，地面下所得阳热之多，称为少阳。此阳热降入地下水中，以生中气。中气上下交济，如相臣之职，故称相火。亦即少阳相火。四之气，地面上阳热盛满，地面下亦有阳热之气升上来，地上非常之热。地下非常之寒，大气阴多而阳少，故称太阴。火在水下则生气，火在水上则生湿，故称湿土。即"太阴湿土"。五之气，地上盛满之阳热，经金秋之气收敛而下降，中土之下，阳热之气充足，湿气已收，阳盛而明，故称阳明。金气旺盛，湿气收，则燥气结，故称燥金。即"阳明燥金"。六之气，地上之阳热之气，经金秋收敛凉降，沉降入土中之水中，造化之气，上下为本，中下阳热之气多，故称太阳。阳热之气降入水中，水即将其封藏而不泄，此时水外已寒，阳热藏于水中，故称寒水。即"太阳寒水"。

五行之运动，木升金降，则木不病风，金不病燥。水升火降，火不病热，不病暑，水不病寒。土运于中，则土不病湿。大气之运行，如不升浮降沉，人身之气机，如不木升金降，火浮水藏，中土不运，则病风、病热、病暑、病燥、病寒。因人秉大气五行而生脏腑，人秉大气之木气而生肝脏与胆腑，秉大气之火气而生心脏与小肠腑，秉大气之金气而生肺脏与大肠腑，秉大气之水气而生肾脏与膀胱腑，秉大气之土气而生脾脏与胃腑，秉大气之相火而生心包脏与命门腑。

胃为脾之腑，脾为胃之脏。脏者，藏也。腑者，化也。阳性化，阴性藏。藏者藏其所化，化者化其所藏。足阳明胃经戊土，足太阴脾经己土。脾为阴脏，胃为阳腑，同秉大气中土气而生。戊已者，分别土气而阳性，阴性之称。土气有运化作用。胃经土气的运化作用，由上而下，脾经土气的运化作用，由下而上，以成气机之运动。足者，胃经自头走足，络脾，主降。脾经自足走胸，络胃，主升。阳明太阴者，阳明燥金，太阴湿土。脾经秉阴土之气，胃经秉阳土之气，兼秉阳金之气。人身之气，左升右降，此为常理。

2. 脾胃升降主病机理

中医学说历经几千年的发展，名家辈出，书籍极多，有学之多年而不得要领者亦多，一遇疑难杂证，仍然无法解决，此皆中医书理博杂，无有系统研求之过。人体脏腑，胃胆包心膀胱降，脾肝三小肾肠升。人身十二脏腑之经气，行于身之上下左右，左升右降。中气居人身胸之下脐之上，为中枢之位，当升者升，当降者降，是为阴阳和平无病之人。如十二经气，当升者不升而往下陷，当降者不降而往上逆，便是有病之人。五行生克原一化，六气和合病则分，五行乃一气之升降浮沉所变化，生是气行先后的作用，克是气行对待的作用。六气和则而不分，六气病则分而不合。六气之中，一气偏盛偏衰则病。一气独绝独盛则死。中气伤则偏胜偏衰，中气亡则独胜独绝。六气不合，即为气机升降错位，实为先由中气升降无力始。各经之病，无非虚实寒热，治病之法，无非虚者补之，实者泻之，寒者温之，热者清之。无非逆者降之，陷者升之。中气乃经气之根源，升降上下左右之经气，须先顾中气。《内经》《难经》之理，《伤寒》《金匮》之法，细研之，其理自在其中。

（1）胃经不降主病

胃经不降则逆。逆则病发呕、吐、哕、嗳、痞、胀、眩、惊、不寐、吐血、衄血、鼻血者，痰者，热者，渴者，烦者，浊、带、遗、利者，故肿者。

呕者，有声无物，常觉由胁上冲，甚则呕出绿色苦水。此病现于胃，实因胆经不降，逆而上冲所引起。

吐者，有物有声，朝食暮吐者，脾弱不化，食入即吐，胃有虚热。如大便秘而干涩而伴吐者，为土虚津枯。脾弱而尺脉弱者，水寒无以生土所致。

哕者，稍有呕意而无声，稍有吐意而无物，俗称恶心。久病之人而哕，为中气将绝，胃气将败。无病而哕，为中气虚兼有浮热。嗳者，即嗳酸，宿食停于胃间不降，致胆经不降。胆为阳木，郁而生热，热郁而酸。

痞者，胸中痞满，肺胃胆经不降。胀者，胃经自头走足，胃经不降则头项胸腹作胀。眩、惊，不寐者，胃经不降。胃经不降则肺经降不下来，热逆化浊而眩晕。胃经不降则胆经不降入水中，胆火上逆而惊。人体之寐，为阳入于阴而藏则寐，胃经不降，上阳不能下降以交阴气，阳逆于上而无以入水温暖肾水，致水寒，水寒而无以上升，致相火不足而胆寒，此皆不寐之理。

血者，有寒湿，噪热之别，均为胃经不降之原由，兼肺胆不降而逆。寒湿，燥热之分，自不赘述。痰者，脾为生痰源，肺为贮痰之器。胃经不降则脾经不升而下陷，脾陷则生湿。胃经不降则相火虚逆，痰黄而稠。相火虚逆伤阴，则痰白而黏。中气虚寒，水停而逆则痰清而稀。热者，有胃阳有余，和胃阴枯少之分，胃阳有余则周身热而四肢热汗出。胃阴枯少则食后觉热。渴者，津液耗伤，分燥伤津液与湿伤津液。燥伤津液者，津液为燥气所吸收。胃气不降则阴不降津而生，而见燥渴；胃气不降则湿不归水道，化湿而不化津液；湿愈者津愈少；燥渴者饮必多，湿渴者饮必少，虽渴不欲饮，饮后反吐。

烦者，心经与心包经属火，火应循经下降，胃经不降，则及心包经降不下来，火气降则神清心宁，火气不降则神乱而心烦。浊，带遗利者，皆下焦之气封藏失衡，不能上升之故。胃经为上焦之气下降总枢纽，胃经不降必上焦之气不降，下焦之气不升，故下焦不能封藏。胃经热而下利者，为伤寒少阳，阳明热证多见，并兼肝木疏泄太过。

鼓肿者，气郁则鼓，水郁则肿。以指按皮肉，下陷而不随指起者为肿，随按随起者为鼓。水化气则不肿，气化水则不鼓。水气交化，全赖中气之升降，胆木郁热，横逆伤胃，中气枯滞而胃经不降，气不化水而鼓，水不化气而肿。故胃为诸经降之门，中气左旋右转，经气左升右降，胃经顺降，则肺胆诸经皆降，胃经不降则诸经皆降不下来，凡上逆诸病，皆以胃经为主，中气为根。

3. 脾经不升主病

脾经不升则病下利，满肿，带浊，脐下筑，便血，里急后重，腰膝酸，关节痛，手足逆冷，身重，口干，黄疸，癥等。利者，泻泄粪也。胃主容纳，脾主运化。胃气降则善纳，脾气升则善运化。脾阳下陷，不能运化水谷精气，中气横滞，水不能由小肠化入膀胱，遂入大肠而为下利。满肿者，满，即是胀肿，水停而溢于皮肤。脾经不升，气不运则满。水不运则肿，皆脾阳不升下陷所致。带浊者，女子白带，男子白浊。

脾经不升，则肝经随之下陷而郁，脾经不升则生湿，肝经下陷则郁而生热，湿热下注而病带浊。脐下筑者，肾家寒之病。肝肾之阳随脾经而左升，脾经不升则肝肾之阳下陷寒化。脾土不衰，则力能制其寒气，不病此病。便血者，大便时下血。脾经不升，下陷生湿。湿瘀阻碍肝经上升，肝经郁陷向下疏泄，故大便下血。里急后重者，大便时肛门坠重感。

脾经下陷，阻碍肝经与大肠经上升，金木双陷，金气主收敛，木气主疏泄，木欲泄而金敛之，金欲敛而木泄之，故肛门重坠。腰膝酸者，脾经不升，脾湿下陷而致肝肾之气郁而下陷所致。关节疼者，脾经不升下陷生湿，湿气溢于关节，气脉不通所致。手足逆冷者，脾主四肢，脾经不升则脾阳下陷，不能通达四肢，故手足逆冷。身重者，脾经上升则湿气化水而成汗溺，脾经不升故湿气停瘀而身重。口干者，脾阳上升，气蒸生津则口不干，脾经不升，口无津液而干，虽干而不思饮。黄疸者，脾经不升，下陷湿瘀，小便不利，肝阳随脾下陷郁而生热，木热传土，故发黄疸。癥者，气血运行不畅，瘀积成块。脾经不升则运化无力，气血运行不能畅行，脾阳下陷而寒化，所谓阳化气，阴成形。脾经为诸经升之关，人身经气左升右降，中气左旋右转，中气左旋则脾经之气升，脾经升则下焦之气皆升，脾经不升，则下焦肝肾之气逆而下陷。凡下陷之病，皆以脾经为主，中气为根。

✳临证诊疗经验

【病例】患者，男，43岁，初诊时间：2015年11月12日。胃脘灼热不适1年余，空腹闷痛，伴呃逆泛酸，纳差，二便调，舌边红，有齿痕，苔薄白，脉左关大，右关弱，左尺少。胃镜示：胃溃疡，慢性萎缩性胃炎。此为中虚而水虚木枯，胆胃不降。治以：补中润木，降胃降胆。

拟方：人参30g，生白术15g，茯苓30g，干姜15g，炙干草30g，桂枝15g，白芍15g，巴戟天15g，大枣10枚，服5剂后，痛消，无反酸，纳食无增，原方加砂仁9g，半夏15g，白芍加至30g，继服5剂。再诊上述诸证消，但未行胃镜检查。

分析：此病患为中气虚弱，胃气不降，胃为诸气降之关，胃不降则胆逆而水寒木枯，脾气不升，方中人参、白术、大枣、炙甘草为补中气，干姜、桂枝温升肝木，白芍润木降胆，半夏降胃，茯苓升脾，巴戟天温水，砂仁纳气归肾，故取良效。

【病例】患者，40岁，男，反复呕逆连连，面赤息高，舌淡青水滑，六脉沉细，右尺少。平素口干舌燥，自认为"上火"，服用黄连上清丸、清火栀麦片后而呃逆频作。此为肾元久虚于下，火不归原，加之服用寒凉之品而至虚阳上浮，治以：温肾补中，降胃降胆引火归原。

拟方：四逆汤合吴茱萸汤加减。药物：炙甘草30g，制附子（先煎）30g，干姜30g，吴茱萸（水洗）15g，丁香9g，人参（另煎）15g，半夏

15g，生姜汁（兑入）20ml，鲜生姜15g，大枣20枚，加水1500ml，文火煎取浓汁500ml，少量频服。下午5时许始服，至凌晨3时，呃逆顿减，面赤转润，安睡再无发作。

分析：此患者为素体亏弱，肾元大亏。中虚而津不上承现口干舌燥，误服寒凉之品，使水寒而木陷，脾气不升而胃气不降，胆逆而"阳火"上扰。方中炙甘草、大枣、人参补中气、附子温补寒水而回阳救逆，干姜、吴茱萸、半夏、生姜、丁香温降胃气，水温则木升，中气复则胃自降，火自归原，诸症随消。

【病例】患者，男，61岁。胃溃疡10余年，半年前加重，朝食暮吐，吐涎沫，纳少，频频打嗝，大便干结，胃脘及脐周作痛，时感冷气上攻胸际，多在夜半，舌淡胖润有齿痕，脉沉尺，右尺少。畏寒，虽在夏季，不离棉衣。此为下元亏虚，水寒而元气欲脱，冲气上攻，均先天肾气不固而生机未绝。治以温肾阳，助元气，镇冲逆，降胃气。

方用：代赭石30g，半夏30g，鲜生姜30g，肉苁蓉30g，煅紫石英30g，山药30g，吴茱萸15g(另煎，去水入药)，人参（另）制附子（先），紫油桂各10g，砂仁9g（后下），茯苓25g，川牛膝、泽泻、炙甘草各15g，大枣12枚，水煎浓汁，兑人参姜汁，小量频服。

上方服1剂后，呕止，可少量进食，服2剂后，排出如羊粪球大便，继则黄软，腹痛止，脐下上冲之气亦减七八，原方去代赭石、半夏，吴茱萸减为9g，继服9剂。上药服后三诊，诸症消而生活自理，纳食如常，既予鹿茸50g，紫河车100g，琥珀50g，人参50g，三七粉50g，共研末冲服，1日2次，每次3g，热黄酒送服。此后未见病发。

分析：此症为顽固性食管、幽门痉挛，西医之"痉挛"与中医之"诸寒收引"同理。吴茱萸为开寒冰之圣品，其性辛热燥烈，直入阳明，厥阴血分，能破沉寒痼冷，解除一切痉挛。此药9g以上，当先开水冲洗5~7次或另煎三沸去水入药再煎。方中附子、半夏同用，似有相反相畏之疑，其实，半夏反乌头，并非反附子。方中半夏、生姜、代赭石重镇冲逆，紫石英善治奇经，大枣、炙甘草补中而减辛烈之害，全方共凑温命火，助元阳而取良效。

【病例】患者，男，70岁，胃胀痛10年有余，食后胀甚，久治不愈，纳少，大便涩滞而黏，夜尿频，痰多而黏，手足偏凉，舌淡胖润，脉弦而微。胃镜显示：糜烂性胃炎。此症为脾胃虚寒所致，医者不识而按气滞实症辨治，难免久治不愈。治以温补脾胃，方以附子理中汤加减，佐以理气化痰：制附子（先）15g，干姜15g，党参30g，白术15g，半夏15g，肉苁蓉30g，紫油桂9g，炙甘草15g，丁香10g，郁金10g，炒麦芽30g，陈皮10g。5剂后胃胀大减痛消，便畅。二诊加生黄芪20g，莪术6g，守方调理而愈。

分析：此症为阳虚而脾不升胃气不降，方中附子、油桂温下元助阳气，党参、白术、炙甘草补中，干姜、半夏温降胃气。方中丁香郁金相畏，此理来自李可"三畏汤"之理。

【病例】患者，男，45岁。1年前确诊为"胃下垂及胃黏膜脱垂"，多方医治不效。症见胃腹胀痛，食后胀甚，遇寒则甚，喜温喜按，大便稍稀，便前腹痛，泄后痛减，形体消瘦，面色无华，舌质淡，苔白，脉沉而微。此症为阳衰而脾气不升，胃胆不降，中虚而脏寒。治拟温补脾胃。

方用：制附子（先）15g，干姜15g，炙甘草15g，紫油桂9g，党参30g，白术15g，升麻3g，柴胡9g，山药30g，茯苓15g，砂仁（后下）9g，吴茱萸6g，白芍15g，小茴香10g，枳壳15g，陈皮10g，香附10g，黑小豆15g，上药7剂，二诊胃腹痛大减，大便成形，守方7剂，三诊，胃腹痛消，食量显增，守方调理15剂而诸症消。

分析：胃下垂及黏膜脱垂，中医多从中气下陷论治，多有不效，自研习"火神派"以来，改为扶阳而治，因胃腑为阳，阳气之根在肾，温肾助阳，可以根本上解决胃阳不足无力收缩之关键。

任进忠

男，石嘴山市中医医院内科副主任医师，石嘴山市名中医。实习教学老师，出生于中医世家，先后师从多位名家，从事临床工作10余年，教学工作10余年中医理论与西医消化肝病科的有关理论。擅长诊治内科各系统常见病，特别在治疗各类脾胃病及内科疑难杂病方面积累了丰富的临床经验。撰写论文10余篇。

❀慢性虚寒性胃病泡酒方治疗经验

慢性胃病的特点，病因复杂，病程长，经久不愈反复发作。病程迁延日久反复发作导致人体脏腑气血亏虚，抗病能力下降，并使各个脏腑功能退化从而形成各种相关疾病症候。究其原因久病致虚，表现为：气虚、血虚、阴虚、阳虚等。虚是脏腑功能失调的根本原因，内经云"正气内存，邪不可干"，亦云正常的人体"饮入于胃，游艺精气，上输于脾，脾散精，上归于肺，通调水道，下输膀胱，水精四布，五经并行"当脏腑气血亏虚，功能失调不能"游艺精气"就导致了各种疾病的发生与发展。形成了以正气虚为主要症候的病理现象。

以脾胃虚寒症为例，脾胃虚寒症主要以阳虚中阳不振，阳气虚衰，脾失健运，水湿内停，饮食不化致胃脘胀满疼痛。症见胃脘隐痛，胀满纳呆，食少精神倦怠，喜热饮，四肢欠温，便溏畏寒或呕吐痰涎宿食，面色无华口淡胖嫩舌苔薄白而润或厚腻苔，脉沉缓而无力。

常规治疗多以健脾养胃、舒肝健胃、温经散寒利湿之类中药汤方藿香正气等或以西药莫沙必利、奥美拉唑、西咪替丁等胃肠道动力药治酸药物，以及目前常见的三联疗法。此类疗法多以驱邪为主的常规治疗使得各个脏腑长期服药导致脏腑虚弱，易出现证虚邪实，抗病能力下降并衍生出其他病症或并发症。

经过长期的临床实践在常规的治疗基础上进一步总结完善，依内经"正气内存，邪不可干"的理论，提出要补虚扶正，扶正的根本在于益气健脾，滋补肝肾，通过扶正能使得五脏六腑"游艺精气"脏腑功能得以恢复，达到驱邪的目的。

多年来自拟泡酒方：人参、鹿角胶、山萸肉、海马、蛤蚧、三七、全蝎、天麻、熟地、当归、紫河车、枸杞，如偏阳虚加附子、肉桂、干姜；偏阴虚加麦冬、生地、玉竹；以上诸药用白酒浸泡两周后可用，每日服用30ml连用1~3个月。用于协助治疗脾胃虚、脾肾虚等各种虚寒型脾胃病效果甚佳，经临床验证能使各个脏腑功能恢复和提高，功效长不易复发，且副作用小，服用方便，便于携带。

泡酒方君、臣、佐、使组方原则：按《内经·至真要大论》"有毒、无毒所治为主，主病者为君，佐君者为臣，应臣者为使。一法，力大者为君"。本方的君臣佐使是以主病者、力大者为君，以辨证论治，按"四诊"诊察所得。如气虚、血虚或血瘀等症候不同，按证型分别组成君臣佐使组方。依内经"虚者补之、寒者热之"理论为基础。例如：气虚胃脘虚寒型以附子、肉桂、干姜、鹿角胶为君加大剂量；血虚胃阴不足型以紫河车、生地黄、麦冬、玉竹为君；偏血瘀者三七、当归、海马为君。本方以"阴阳互根、阴平阳秘、精神乃治"为根本。用调整阴阳从而达到治疗平衡。

另外根据人体体质虚弱的程度不同，用药量随时、随证调整用药剂量。以人参为例由每方5~50g不等，病程长体虚甚者用量宜大，服药期限宜长。按时间季候分春夏用量宜小，秋冬用量宜大，使脏腑功能恢复正常。

【病例】患者，男，40岁，1995年2月，主诉："胃脘胀痛5年余。"常因进食辛辣、生冷、较硬的食物后发作，出现胃脘胀痛，嗳气泛酸。胃镜检查示：胃窦黏膜充血水肿，红白相间，以白为主，黏膜下血管透见，黏膜层变薄，可见斑点状糜烂。长期使用奥美拉唑、西咪替丁或口服各种中药治疗未愈。来诊舌淡苔薄白，脉沉缓证属脾胃虚寒健运失调。治以温中散寒、益气健脾，方药香砂六君汤加味，辅以泡酒方连续服用两月余上述症状消除。复查胃镜胃窦黏膜呈红白相间以红为主花斑样改变。逐步正常饮食后，随访3年未见复发。

钟仁寿

男，1935年生于浙江绍兴，世代中医之家。他幼承庭训，酷爱中医，15岁侍诊父侧，临症抄方，遍采草药，制药济世。又入上海中医学院深造，1988年到陕西省中医院进修。系中华医学会会员、中华疼痛学会会员、中医脑病专业会成员、经专家委员会专家推荐为《中华医药》杂志社编委、宁夏诗词学会会员。2005年被宁夏回族自治区确定为宁夏第一批老中医药专家学术经验继承工作指导老师。撰写并发表学术论文40余篇。他研制的骨伤散（膏），烫伤膏、婴幼儿厌食散、婴幼儿腹泻散等，均有卓著疗效。编写《脑病一隅》一书，为脑病临床医生提供了一套较好的参考资料。2003年非典时期，奉献预防"非典"方，经国家中医药管理局专家论证，收入防治"非典"数据库，并给予表彰。他曾受到国家民委、中国科协等单位奖励10余次。宁夏回族自治区成立50周年之际，被授予"十大奉献人物"荣誉称号。中华人民共和国建国60周年之际，获得中国科学院颁发专家学者奉献奖。

❀学术思想

中医所指脾胃与现代医学的消化系统相对应，包括口腔、食管、胃腑、脾脏、肝脏、胆囊、胰腺、大肠、小肠等一系列脏腑器官，通过这些器官完成对饮食的摄取、受纳、腐熟、消化、吸收、排泄。脾胃通过运化传输水谷精微，从而具有化生气血津液，充养五脏六腑、四肢百骸，并能将糟粕排出体外的重要作用。脾胃的功能与人体的生长发育、健康长寿密不可分，故历代医家都非常重视脾胃疾病。钟师精心研读《内经》《伤寒论》《脾胃论》《金匮要略》《证治准绳》等著作，打下了坚实的理论基础，结合祖辈相传的经验及秘方，以此指导临床，积累了丰富的经验。

1. 脾胃的生理特点

（1）脾主运化水液

脾胃论学术首见于《素问·灵兰秘典论》："脾胃者，仓廪之官，五味出焉。"《素问·阴阳应象大论》："脾为之使，胃为之布。"《灵枢·邪客》曰："饮食入胃，游溢精气，上输于脾，脾气散精，上归于肺，通调水道，下输膀胱，水精四布，五经并行。"指出脾胃主人体一身之水液代谢，脾的运化水湿功能失调，可导致水湿停滞而产生各种病变。故云："诸湿肿满，皆属于脾。"《伤寒论》中有大量篇幅论述脾胃证治。

（2）脾胃为后天之本、气血生化之源

李东垣在《内经》《伤寒杂病论》基础上，提出人的生命赖元气之维持，而气来源于脾胃之运化。强调"人以胃气为本"的后天论，元气之充足，皆由脾胃之气无所伤，而后能滋养元气。调理脾胃能治百病是《脾胃论》的理论基础。

《素问·玉机真脏论》曰："脾脉者土也，孤脏以灌四旁。"五脏合四时，脾合长夏，但不仅限于长夏，四季均有脾气。脾经运化水谷，全身都需要水谷精微供养，肝、心、肺、肾必须得到脾所输精微才能发挥正常功能。故前人谓：五脏中皆有脾气，而脾脏之中亦皆有五脏之气。互为相使。故精读《脾胃论》者，不但善治脾胃，而能调五脏。脾胃和则气血生，胃气（正气）内存，邪不可干，此至理也。

（3）脾胃升清降浊，调理脏腑气机

"脾气主升"，脾气升，则水谷之精微得以输布；"胃气主降"，胃气降，则水谷及其糟粕才得以下行。故《临证指南医案》说："脾宜升则健，胃宜降则和"两药相反相成，共同完成饮食物的消化吸收及其精微的输布，从而营养全身。反之，脾胃升降失调，则如《素问·阴阳应象大论》中说："清气在下，则生飧泄；浊气在上，则生䐜胀。"

2. 脾胃疾病的病因病机

《脾胃论》指出："百病之伤，起于'内伤脾胃'。"认为脾胃居中，是阴阳升降的枢纽，脾胃失调是内伤疾病的根源。并指出脾胃内伤的病因有四，一则饮食所伤：饮食不节则胃病，气短，精神少而生大热，有时虚火上行，独灼其面。胃病脾无禀受，故亦从病。二则劳倦所伤：形役则伤脾，脾病则怠惰嗜卧、四肢不收、大便泄泻，脾病及胃，不能独行津液，故亦从病。三则七情所伤：喜、怒、忧、思惊恐悲损伤元气，资助心火，火盛则土位病也。四则外邪所伤：肠胃为市，无物不受，无物不入。若风、寒、暑、湿、燥一气偏胜，亦能损害脾胃。

脾胃疾病在宁夏的发病率很高，这与宁夏的气候特点及人们的生活习惯有密切关系。在北方，天气寒冷，人们喜食辛辣、肥甘、嗜好饮酒，易食谷停滞，致脾胃升降失调；另一方面是城市竞争激烈、工作压力大，则人们多思、多郁，多思则伤脾、多郁则伤肝，肝木乘脾，出现肝脾不调，肝胃不和。总之，在宁夏脾胃疾病的病机多以脾胃气滞为基础。

3. 脾胃病治疗原则

（1）治病求本　"治病必求本"是《内经》的至理名言，就临床中常见咳嗽而言，有的则药到病除，有的则久治不愈。西医以肺部是否感染，常用胸部X线，血液常规分析而论病治疗。中医者以见咳嗽声、咳痰为临症依据，对症处方遣药。以咳止咳，以痰祛痰，治之仅有少数患者获效。《内经》曰："五脏六腑，皆令人咳，非独肺也。"钟老认为：脾虚而痰生，当以健脾化痰。常因脾虚气弱，中焦阳衰，阴寒内生；或外邪寒湿侵袭，伤及脾阳，以致寒湿内困，运化阻滞，则痰饮水湿内聚，久之伤及肾阳，损伤肺气，其气必虚，痰饮咳喘，若因劳力致虚，自觉全身困乏，食少懒言，肌肉酸楚，口燥咽干者，用仁寿五神汤，加味治疗。柴胡、炒白芍、炙甘草、炒枳壳、佛手片、黄芩、苏叶、柴胡、炒白芍、炙甘草、炒枳壳、佛手片、黄芩、白豆蔻、白前、前胡。调和肝脾，肺胃同治，上焦通畅，津液下行，脾部生痰，肺无痰贮，咳嗽何有。诸症频作。平衡阴阳，扶正祛邪，才为得当。

（2）调和阴阳　钟老认为：脾胃病的辨证亦应从阴阳入手，治疗亦应以和为期。脾胃病的治疗用药也要阴阳动静配合，相辅相成。如钟老在临床中常用白术配车前子，白术性温，健脾和胃、燥湿、固表；车前子性寒，利水渗湿，常用于腹胀带下，大便溏稀。白豆蔻配冬瓜仁，白豆蔻辛温，温中化湿，和畅中焦；冬瓜仁性寒，清热滑痰，消肿排脓相伍应用，寒清上焦，不伤中焦。荆芥配防风，荆芥味辛微温，祛风解表；防风性温，适用风寒湿痹。二药相合，祛风胜湿，常用于关节酸痛。钟老强调：凡脾胃疾患，用药的要点以平衡为准。

（3）调节升降　上有食道，下至肛门是人之摄纳、消化、吸收和排泄的一个大腑第，以胃为代表，升降出入是人体生命基本运动规律。只有腑气通降，则生化有序，和脾之升清，升降平衡、阴阳调和才为有健康无疾。如临床上呃逆，胃胀胃痛，呕恶泛酸，嘈杂，胁痛等，其共同病机是"滞"，其治法用通降、疏通气机、调其升降、流通气血、导滞下行，邪去有路，脾气得升，气血调和。曾在数年前，接诊一患者，她在深秋之际，夜失添被，引发咳嗽，继则胃脘部不适，呕恶，夜间为甚，泛酸嘈杂，舌质淡红，灰白腻苔，脉象滑利，纳差，二便自调，咳嗽反胃，证系中州欠运，湿滞胃脘，外邪侵袭，上逆犯肺。肺的宣降，与疏泄密不可分。故予以疏肝和胃，降气止咳。方选仁寿五神汤加味活之。柴胡、炒白芍、炙甘草、炒枳壳、佛手片、黄芩、炒白术、生麻黄、荆芥、陈皮。湿再如临床上胃脘久痛者，可采用升阳泻浊法。凡胸脘痞闷、腹胀腹满用仁寿五神汤加白术、厚朴、法半夏。脾为脏，其气宜升，胃为腑，其气宜降，一脏一腑，一升一降，既相互依存，又相互制约，从而胃纳正常。此法既治虚，又治实，既疏肝胆，又治寒热、痰饮。因脾不健者，可见便溏或便干秘，便溏时上方加车前子；便秘干燥可用生白术加量，柴胡倍量，使脾行津于胃，下滋肠道而大便自调。

❋加味仁寿五神汤治疗脾胃病经验

1. 仁寿五神汤组成、功用及主治

钟老自拟"仁寿五神汤"在临床中应用广泛，疗效确切。其药物组成：柴胡、炒白芍、炙甘草、炒枳实、佛手片。功用：疏肝解郁、调和肝脾、理气祛滞、肺胃同治。主治：胸胁苦满、往来寒热、胃肠结气、饮食积聚、胃脘胀痛、思虑过度、情志不遂、肝痛胆胀、肺胃咳逆。本方源于《伤寒论》《脾胃论》，为四逆散加味而成。四逆散组成为甘草6g，枳实6g，柴胡6g，芍药9g。主治由脾气素虚，又因外邪传入少阴而抑遏阳气不得至于四肢之少阴病、四逆证，症见手足不温，或小便不利，或咳，或悸，或腹中痛，或泄利下重。而钟老师则根据我区的气候特点及人文特点变四逆散倍芍药加佛手，扩大其临床应用范畴，在临床中取得满意疗效。

宁夏地区脾胃病的病机多以脾胃气滞为基础，多肝郁乘脾。故钟师倍用芍药以补血养血敛阴，柔肝止痛，平抑肝阳；加佛手以助柴胡、枳实调理肝脾，调节脾胃气机。芍药为毛茛科植物的干燥根，味苦、酸、微寒，归肝、脾经，功能为平肝止痛、养血调经、敛阴止痛，用于头痛、头晕、胁痛、腹痛、四肢挛痛、血虚萎黄、月经不调、自汗盗汗。《本经》谓芍药"主邪气腹痛"；《名医别录》曰："主通顺血脉，缓中散恶血，去水气，利膀胱、大小肠，消痈肿，时行寒热，中恶，腹痛腰痛。"《太平圣惠方》中白芍散，治产后崩漏，淋漓不断，虚损黄瘦；张元素谓芍药："泄肝，安脾肺，收胃气，止泻利，固腠理，和血脉，收阴气，敛逆气。"《本草纲目》载芍药"止下利、

腹痛后重。""白芍益脾，能于土中泻木。"《医学衷中参西录》谓滋养阴血，退热除烦、敛上焦浮越之热、下行自便泻出，为阴虚有热，小便不利者之要药。芍药配甘草，有抑制胃酸分泌的效应。即芍药甘草汤，治疗胃脘痛、胃溃疡、十二指肠溃疡、胃炎、肠痉挛、胰腺炎、便秘腹痛。故曰：此系能缓肝补脾、调和气血，善治腹痛，并是止痛诸方的基本用药。白芍之酸敛、制柴胡之辛散，清脾疏肝、和解表里、升阳敛阴、解郁止痛之效。总之，白芍倍用适用于宁夏地区。佛手片为芸香科植物的干燥果实，辛、苦、酸、温，归肝、脾、肺经。疏肝理气、和胃止痛。用于肝胃气滞、胸胁胀痛、胃脘痞满、食少呕吐、和胃化痰、嗳气、恶心。佛手出于明代兰茂《滇南本草》，应用于胸闷气滞、胃脘疼痛、呕吐、食欲不振等症。《本草纲目》曰：辛、酸、无毒。主治下气，除心头痰水，煮酒饮，治痰气咳嗽；煎汤，治心下气痛。现代研究含有挥发油、黄酮甙、苦味质等，对胃肠平滑肌有明显的抑制作用，可以明显缓解胃及十二指肠痉挛，对理气和胃有一定作用；还有柠檬油素等，有平喘、解痉、镇静、保护心血管以及抗炎作用。佛手清香而不烈，性温和而不峻，既能疏理脾胃气滞，又可舒肝解郁，行气止痛。诸药合用共奏疏肝解郁、调和脾胃、理气祛滞、肺胃同治之功。

钟师认为：脾胃病的辨证应从阴阳入手，治疗应以和为期，脾胃病的治疗用药也要阴阳动静配合，相辅相成。仁寿五神汤也符合此特点。方中芍药性微寒，平肝止痛、养血敛阴、平抑肝阳；佛手性温和而不峻，既能疏理脾胃气滞，又可疏肝解郁，行气止痛。二药相合，一寒一温、一收一散，刚柔相济，疏不耗肝阴，柔养不碍滞，动静结合，以疏肝解郁、调理肝脾、柔肝敛阴。

钟老自拟五神汤，临床应用此方，按证及病，以主证主药立方之君臣佐使，对症施治。如治肝脾不和，胸胁满闷者，以柴胡为君，白芍、枳实、佛手、甘草加味治之；若幼儿外感，内伤积食，以枳实为君，柴胡、佛手、白芍、甘草，肺胃同治；风热咽痛者，则生甘草、佛手为君，加桔梗宣肺利咽，配枳实、柴胡和胃化痰，入白芍泻肝安肺。如此灵活配伍，加减用药，疗效卓著。

2. 仁寿五神汤在临床中的应用

（1）急性胃炎　急性胃炎属中医"胃瘅"范畴，瘅，热也，盛也。胃瘅既胃热盛也。临床表现：起病急骤，常伴有剧烈的胃脘痛，或上腹部不适、嗳气、恶心、呕吐，亦有合并上吐下泻。血常规多提示中性粒细胞、白细胞数大多偏高。临床常见由感受风寒之邪，或夏令暑湿秽浊之气，内扰胃府而发病；进食生冷或细菌污染之物、暴饮暴食等引起胃黏膜损伤而发病。其病机主要为外邪内扰胃府，胃失和降，浊气上逆，积滞不化。治疗以疏邪解表、芳香化浊，和胃导滞为主。

基本方：藿香、佩兰、厚朴、白豆蔻、枳实、炙甘草、柴胡、佛手、炒白芍、焦山楂、焦神曲、炒麦芽、炒槟榔。

方中运用钟师自拟仁寿五神汤以疏肝理脾，气血调畅。钟老认为："正气存内，邪不可干。"患此病之人，多为平素脾胃虚弱，一触外邪或饮食不当即发。患者平素脾胃虚弱，则"土虚木乘"，肝气横逆，致气机阻滞。故治疗先以五神汤健脾疏肝，使清气升，浊气降，气机调畅。在此基础上再给予芳香化湿之藿香、佩兰、厚朴、白豆蔻。其中藿香、佩兰兼以止吐；厚朴、白豆蔻兼以行气；配合焦山楂、焦神曲、炒麦芽、炒槟榔以消食导滞。如为风寒客胃，则加荆芥、防风疏风解表；如为暑湿犯胃，则加香薷、滑石粉祛暑化湿。综合诸药，则共奏其功，临床效果颇佳。

【病例】患者，女，28岁，初诊于2008年6月27日，患者于6月26日无明显诱因突然出现胃脘部疼痛，恶心、呕吐频繁，1日多达10余次，呕吐物为胃内容物及胃液，舌质淡红，白腻苔，脉浮。中医辨证为暑湿犯胃，胃失和降，治以芳香化湿、和胃导滞。处方：藿香、佩兰、厚朴、白豆蔻、枳实、炙甘草、柴胡、佛手、炒白芍、焦山楂、焦神曲、炒麦芽、炒槟榔、香薷、滑石粉，水煎内服，1日1剂，每次服药前先用鲜生姜蘸白糖嚼碎后服药。连服3剂后，症状全部消失，继续口服原方，巩固疗效。嘱咐患者近日清淡饮食。

（2）慢性萎缩性胃炎　慢性萎缩性胃炎是指不同病因引起的慢性胃黏膜性病变，其胃镜表现为胃黏膜失去正常的橘红色、可呈淡红色，灰色等，邹襞变细，平坦，黏膜下血管透见。病理上主要表现为黏膜腺体萎缩，常伴有不同程度的肠化和不典型增生，并有少数发生癌变。

钟老认为：此病的中医病理特点为虚实夹杂，其病因多为反复饮食不节，烟酒失控，情志失调或慢性浅表性胃炎转变而成。无论饮食，情感均可致胃气阻滞，和降失司，食滞不化，痞满疼痛等，此属邪实，但反复发病，久病不愈，脾胃气虚，此为本虚。且此病机一直贯穿于疾病的发生发展过程之中，任何转变均在脾胃虚弱的基础之上。慢性萎缩性胃炎病程漫长，甚达数十年之久，"久病入络"，"久病致瘀"，故其第二个病理特点为气滞血瘀。脾胃虚弱，则脾虚不运，气机不畅，故气虚，气滞。气虚而血运迟缓，形成血瘀。总之气滞与血瘀常同时存在，且可互为因果，形成气滞导致血瘀，血瘀导致气滞的恶性循环。第三个病理特点为痰湿中阻。脾胃气虚日久，经致脾阳不足，脾阳虚，则温化水湿无权，水湿内聚，生痰成饮，而致痰湿中阻，有的则因肝失条达，横犯脾胃，胃失和降，而致痰湿中阻。故本病病机主要表现为：气虚，气滞，血瘀，痰湿。临床多见气滞血瘀和痰湿中阻症型，而脾胃虚弱贯穿两型之中。治疗以仁寿五神汤健脾和胃，恢复脾胃运化功能为基础，兼以活血化瘀或化痰祛湿。

①气滞血瘀型　胃脘胀痛，以痛为主，刺痛拒按，痛有定处而持久，呕恶，呃逆或有呕血黑便，面色晦暗，舌质紫暗，或瘀点，瘀斑，脉涩。基本方：枳实、柴胡、佛手、炒白芍、炙甘草、丹参、生黄芪、元胡、香附、当归、降香、檀香、沉香、蒲公英、白花蛇舌草。

本型治疗以益气健脾，理气消瘀为原则，方中运用钟老自拟仁寿五神汤加减共奏理气和血，调理肝脾，升清降浊之功。在此方基础上再配伍大量活血化瘀之药，如：丹参、元胡、香附、当归、降香。通过活血化瘀，以改善微循环，增加血流量，促进胃黏膜局部血液循环，加速炎症吸收，促进固有腺体再生和胃黏膜修复。生黄芪益气健脾，补虚生肌，提高机体免疫功能，调整胃分泌功能的平衡，加速胃黏膜上皮细胞的新生有良好作用。再配伍檀香以行气止痛，檀香配香附，能明显加强疏肝理气，调和肝脾之功，正如《本草纲目》所云："香附得檀香则理气醒脾。"沉香助枳实以化气降气，且行而不泄。本病所伴随出现的肠化和不典型增生，属于癌前病变。故本方配伍清热解毒之蒲公英与白花蛇舌草，预防癌变发生。

②痰湿中阻型　胃脘闷胀，呕恶纳呆，肢体困重，舌质淡，苔白腻，脉滑利。基本方：枳实、柴胡、佛手、炒白芍、炙甘草、苍术、半夏、厚朴、香附、白豆蔻、藿香、佩兰、焦山楂、炒麦芽、焦神曲、炒槟榔、丹参。

方中仍用仁寿五神汤理气和血，调理肝脾，升清降浊。配伍大队芳香化湿药物，如苍术、厚朴、白豆蔻、藿香、佩兰均善于燥湿健脾，其中苍术辛苦性温，性燥主升，最善燥脾湿，助脾运，朱丹溪云其为"足阳明经药，气味辛烈，强胃健脾，发谷之气，能径入诸药，疏泄阳明之湿"，厚朴苦温性散主降，功专下气宽中，化湿消积，李杲云其"苦能下气，故泄实满，温能益气，故解除湿满"。二药相便配对，最宜于湿滞脾胃之症。用焦山楂、炒麦芽、焦神曲、炒槟榔以消食导滞。香附行气活血，丹参活血化瘀，如痰湿郁而化热，可加连翘、蒲公英。

【病例】患者，男，70岁，于2008年9月24日初诊。患者胃胀痛2年余，反复发作。本次发病1周，胃胀痛，以疼痛为主，痛有定处，舌质暗红，薄苔，脉涩。胃镜（2008年6月19日石嘴山中心医院）示："慢性萎缩性胃炎伴胆汁反流，十二指肠炎。Hp（－）。"中医辨证属脾胃虚弱，气滞血瘀。治宜理气活血，益气健脾。处方：枳实、柴胡、佛手、炒白芍、炙甘草、丹参、生黄芪、元胡、香附、当归、降香、檀香、沉香、蒲公英、白花蛇舌草。水煎内服，1日1剂，连服2周，患者症状基本消失。嘱患者继续服药。

（3）消化性溃疡　消化性溃疡泛指胃肠道黏膜在某种情况下被胃酸/胃蛋白酶的消化而造成的溃疡。中医学关于本病的论述，散见于"胃脘痛""痞证""心痛"，2000年9月由王永炎主编的《中医病案规范书写手册》用于全国各级各类中医医院及临床医师的中医病案书写和管理工作，此书将消化性溃疡称为"胃疡"。

钟老认为：各个医家对消化性溃疡的中医认识不同，最常见的病因主要有忧思郁怒，肝木横逆犯胃，或饮食劳倦损伤脾胃所致。在北方，天气寒冷，人们喜食辛辣、肥甘、酸菜、咸菜、嗜酒，食谷停滞，致脾胃升降失调，久则损伤胃络致血瘀；情志不舒，肝气不畅，横逆脾胃，脾胃升降失调，气滞日久亦伤胃络。"病久致虚"，故本病病机为虚实夹杂，以脾胃虚弱为其本，以气滞、血瘀为其标。其病理特点突出两个方面，一是"虚"，即脾胃虚弱；二是"滞"，脾胃气滞，肝胃气滞。故治疗予以健脾和胃治其本，调畅气机，活血化瘀治其标。

基本方：枳实、柴胡、佛手、炒白芍、炙甘草、党参、黄芪、炒白术、厚朴、白豆蔻、浙贝母、儿茶、海螵蛸、延胡索、枳壳、香附。

方中仍用钟老自拟仁寿五神汤加减。五神汤调理脾胃，升清降浊。用党参、黄芪、炒白术、炙甘草有补中益气、健脾生血，托里生肌之功。现代药理研究表明，党参、黄芪、炙甘草具有抗溃疡作用，能改善微循环，增加胃黏膜血流，促进溃疡愈合，提高机体抵抗力。其中黄芪对正常机体的抗体有明显促进作用，可提高消化性溃疡患者胃液中分泌免疫球蛋白浓度，使幽门螺杆菌再感染率降低，从而增强胃肠道黏膜第一道保护屏障。用枳壳、厚朴、白豆蔻配合五神汤加强其调理气机作用。其中枳壳善走脾胃气分，专攻下气开胸，行气消胀，开胃畅中；厚朴功专下气宽中，化湿消积；白豆蔻功专于中、上二焦，健胃止吐，行气止痛。三药配五神汤使脾胃升降有序，各司其职。钟老指出：饮食不节，可使脾运化无权，痰湿中阻，故少佐厚朴、白豆蔻既能助五神汤调理气机，又可化湿健脾。痰湿日久化热，可造成湿热中阻，钟老强调："不用苦寒伤胃腑，阳明无热不轻功。"如果确为湿热中阻，可仅加蒲公英、白花蛇舌草以清热，不可多用苦寒药，以防阻碍脾胃运化腐熟。且蒲公英、白花蛇舌草有很好的抗癌作用，故可预防性用药。炒白芍、延胡索、香附养血和血，且有明显增强胃黏膜血流，增强溃疡局部营养，起到活血生肌，促进溃疡愈合的作用。香附主入气分，最善理气开郁，活血止痛；延胡索主入血分，功专活血化瘀，通滞散结，行气止痛。二药合用，一走气分，一走血分，气行则血行，血畅则气顺，既可理气解郁，又能活血化瘀，气血并治，可使行气止痛之功明显增强。白芍主入血分，酸柔收敛，养血活血，与活血化瘀药相配，使动血而不致离经。方中用乌贝散加儿茶、甘草，以制酸止血，中和胃酸。现代学研究海螵蛸抑制胃酸分泌的作用较强，并能缓解胃肠平滑肌痉挛，用于胃溃疡，对其溃疡面有保护作用。钟老强调，在治疗消化道溃疡时，收敛药不能用得过早、过多，否则易形成局部瘢痕组织，出现食后腹胀等症。诸药合用，共奏调理肝胃之气机，活血化瘀，益气健脾之功。

【病例】患者，女，65岁，患者于2008年11月20日初诊。患者胃脘胀痛2月余，在石嘴山市第一人民医院就诊行胃镜（2008年10月20日）示：1.慢性萎缩性胃炎；2.胃角溃疡ⅠA期。病理示：非典型增生、灶性肠化、局部重度非典型增生。患者拒绝手术治疗。就诊钟老门诊时胃脘胀痛明显，打呃，无泛酸，面部㿠白，舌质淡，白苔，脉弱。中医辨证属脾胃虚弱，气滞血瘀，中焦虚寒。予以健脾温胃、理气活血。处方：枳实、柴胡、佛手、炒白芍、炙甘草、党参、黄芪、炒白术、厚朴、白豆蔻、浙贝母、儿茶、海螵蛸、延胡索、枳壳、香附、沉香、炮姜、橘核。水煎内服，1日1剂，分2次服。于11月26日复诊时胃脘痛减轻，胃脘胀消失，打呃亦减少，继服原方，于12月3日就诊时胃胀、打呃消失，胃痛偶尔发作，原方加石菖蒲继守治疗，嘱患者禁食麻辣、海鲜、生冷、咸菜、酸菜，注意饮食禁食较硬食物。嘱患者溃疡愈合后继续慢性萎缩性胃炎的治疗。

（4）慢性胆囊炎　慢性胆囊炎属中医"胆胀"范畴，"胆胀病"，病名在任继学《悬壶漫录》中首次提出其临床特点，主要为起病缓慢，右上腹胀痛，或隐隐作痛，或饱餐油腻后发作或加剧。有的患者伴有右肩、左肩及背部、腰部疼痛，嗳气、恶心、脘腹胀满、善太息等症。钟老认为：其病位在肝胆脾胃，病因病机不外情志不畅、饮食不节、寒湿暑热不适，影响肝胆疏泄和胆腑通降功能，从而使胆汁化生、输送、排泄失常而发病。其病理基础主要为"气滞"与"湿热"。"气滞"：秦景明在《症因脉治·六腑腹胀》中提出"肝胆主木，最喜条达，不得疏通，胆胀乃成。"肝胆同主疏泄，性喜条达，气机不畅，肝胆气滞郁热，疏泄失常，最易发病。"湿热"在《金匮要略》有载："黄家所得，从湿得之。"胆道疾病与湿热关系最为密切。饮食不节，使脾胃运化失度，湿浊内生，湿阻气机，郁久化热，熏蒸肝胆而发病。治疗上根据《内经》"六腑以通为用""木郁达之"等理论，治疗当以疏肝利胆，理气通降为原则，佐以清热利湿。故仍以仁寿五神汤加味治疗。如伴有结石，则佐以利胆排石。

基本方：枳实、柴胡、佛手、炒白芍、炙甘草、连翘、威灵仙、丹参、虎杖、郁金、黄连、吴茱萸、金银花、蒲公英、白花蛇舌草、半枝莲、川楝子、木香、降香、檀香、沉香。

钟老指出：治胆切勿忘肝胃，发病的基础仍为气机郁滞，故治疗仍以仁寿五神汤为基础，以调理肝胃气机。连翘、威灵仙、丹参、虎杖清肝利胆。连翘、威灵仙、虎杖有明显增加胆汁分泌和松弛奥狄括约肌的作用，威灵仙水煎剂对动物胆汁分泌、炎症和疼痛及肠运动均有影响，可促进分泌胆汁，非特异性抗炎作用，还有明显的镇痛作用和促进肠蠕动的作用，所以其利胆止痛作用非常显著。金银花、蒲公英、白花蛇舌草、郁金、半枝莲清利肝胆湿热，现代药理学研究，五味药均有利胆保肝作用，有增进胆汁分泌的作用，胆汁中固形物、胆酸盐和胆红素的浓度都有所降低。方中配木香、降香、檀香、沉香调理肝、胆、脾、胃气机，调中宣滞、行气止痛，助仁寿五神汤使气机疏畅条达。其中木香能使血中的胆囊收缩素或胃动素水平增高，沉香可促进胆汁分泌。黄连、吴茱萸一寒一热，共清肝泻火、降逆止呕。诸药合用，共奏疏肝利胆、理气通降之功。

【病例】患者，女，10岁，于2008年9月13日初诊，患儿平素喜食肥甘之品，形体略胖，因就诊前食炒鸡蛋后出现右上腹胀痛、恶心、嗳气。行腹部 B 超示：慢性结石性胆囊炎。查体：腹软，右上腹压痛阳性，莫非氏征阳性。中医辨证属肝胆湿热。予以疏肝利胆，清热利湿。处方：枳实、柴胡、佛手、炒白芍、炙甘草、连翘、威灵仙、丹参、虎杖、郁金、黄连、吴茱萸、金银花、蒲公英、白花蛇舌草、半枝莲、川楝子、木香、降香、檀香、沉香、鸡内金、金钱草。水煎内服，1日1剂，分2次服。患者连续服药，于11月1日复查腹部 B 超示：肝胆未见异常。结石已经全部排出。嘱咐患儿少食油腻食物，如炒鸡蛋等，注意饮食有节。

赵 凯

男，1969年5月生，满族，医学博士，主任医师，副教授，硕士生导师。毕业于上海中医药大学。师从全国名老中医奚九一教授、唐汉钧教授以及风湿皮肤病专家屠文震教授，曾侍诊于国内著名的风湿病专家、红斑狼疮专家、食疗药膳专家沈丕安教授。

目前为中国中西医结合学会风湿病专业委员会防治风湿病联盟常务委员，中国中西医结合学会周围血管病专业委员会青年委员，宁夏中西医结合学会理事、宁夏中医药学会中医美容专业委员会副主任委员、中华医师协会美容与整形医师分会修复援助中心（宁夏）委员会副主任委员、宁夏医学会医学美容分会委员、银川市书法家协会理事、中华医学会针灸学会会员。

发表论文30余篇，其中国家级及核心学术论文20余篇。参编医学著作2部《现代糖尿病诊疗新进展》《上海名中医经验集》。

主持完成血瘀证研究一项，有关论文收入活血化瘀研究一书（陈可冀院士主编），参与完成国家中医药管理局、上海市级、虹口区级课题各一项。目前主持国家自然科学基金1项、教育部课题1项，宁夏自然科学基金及宁夏医科大学校级课题各1项。

常年从事临床治疗及教学科研工作，专业基础理论扎实，临床经验丰富，在临床上贯穿导师奚九一教授"因邪致瘀，祛邪为先"的思想来诊治各种疾病，在具体的临床诊治中又能因病证的异同而灵活地加以化裁，应用中医药"辨证论治"的精髓并结合西医治疗，形成了自己的诊疗特色，取得取得了良好疗效；擅长中西医结合治疗风湿性疾病、颈腰膝等骨关节病变及周围血管病、内分泌系统疾病，如动脉硬化、骨质疏松症、硬皮病、类风湿关节炎、红斑狼疮、颈椎病、骨性关节炎、代谢综合征、糖尿病及其并发症、痛风及癌症调理等。

❀ 自拟三乌汤治疗慢性萎缩性胃炎

慢性萎缩性胃炎发病率高，常反复发作，不易治愈，与胃癌的发生关系密切。因而慢性萎缩性胃炎的防治越来越受到人们的重视。饮食不节、动脉硬化、胃血流量不足、烟酒茶的嗜好、免疫因素、幽门螺旋杆菌（Hp）感染等都容易损害胃黏膜的屏障机能而引起慢性萎缩性胃炎。由于慢性萎缩性胃炎在临床上无特异性表现，故诊断慢性萎缩性胃炎需要临床表现结合相关辅助检查，尤其是胃镜检查及胃黏膜活组织检查。因此本病的治疗更强调辨病辨证治疗。临床上采用自拟三乌汤加减治疗慢性萎缩性胃炎取得满意疗效。

1. "因滞致虚，因虚夹邪"，治宜从肺、从肝、从脾，以宣通导滞，健脾宽中

慢性萎缩性胃炎属中医"胃痛""呃逆""痞满"等范畴，临床表现为上腹部灼痛、胀痛、钝痛或胀满、痞闷，尤以食后为甚，食欲不振、恶心、嗳气、便秘或腹泻等症状。严重者可有消瘦、贫血、脆甲、舌炎或舌乳头萎缩，少数胃黏膜糜烂者可伴有上消化道出血。《景岳全书·心腹痛》云，痛有虚实，辨之之法宜从是否拒按；久痛、暴痛；得食痛减或痛甚；痛徐或痛剧；有滞无滞等方面来辩。

本病以疼痛胀满为主症，食后为甚，按上述辩痛虚实之法，看似其病机以邪实为主，但病人还伴见食欲不振，便秘或腹泻，久则病人消瘦贫血等，可见本病实为"虚实夹杂"之证，乃"因滞致虚，因虚夹邪"之变，《医学正传·胃脘痛》："胃脘当心而痛，……未有不由清痰食积郁于中，七情九气触于内之所致焉"。清痰食积郁中、七情九气触内多由气机不畅所致，此谓"滞"，非独气滞，治宜从肺、从肝，以消清痰食积气郁。邪滞则致脾胃运化失司，七情九气触内亦可伤脾，脾气不足，胃失和降，则清痰、食积、气郁更甚，所谓"因滞致虚，因虚夹邪"，治宜从脾。从肺治疗能宣通气机，从肝治疗能疏泄、导滞、解郁，从脾治疗可健脾和胃。行气宣通、导滞解郁，"通则不痛"，健脾则补虚。

大法既定，故以乌药为君，乌药辛、温，入肺、脾、肾、膀胱经。入肺而宣通，入脾而宽中，故能行气散寒止痛。《本草求真》："凡一切病之属于气逆，而见胸腹不快者，皆宜用此。……此则逆邪横胸，无处不达，故用以为胸腹逆邪要药耳。"

《药品化义》则云："乌药，气雄性温，故快气宣通，疏散凝滞，甚于香附。外解表而理肌，内宽中而顺气。以之散寒气，则客寒冷气自除；驱邪气则天行疫瘴即却；开郁气，中恶腹痛，胸膈胀痛，顿然可减；疏经气，中风四肢不遂，初产血气凝滞，渐次能通，皆藉其气雄之功也。"

现代药理研究表明，乌药能增加消化液的分泌，乌药水煎液可明显增大家兔胃电幅值，有兴奋和增强胃运动节律作用。乌药水煎液可以显著抑制溃疡的形成，可明显对抗乙醇诱发的细胞损伤，具有细胞保护作用，此作用与剂量呈依赖关系，且还兼有全身作用，乌药的这种保护作用与神经功能有关。最近报道乌药的水煎液、醇提取物具有较强的镇痛、抗炎作用。

臣药用乌贼骨，味咸、涩，温，归脾、肾经。主治收敛止血，涩精止带，制酸，敛疮。用于溃疡病，胃酸过多，吐血衄血，崩漏便血，遗精滑精，赤白带下，胃痛吞酸嘈杂。治疗本病时可佐以贝母，实验表明：其复方制剂乌贝散有明显吸附胃蛋白酶及中和胃酸的作用,可减少胃酸对胃溃疡面的刺激,亦减少蛋白酶对溃疡面的消化作用,能加速小鼠胃溃疡愈合;另外其所含胶质、有机质和胃液作用后,可在溃疡面上形成一层保护膜,使出血趋于凝结,故有止血作用。慢性萎缩性胃炎患者的胃黏膜萎缩变薄,脆性增加,易出血,并可有糜烂灶。因此适当运用乌贼骨可以保护胃黏膜,加速糜烂灶的愈合,并且止血。

2. "胃酸减少",治宜辨病辨证,以酸甘化阴,生津养胃

A型萎缩性胃炎系自身免疫性疾病,自体抗体阳性。由于自身免疫性损伤发生在壁细胞,故病变以胃体部较重,胃体腺被破坏而萎缩,故胃泌酸功能明显降低或无酸,并因此而引起血清胃泌素水平增高,最后可发展成胃萎缩。因此,除了辨证论治外,还应辨病论治。

实验表明,乌梅有增加食欲,促进消化,刺激唾液腺、胃腺分泌消化液的作用;亦有显著的整肠作用,促进肠蠕动,消除炎症,对慢性萎缩性胃炎所致的胃酸缺乏、食欲不振等症有很好的疗效。故三乌汤另一臣药用乌梅,其性酸、涩、平,归肝、脾、肺、大肠经。功能敛肺,涩肠,生津,安蛔。《本草纲目》云其:"敛肺涩肠,治久嗽,泻痢,反胃噎膈,蛔厥吐利,消肿,涌痰,杀虫,解鱼毒、马汗毒、硫黄毒。"为了改善胃泌酸功能,常佐以木瓜、沙参等。如低酸而见胃阴不足者,除用乌梅酸甘化阴养酸外,宜选用生地、沙参、麦冬、石斛甘寒生津引致胃酸产生。食积酸少或脾胃气虚食滞酸少者,首选山楂补酸兼消食,另加用鸡内金、麦芽等药,促进胃肠运动,提高胃液及胃酸分泌。低酸而见痰湿之病人,可用木瓜补酸,兼和胃化湿,寒证病人而见酸少者,则可用良姜、肉桂等辛温之品,刺激胃黏膜分泌胃酸。

三乌汤组成:乌药15g,乌梅10g,乌贼骨20g,白芍12g,砂仁6g,炒白术12g,清半夏10g,厚朴10g,吴茱萸6g,黄连6g,茯苓20g,党参10g,神曲15g,甘草10g,水煎服,1日1剂。为加强解郁导滞的作用,可佐以郁金、绿萼梅、佛手等;治胸腹胁肋闷痛,常配香附、紫苏等同用;若治脘腹胀

痛，可配伍木香、青皮、陈皮等；治寒疝腹痛，多与小茴香、青皮、高良姜等同用；若大便秘结，可加熟大黄、炒槟榔、桃仁；久病痞满，刺痛拒按，加三棱、莪术、丹参、地龙等；若 Hp 阳性，可加黄芩、仙鹤草、蒲公英等；根据寒热错杂程度的不同，调整吴茱萸、黄连的剂量。其他不同症状可随症加减。

【病例】患者，男，主诉：胃脘胀满疼痛10年余，加重1周。刻下症见：胃脘胀满疼痛，纳呆，偶泛酸，进食辛辣刺激食物或情志不遂后症状加重，大便溏薄，乏力，舌淡苔黄腻，脉细弱。胃镜检查示：慢性萎缩性胃窦炎并胃底体糜烂，胃角黏膜粗糙性质？ Hp（＋）。病理检查提示：胃角中度慢性萎缩性胃炎（活动期）伴局灶中度肠化。来我院求治，西医诊断：慢性萎缩性胃窦炎并胃底体糜烂，中医诊断胃脘痛，证属肝郁乘脾，虚实寒热夹杂。治以宣通行气，温中健脾，除湿敛疮。处方三乌汤加减。乌药15g，乌梅10g，乌贼骨10g，苍术10g，砂仁6g后下，炒白术12g，清半夏10g，厚朴10g，黄芩15g，仙鹤草30g，茯苓20g，党参10g，制附子开水先煎10g，神曲15g，甘草10g。患者胃脘胀痛，与情志有关，治疗后一月后，患者胃脘胀痛未作，饮食恢复正常，大便自调，乏力明显改善，查 C_{13} 呼气试验示：Hp 阴性。暂停中药，继予中成药治疗，告知患者注意事项，嘱其定期复查。一月后随访，患者诸症未作。

按语：慢性萎缩性胃炎是慢性胃炎的一种类型，呈局限性或广泛性的胃黏膜固有腺萎缩数量减少，常伴有肠上皮化生及炎性反应，功能减低。本病的临床表现为食欲减退、恶心、嗳气、上腹部饱胀或钝痛，少数病人可发生上消化道出血、消瘦、贫血、脆甲、舌炎或舌乳头萎缩等。

其诊断主要依靠胃镜发现和胃黏膜活组织检查的病理所见。随着年龄的增长，本病的发生率也随之增高，病变程度也越重，故有人认为慢性萎缩性胃炎是中老年胃黏膜的退行性变，是一种"半生理"现象。胃癌高发区慢性萎缩性胃炎的发病率比低发区高。因此对本病的预防治疗极其重要，本例病人中医辨证为：肝郁乘脾，寒热夹杂。其临床表现为胃脘胀痛、纳呆等，且与情志变化有关。故中医辨证肝郁气滞，病久木克脾土；脾虚生湿，运化失常，久则阳气不足，阳虚致寒，故纳呆乏力，大便溏薄。患者偶泛酸，进食辛辣刺激食物后胃脘胀痛加重，舌苔黄腻，可见郁久化热。故予苍术，砂仁，炒白术，清半夏，厚朴，茯苓，党参，制附子，神曲，甘草，以宣通行气，温中健脾。诊断慢性萎缩性胃窦炎并胃底体糜烂，病理检查提示：胃角中度慢性萎缩性胃炎（活动期）伴局灶中度肠化，根据辨病治疗原则，为改善胃酸分泌，加速糜烂灶的愈合，促进 Hp 转阴，予乌梅、乌贼骨、黄芩、仙鹤草以清热除湿敛疮，因泛酸及胃中嘈杂感不甚，故乌贼骨量不宜太大，去原方中黄连、吴茱萸。另外在慢性萎缩性胃炎的治疗过程中，不论其病因如何，均应告诫患者戒烟忌酒，劳逸结合，调畅情志，避免使用损害胃黏膜的药物如阿司匹林、消炎痛、红霉素等，饮食宜规律，避免过热、过咸和辛辣食物，积极治疗慢性口、鼻、咽部感染病灶，防止幽门螺杆菌传染等注意事项。

李生智

　　男，1940年出生，宁夏贺兰人，1955年高小毕业后走上医疗战线，至今已60余年。曾担任过贺兰县医院西医药剂师、护士、卫生员和临床等工作。在贺兰县医院从事临床工作25年。

❋脾胃病临床诊疗经验

1.自拟"蒲芪甘草汤"治疗胃炎

　　胃炎包括慢性浅表性胃炎、胆汁反流性胃炎，临床较为常见。近年来应用自拟的"蒲芪甘草汤"加减治疗胃炎取得了较好效果。

　　方药组成：蒲公英40g，黄芪20g，甘草10g，砂仁10g，栀子12g，石斛12g，炒元胡10g，郁金10g，炒白术12g，炒白芍12g，乌贼骨12g，生姜3g，焦三仙各15g，

　　加减：上腹痛怕冷，不能冷食喜按者加吴茱萸6g；胃酸过多再加瓦楞子12g；大便秘结者加炒火麻仁12g，炒枳壳10g；睡眠不佳者加夜交藤30g；胃虚乏力者加太子参15g；恶心呕吐加竹茹8g；两肋串痛者加川楝子10g。

　　服用方法：水煎服，1日1剂，早晚分服，空腹服为好。服药期间停用其他药物，忌食生冷、辛辣。

　　方中的黄芪是补气、补虚的要药但根据有关报道："黄芪妙在巧用。"少量为补气，多者为行气。在应用实践中，胃虚补气补虚，或其他需要补者，

均以20g为宜。如用在半身不遂、气血不和、疼痛甚者，黄芪可用30~40g效果更佳。近年来，越来越多的学者认为慢性胃炎和消化道性溃疡与幽门螺杆菌有关。现代药理研究提示：蒲公英对球菌、杆菌、真菌、病毒等多种微生物有较强的抑制作用。黄芪有提高机体水平，增强免疫力的作用，甘草和白芍均有疏肝和胃、缓解腹痛的作用。

2. 自拟"溃疡汤"治疗胃溃疡

上腹脘胀满痛包括胃溃疡、十二指肠溃疡或十二指肠炎，是临床常见病，笔者采用自拟的"溃疡汤"加减治疗，取得较为满意的效果。

方药组成：当归12g，川芎10g，五灵脂12g，炒元胡10g，砂仁10g，炒白术15g，乌贼骨12g，川椒6g，炒枳壳10g，甘草10g，石斛12g，

胃酸过多者加瓦楞子12g；便秘者加火麻仁；年老体弱者加肉苁蓉12g；食欲不振者加焦三仙各15g；睡眠不佳者加夜交藤30g；疲乏者加黄芪20g，服用方法：水煎服，1日1剂，早晚分服。服药期间忌食生冷、辛辣。

李淑英

女，1944年9月生，湖北红安人。主任医师。1966年毕业于宁夏中医学校本科班。1968年后在宁夏大武口煤炭基建公司医院、宁夏医科大学附属医院从事中医临床工作，曾任宁夏医学院附属医院中医科主任医师、宁夏医学院中医学院临床教研室主任。

从事中医、针灸40余年。擅长治疗脾胃病及妇、儿科疾病，尤其在治疗妇女月经不调、不孕症等方面有成功的经验，近年来以中医中药治疗乳腺增生病、男性前列腺炎、皮肤病等方面取得了较丰富的临床经验，治疗粉刺有特别的疗效。曾任中国中医儿科专业委员会委员、银川市中医学会理事。根据多年临床经验总结出益气养阴敛汗法、益气养阴安神法、益气养阴升津法、益气养阴清热法治疗多种原因引起的出汗不止、神经衰弱、慢性咽炎和更年期综合征等，取得了良好的临床疗效。"自拟痤疮一号治疗痤疮178例"获第五届世界传统医学国际优秀科技成果奖；"平胃散配合穴位埋线治疗胃及十二指肠溃疡36例"获自然科学优秀成果奖；"清热燥湿治疗萎缩性胃炎188例"获优秀学术成果二等奖。2002年被国家中医药管理局确定为全国第三批名老中医经验继承工作带徒指导老师；2008年被宁夏回族自治区人事厅、卫生厅授予"自治区名中医"称号。

❋过敏性结肠炎中医辨治经验

过敏性结肠炎是一种以肠道功能紊乱为基础的功能性肠道病，是以功能障碍为特点，且排除器质性疾病所致的肠鸣、腹痛、腹泻等临床症候群，精神因素在本病的发生与发展中起重要作用。

1. 病因病机认识

中医学认为胃主受纳水谷。脾主运化水谷精微，肠道职司吸收精华，排泄糟粕，三者共同完成受纳、运化、排泄功能，为人体饮食水谷生化之源，因此脾胃与肠的功能作用在消化系统中具有重要意义。过敏性结肠炎正是由于三者功能紊乱所致，其主要发病因素有两个方面，一是精神因素，如忧思恼怒或抑郁不舒引起肝气郁结，横逆犯脾胃，致使胃失和降，脾失健运，气机不利。二是劳倦内伤因素，如饮食不节，饥饱无度，损伤脾胃，或脾胃本身功能虚弱，加之饮食生冷，腻滞食物损伤脾胃，导致脾胃虚等，西医则认为小肠功能紊乱或神经官能症（植物神经紊乱所致）。

2. 临床表现

本病的临床症状轻重不一，病程多经年累月，反复发作，常有腹痛，腹胀肠鸣，腹泻或便秘等，并常伴有神经官能症，如失眠、头痛、健忘、注意力不集中、心悸、胸闷、自汗、盗汗、潮热、乏力、倦怠、神经过敏等，腹痛较常出现于左下腹或下腹部，疼痛不剧烈多隐痛或胀痛，每于便前发生或加剧，进食亦可激发，便后或排气后常能缓解，腹泻多在清晨或餐后发生，每日几次或十余次，量不多，但多为水样便，常有矢气，可含有大量黏液，由于肠道本身无组织学上的病变，所以粪便化验、培养、乙状结肠镜检查、X线钡剂灌肠检查等无阳性结果。

3. 辨证分型

根据本病的病因病机，基本上可分两种类型。一是肝郁脾虚型：临床出现脘腹胀满、胁痛，嗳气泛酸，便前腹痛，解后缓解，一日多次大便，常伴有头痛、失眠、忧虑等神经官能症、舌红苔白、脉弦。二是脾胃虚寒型：临床见病程较长，反复发作，脘腹隐痛，喜按，水样便，有大量黏液，呕吐清涎，口淡、神疲乏力，舌质淡苔白．脉沉弱。

4. 临床治疗

鉴于肝郁木旺，脾胃虚弱而致的生理功能紊乱而为本病的病理基础，治疗总以疏肝理气、健运脾胃为基本治法。

（1）基本方法　谷维素500 mg，每日3次，维生素 B₁ 100 mg，每日3次，中药处方：柴胡、郁金各15 g，香附、佛手、木香、乌药各10 g，苍白术、茯苓、薏苡仁各20 g，乌贼骨、白芍各9 g，方中柴胡、郁金、香附、佛手疏肝解郁、乌药、木香理气止痛，苍白术、茯苓、苡仁健脾化湿，白芍酸敛收涩，乌贼骨健脾涩肠。全方有疏肝解郁、健脾化湿的功效。

（2）分型治疗　肝郁脾虚型用基本方加茵陈15 g，当归10 g，车前子10 g，脾胃虚寒型基本方加党参15 g，陈皮、半夏、砂仁、干姜各10 g，临床运用时可随症加减如泛酸加吴茱萸、黄连，五更泻可加补骨脂、肉苁蓉、五味子，便中有血可加地榆、白及等。

【病例】患者，女，34岁，初诊1999年7月，患者泄泻，腹痛时作时止。反复发作4年余，1年前因泄泻日10余次，住消化内科，服西药及麦兹林、阿托品灌肠，症状缓解而出院，后又因饮食不节、泄泻反复发作。经中西药多次治疗不见效而来就诊。患者消瘦，日解大便7~8次不等，质稀挟有黏液，便时伴有脐腹疼痛，便后缓解，食欲不振，胸闷不舒，常伴有失眠、乏力、倦怠、暖气吞酸、两胁胀闷喜叹息。大便培养未有致病菌生长，乙状结肠镜检查，未见异常。舌红苔微黄、脉弦。给予谷维素500 mg，1日3次，维生素 B₁ 100 mg，1日3次。中药柴胡、郁金各15 g，香附、佛手、木香各10 g，茯苓、薏苡仁各20 g，苍术、白芍各12 g，吴茱萸10 g，黄连6 g，乌药10 g，甘草6 g，4剂，服后症状缓解，但自述大便后仍有脓成堆，便检阴性。仍予上方加乌贼骨15 g，焦三仙各10 g，4剂，并嘱患者不要紧张，多与其他患者谈心，心情愉快，晚上早些睡觉。又4剂后大便次数减少，1日2次，继服上方4剂而愈出院。

按语：过敏性结肠炎是肠道生理功能紊乱而致的，我们起初因病人诉有脓便、腹痛，也曾用清利湿热的葛根芩连汤、白头翁汤、氟哌酸并用，金银花、蒲公英之类灌肠，但都未效。并且多次细菌培养无致病菌生长，后改为前方才奏效。而且在治疗过程中病人的情绪影响很大，所以我们从本病的病机特点与临床表现分析，认为舒肝解郁是治疗关键，并在治疗过程中尤其要注意心理疏导，循循善诱，引导患者自我控制情绪，心情愉快，建立治愈信心，松弛静养以期早日痊愈。

刘仁庆

男，1943年8月出生，中医内科主任医师，全国基层名中医，宁夏名老中医师承导工作师，毕业于宁夏中医学校中医班。先后在成都中医学院进修中医四大经典著作，参加成都中医学院《全国金匮师资班》学习。曾任宁夏灵武市中医院院长。系宁夏科协委员，宁夏中医学会常务理事，银南地区中医学会常务理事，灵武市科协委员，灵武市"振兴灵武"专家咨询组成员。从事医疗临床、教学及科研工作40余年，具有独特的医疗风格和学术思想，对继承和发扬祖国医学方面做出了一定的贡献，系灵武市中医院的学科带头人。为医疗、教学和科研培养了一批中医高级人才。临床注重总结经验，撰写发表论文主要有：《肺与大肠相表里对临床指导意义》《金匮痹证条文分类浅释》《节段性肠炎治验体会》《胰腺炎的治疗体会》等。

✳脾胃病诊疗经验

1. "舌诊"在慢性胃炎和溃疡病诊断上的意义

"舌诊"是中医诊断学中的重要组成部分。用"辨舌"来诊断疾病，早在许多古籍中就有丰富的记载。古人说："舌乃心之苗，又为脾之外候。脾主运化，胃主受纳，一阴一阳，互为表里。"脾胃的消化气液敷布于舌，通过气液的变化，可知脾胃机能的常变。所以说舌苔的变化是消化系统疾病的指示灯。慢性胃炎和溃疡病又是消化系疾患最常见、最多发的病证。由于农村医疗条件所限，不能对每一例患者都进行 X 光钡餐检查和胃镜窥查来明确诊断，临床症状就成了重要的诊断依据。古人说"望而知之者是为神"，通过望诊来诊断慢性胃炎和溃疡病就成了临床检查中的一项极其重要的方法。

舌头是一个构造颇为复杂的器官，从西医角度看，它和机体的几个重要系统以及体液都有重要的关系。从中医角度看，"足太阴脾经连舌本，散舌下……舌为心之苗"，"手少阴心经之别系舌本"，"足少阴肾经挟舌本"，"足厥阴肝经络舌本"，说明舌通过经络和心、肝，脾、肾等脏器直接相连，所以又有"舌是一个外露的内脏"之说。

慢性胃炎和溃疡病是属于祖国医学的"胃脘疼""胃痛"等范畴。故舌苔的变化，不仅可以直接的观察胃炎和溃疡病的机变，而且由其他的脏腑影响导致的胃脾疾患，也可得到反映。

舌诊包括察舌质和辨舌苔两个方面的内容。察舌质可知内脏的虚实寒热；察舌苔可知病邪的淤结深浅和胃气的存亡。中医认为舌苔的生成有三：一是胃气生发；二是邪气郁蒸；三是饮食积滞。胃气所生的舌苔是薄白而清净，干湿适中，不滑不燥，属于正常；后两种情况新生的舌苔，都属于外来的致病因素影响到舌腺体的某些功能，如分泌性质和性能的改变等，皆足以造成舌上附着物的异常，因而就形成不同的舌苔。关于慢性胃炎和溃疡病的病因与发病机制，现代医学说法甚多，至今尚无定论。祖国医学认为它与饮食不节，情绪改变，气候变化，体质因素有关。特别是以后者的关系最为密切。《黄帝内经》说："正气内存，邪不可干"，"邪之所凑，其气必虚"。在人体脾胃虚弱的情况下，上述三种外来致病因素就可以乘虚作用于人体，导致一系列的病理变化，从而引起舌苔的变化。因"舌为脾之外候"，"脾是一切脏腑的资源"，故通过舌苔的变化再结合临床表现的种种症状和体征，我们基本上就可以做出慢性胃炎和溃疡病的诊断。

现代医学通过胃镜的检查，一般将慢性胃炎分为三类，即：表浅性胃炎、萎缩性胃炎、肥厚性胃炎。三种胃炎的临床表现既不一样，又没有明显的特点，尤其表浅性胃炎的临床表现更无一定的规律性。通过病中出现的不同舌苔，结合临床证候，进行辨证求因，审因论治，效果较好。举证如下。

（1）慢性胃炎

①脾胃虚弱型慢性浅表性胃炎

临床表现上腹部不舒，有时疼，有时胀，食后胀甚，食欲减退或善食而瘦，肢体倦怠或神疲懒言，大便不正常（稀溏或先硬后溏，或时溏时硬），脉沉细无力。舌质淡，胖嫩或有齿痕，舌苔白润。只要见到上述三个以上症状加舌象，就可以做出属于脾胃虚弱的诊断。多属于现代医学浅表性胃炎。中药用香砂六君子汤加减治疗，西药用胃蛋白酶、胰酶、痢特灵、阿托品，维生素 B 等药。

【病例】患者，女，30岁，1979年6月来诊，患者胃脘疼已两年，时疼时止，近日疼痛加重，食欲不振，体重明显减轻，疲乏无力。每晨起床必溏便1次，舌质淡、体胖嫩，边有齿痕，苔白润。脉沉细无力。证属脾胃虚弱，属于表浅性胃炎，治以健脾和胃，用香砂六君子汤加元胡、川楝子、焦三仙，水煎服。西药用胃蛋白酶0.3g，维生素 B_6 20mg，痢特灵0.1g，阿托品0.3mg，均1日3次，连续治疗1周痊愈。

②胃阴虚型或湿盛困脾型萎缩性胃炎

萎缩性胃炎是一种慢性进行性疾病，早期可无明显症状，通常在腺体发生萎缩之后，才表现明显的胃炎症状。根据舌象和临床表现的不同，一般分为两种证型。

胃阴虚型：表现食欲不振，口干口渴，上腹部隐疼，食后腹胀，喜食酸物（胃酸缺乏），大便干，面色萎黄，身体消瘦。脉细数。舌质红绛而干，无苔或少苔或剥苔或舌边烂疼。只要见到上述三个以上的症状加舌象，就可以做出属于胃阴虚的诊断，多属于现代医学萎缩性胃炎。中药用叶氏养胃汤加减治疗。西药用1%稀盐酸、胰酶、痢特灵，阿托品、维生素 B_1 等。

【病例】患者，男，45岁，1978年9月来诊。患胃疼病已5年，近日来疼痛加重，食欲不振，食后胀疼，口干口渴，大便干，舌质红而干，舌苔剥脱，脉细数。证属胃阴不足，属于萎缩性胃炎。治以滋养胃阴，用叶氏养胃汤加乌梅、生地、山楂、陈皮，水煎服。西药用胰酶片0.6g，痢特灵0.2g，阿托品0.3mg，均1日3次。连续治疗半月，全身症状均减轻，舌质红润，苔薄白有津，为胃阴已复之象，上方又略作调整，连服半月痊愈。

湿盛困脾型：表现脘腹胀闷、恶心，时有隐疼，嗳气、纳呆，倦怠无力，口淡不渴，大便溏泻，脉沉滑。舌质淡红，苔白腻而厚。只要见到上述三个以上症状加舌象，就可以做出湿盛困脾的诊断，也属于现代医学萎缩性胃炎。中药用三仁汤加减治疗，西药用酵母、痢特灵、阿托品、维生素 B_6 等药。

【病例】患者，男，45岁，1978年10月来诊。患者胃脘胀疼已10余年，1977年4月在宁夏医学院附属医院作胃镜窥查，诊断为萎缩性胃炎。近日老病又犯，自觉上腹部胀闷，且连及后背胀疼，食欲不振，恶心，口淡不渴，疲乏无力。舌质淡，苔白腻而厚，证属湿盛困脾，属于萎缩性胃炎。治以淡渗利湿，芳香化浊，用三仁汤加藿香、佩兰、茯苓、陈皮、山楂，水煎服。西药用酵母20g，痢特灵0.1g，维生素 B_6 20mg，1日3次，上方连服20余剂，自觉病状减轻，饮食有味，建议用山楂长期泡茶喝，诸症逐渐痊愈。

③脾胃湿热型慢性肥厚性胃炎

临床表现为饭后上腹部胀闷疼痛，疼痛范围较广，且有规律性，有烧心感（胃酸多）渴不思饮，口苦，脉滑数。舌质红，苔黄腻。只要见到上述三个以上症状加舌象，就可以作出脾胃湿热的诊断，多属于现代医学肥厚性胃炎。中药用小陷胸汤加味治疗，西药用氢氧化铝片或胃舒平、阿托品、痢特灵、维生素 B_1 等药。

【病例】患者，男，40岁，1977年10月来诊。患者胃痛已7年，每年一到秋季疼痛加重，平日嗜好饮酒，前日到朋友家饮酒过量，夜间胃脘部开始疼痛，自觉有烧心感，有酸水呕出。舌质红，苔黄腻，脉滑数。证属脾胃湿热，属于肥厚性胃炎。治以清热化湿，用小陷胸汤合左金丸加藿香、佩兰、元胡、川楝子，水煎服。西药用胃舒平、痢特灵、阿托品、维生素 B_6 等。连用5天，诸症痊愈。

（2）胃溃疡、十二指肠溃疡

①脾胃虚寒型　临床表现上腹部隐疼，饥饿时加剧，进食后缓解，喜暖喜按，上腹部发凉，呕吐清水，大便稀软或溏，疲乏无力，面萎黄或苍白，脉缓弱，舌质淡，苔薄白或滑白，舌边有齿痕等症。只要见到上述三个以上症状加舌象，就可以做出脾胃虚寒的诊断，多属于现代医学胃或十二指肠溃疡病。中药用黄芪健中汤合附子理中汤加味治疗，西药用胃复安、痢特灵、维生素 U，维生素 B_1 等药。

【病例】患者，男，33岁，1976年9月来诊。患者胃脘疼已五年，一周前因饮食不节，胃疼病复发，每日午饭后2小时和夜间12时左右疼痛加剧，得食后疼痛缓解，热敷则舒，呕吐酸水，面色萎黄。苔薄白，脉沉细无力。证属脾胃虚寒，属于现代医学十二指肠球部溃疡。治以温中健脾，散寒止疼，用黄芪健中汤合附子理中汤加元胡、川楝子、吴茱萸，水煎服。西药用痢特灵0.1g，1日3次。药用5天，疼痛缓解，停服中药，连用西药2月余，疼痛至今未再复发。

②胃热阴虚型　临床表现上腹部疼痛，且夜间疼甚，疼痛时有灼热和烧心感，口干苦，呕吐酸水。大便干，脉细数或弦数，舌质鲜红而无苔。只要见到上述两个以上症状加舌象，就可以做出胃热阴虚的诊断，大多属于现代医学溃疡病合并胃炎。中药用一贯煎合左金丸加减，西药用胃舒平、痢特灵、胃复安，维生素 U，维生素 B_1、阿托品等药。

【病例】患者，男，45岁，1978年10月来诊。患者胃脘疼已15年，每到秋季容易犯病，且多在饭后2小时和夜间疼甚，有烧心感，每次犯病，呕吐大量酸水，服SB，阿托品后痛疼烧灼感减轻。近两年疼痛频繁，且无规律性，服药已不见效。舌质红，苔薄白，脉细数。证属胃热阴虚，属于溃疡病合并胃炎。治以养阴清热，和胃止疼，中药用一贯煎合左金丸和杭芍、知母、乌贼骨、元胡、甘草。西药用胃舒平0.6g，阿托品0.3mg，痢特灵0.1g，1日3次，连服1周，酸止疼减，停用中药，服胃复安8mg，1日3次，痢特灵0.1g，1日3次，维生素U 100mg，1日3次，连用3个月病愈，至今未复发。

③肝胃不和型 临床表现为饭后约2小时胃脘部胀闷疼痛，牵连胸肋脊背，或夜间疼甚，暖气后减轻，呕吐酸水，脉弦数。舌质正常或偏红，苔薄白等症。只要见到上述三个以上症状加舌象，就可以做出肝胃不和的诊断，多属于现代医学溃疡病合并胃炎。中药用四逆散合左金丸，金铃子散加减，西药用胃复安、阿托品、痢特灵、维生素U，维生素B_6等药。

【病例】患者，女，30岁。1978年12月来诊。患胃痛病已5年，每因情绪变化则诱发本病。原有的疼痛规律性、季节性已不典型，服止疼剂疼痛不易缓解。近日胃脘部又胀闷疼痛。舌质淡，苔薄白，脉弦而略数；证属肝胃不和. 属于溃疡病合并胃炎。治以疏肝和胃，理气止疼，用四逆散合左金丸，金铃子散加乌贼骨，水煎服。西药用痢特灵0.1g，胃复安8mg，维生素U 100mg，1日3次，服药5天，疼痛缓解，停服中药，连用西药2个月，病愈，再未复发。

④气滞血瘀型 临床表现上腹部锥刺样疼痛或胀疼，有灼热感，进食后疼痛加剧，疼处固定不移，粪便色黑如柏油样，只要见到上述三个以上症状加舌象，就可以做出气滞血瘀的诊断，多属现代医学溃疡病合并经常少量出血。中药用失笑散加味治疗，西药用氢氧化铝凝胶、胃复安、阿托品，胃膜素，维生素U等。

【病例】患者，男，42岁。1976年1月来诊。患者胃脘疼已10年，前几年疼痛多在中午2点和夜间12点左右发生，服止疼剂和进餐后疼痛即可减轻，近两年这种规律性已不典型。最近经常见到柏油样大便，胀闷疼痛加剧，饮食不进。舌质紫，边有瘀点，苔白中心略黄，脉细涩。证属气滞血瘀，属于溃疡病合并少量出血，治以理气活血，化瘀止疼。用失笑散加三七、白及、元胡、台乌、乌贼骨，水煎服。西药用氢氧化铝凝胶10ml，胃复安8mg，维生素U100mg，1日3次，连服5天疼痛缓解，大便色黄，停服中药和氢氧化铝凝胶，加服痢特灵0.1g，1日3次，连用2月，至今再未复发。

⑤肝火犯胃型　临床表现上腹部胀闷疼痛，且疼痛较剧，有灼热感，吐出鲜红或暗红色血液，吐血后疼即减轻，便秘或柏油样，唇红口苦，脉弦数，舌质红苔黄。只要见到上述两个以上症状加舌象，就可以做出肝火犯胃的诊断，多属于现代医学溃疡病合并大出血。中药用犀角地黄汤合泻心汤加减治疗，西药进行输液输血（根据出血量的多少来决定用量），同时用安络血、6-氨基己酸、维生素U、胃膜素等药。

【病例】患者，男，35岁，1975年9月来诊。患者胃脘疼已7年，1973年经X光钡餐检查，确诊为胃溃疡。经常自觉胸胁胀闷，面红口苦，近日来情绪不畅，心烦喜怒，且胃脘部疼痛加剧，少寐多梦，今晨胃脘部出现灼热感，且吐出大量暗红色血液，舌质红，苔黄，脉弦数。证属肝火犯胃，胃络受伤吐血，属于现代医学溃疡病并大量出血。中药采用清热凉血止血，用犀角地黄汤合泻心汤加牡蛎、三七、乌贼骨、地榆炭，水煎服。西药：静脉输入5%葡萄糖、生理盐水，右旋糖酐、706代血浆3000ml，6-氨基己酸6g加入5%葡萄糖200ml中静脉滴注，安络血10mg肌注，1日3次。胃膜素2g，维生素U100mg，痢特灵0.1g，维生素$B_1$20mg，1日3次。用药两天吐血止，停用其他诸药，只服胃复安、痢特灵、维生素U连用两月痊愈，至今未复发。

⑥痰湿交结型：临床表现上腹部胀闷疼痛，饭后两小时左右和夜间疼

甚，服解痉剂和进食疼止。每次犯病前一天就开始自觉上腹部胀闷，且可以听到振水音，大便溏软，口黏不渴，恶心呕吐，脉滑数或缓，舌质淡红，苔白腻。只要见到上述三个以上症状加舌象，就可以做出痰湿交结中焦的诊断，多属于现代医学溃疡病合并幽门梗阻。中药用平胃散合苓桂术甘汤加减治疗。西药用阿托品、痢特灵、维生素U、胃复安、维生素B等药。

【病例】患者，男，33岁，1977年11月来诊。患者胃脘疼已13年，每遇气候变化，饮食不慎则犯病，多在中午2时和夜间12点疼甚，上腹部胀闷不舒，腹中振水音明显，口黏不渴，以前服204胃药、胃得宁见效，现服后效果不明显。舌质淡，胖大，苔白腻，脉滑而无力。证属痰湿交结中焦，属于溃疡病合并幽门梗阻。治以温阳利水，健脾和胃，用平胃散合苓桂术甘汤加元胡、川楝子、佩兰、砂仁，水煎服。西药用胃复安8 mg，痢特灵0.1 g，维生素U 100 mg，阿托品0.3 mg，1日3次，服药6日疼止，诸症减轻，停服中药和阿托品，其他西药连用2月，至今再未犯病。

按语：慢性胃炎大都有消化不良症状，所以舌苔的变化转为明显。浅表性胃炎多属脾胃虚弱型，故表现舌质淡，胖嫩，或有齿痕，苔薄白润；萎缩性胃炎多属阴虚型和湿盛困脾型，故表现舌质红降而干，无苔、少苔或剥脱苔和舌质淡红。苔白腻而厚；肥厚性胃炎多属脾胃湿热型，故表现舌质红，苔黄腻。

中医学认为溃疡病的发生虽然与肝、脾、肾三个脏腑的关系最大，但多数人认为"脾胃先虚"是溃疡病发病的病理基础。由于溃疡病的疼痛性质常常是进食后痛减，饥饿时加剧（如出现合并证时，则上述规律多不典型），患者又多喜暖喜按，故多属祖国医学脾胃虚寒型，舌象一般表现为舌质淡。苔薄白。伴有合并症时才会出现其他舌象。如溃疡病合并胃炎，多属胃热阴虚型和肝胃不和型，溃疡病合并幽门梗阻，多属痰湿交结中焦型，故表现舌质淡红，苔白腻；溃疡病经常少量出血，多属气滞血淤型，故表现舌质紫暗，有瘀点，苔白中心略黄；溃疡病大量出血，多属肝火犯胃型，故表现舌质红，苔黄。

根据以上论述不难看出，舌象在诊断慢性胃炎溃疡病上是一个非常重要的指征。但也应该明确，舌象的变化，并不局限于消化系统疾患，即与其他疾病（特别是许多急性热性病）也有关联，故临证时，必须结合其他应有的诊断，方能准确。尤其 X 光钡餐检查和胃镜窥查，如能配合运用，则更为可靠。

本文所述内容，只是笔者的一点个人体会，是否正确，希望同行们提出批评指教，以便进一步探讨研究。

2. 老年脾胃病的病理特点及治疗原则

老年人脾胃病往往是在年轻时就有胃病史，经多年反反复复的发作，病情时好时坏，由于病史较长，因此，胃黏膜的病理变化就较复杂，且具备一定的特点。根据多年的临床，认为老年人的脾胃病一般有三个不同的病理变化阶段。因本病病程多久，久病必致脾胃虚损，脾虚必须影响脾胃的运化功能，因而由此引起脾胃功能失常的一系列病理变化，这一阶段多见中虚气滞证。随着病程的延长，久病脾胃虚损，影响气血运行，常常引起血瘀，因此，"久病入络""虚久则瘀"是脾胃病在这一阶段的病理基础，这一阶段多见气虚血瘀证。中虚气滞 – 气虚血瘀，日久得不到正确的治疗，必然会进一步影响脾胃的正常运化功能，使湿热中生，这一阶段多见湿热中阻证。

（1）中虚气滞证

脘痛绵绵无定时，喜按喜温，常兼脘痞食少，神疲便溏，舌多淡红，边多齿痕，苔白，脉沉细无力，治用健脾行气法，用香砂六君子汤或黄芪建中汤加减。气滞明显者加良姜、香附、肉桂、灵仙；胃虚上逆、呕吐清水者加吴茱萸、肉桂、代赭石；脘腹冷痛、脾阳不足加附子、肉桂、良姜、益智仁、细辛、灵仙辛热通阳；苔白腻厚、胃脘胀闷属中虚痰湿，浊阴凝聚、寒湿偏重，加重桂枝、苍术、吴茱萸、干姜、半夏等通阳化浊。

【病例】患者，男，65岁，胃脘反复疼痛30余年，10年前行"胃次全切除术"，术后两年胃脘部仍反复隐隐作痛，且有痞胀感，喜温喜按，神疲乏力，食少纳差，泛吐清水，且有明显凉感，舌质淡，苔薄白，脉沉细无力。胃镜提示：①萎缩性胃炎；②胃小弯溃疡病。证属中虚气滞，脾阳不足，治以温补脾阳，散寒行滞止痛。

处方：党参15g，白术10g，云苓10g，炙甘草7g，砂仁10g，木香10g，桂枝10g，细辛4g，威灵仙l0g，吴茱萸5g。

以上方加减先后服20余剂，胃脘痛止。且有一种舒适感，食量增加，精神好转，舌质红润，脉弦无力，随访1年多胃脘无不适感。

（2）气虚血瘀证

胃脘绵绵疼痛多年，近年或近月转为刺痛，胀痛，神疲乏力，进食痛甚，大便时带黑色，严重时且有吐血，舌质紫暗，舌体胖大，边有齿痕，苔白腻或黄腻，脉弦紧无力。治以健脾行气，化瘀止痛，用六君子汤加失笑散加减。刺痛明显加没药、乳香、元胡、红花、川楝子以加强化瘀止痛的作用；大便色黑或吐血加白及粉、大黄粉、三七粉、地榆炭以加强收敛化瘀止血的作用；气短、神疲乏力较重加黄芪、太子参、山药、或配服补中益气丸以增强补中益气健脾之功；胃脘痞满较重，苔白腻加枳实、厚朴、藿香、薏苡仁、台乌以增强行气化湿之力。

【病例】患者，男，77岁，胃脘反复疼痛40余年，近年来疼痛性质与以往不同，经常出现刺痛，近日疼痛加重，且胸骨后有烧灼样疼痛，吞咽困难，频繁嗳气，胃镜检查提示：①食道中段溃疡；②胃底黏烂出血。三天前突然出现吐血，且一次吐出约2 000 ml，当即到县医院治疗，采用多种止血方法和治疗手段，两天先后灌入凝血酶4～5瓶，但吐血仍然不止，患者出现失血性休克，神志昏迷，Hgb4g/L，请上级医院大夫会诊，认为患者年世已高，出血量多，且出血不止，无法治疗，建议家属放弃治疗，家属邀吾到家治疗。症见面色黄白无华，神忑昏迷，仍不时有少量吐血，舌质淡，脉沉细微，告知家属很难治疗，救活的希望不大，报以试一下的心理．用大黄粉3g，白及粉10g，分数次冲服凝血酶，又配合补液等疗法，下午患者吐血停止，神志稍清，第二天又转入我院住院治疗，采用益气化瘀止血法。

处方：党参15g，太子参20g，炙黄芪30g，丹参20g，乌贼骨15g，三七粉（冲）3g，白及粉（冲）10g，大黄粉（冲）3g，熟地15g，元胡10g，地榆炭10g，水煎服。配合输血输液等疗法，第三天患者病情稳定，神志清楚，仍少气懒言，舌淡少苔，脉沉细。遵益气养血化瘀止血法，先后治疗20余日，患者血红蛋白恢复到Hgb 10g/L，面色红润，食纳尚可，舌淡红，脉弦无力，痊愈出院。

（3）湿热中阻证

面色萎黄、形体消瘦或虚浮，神疲乏力，上腹隐痛痞满，食欲不振，恶心、口苦，舌质淡红或偏红，苔白腻或黄腻，脉弦细或弦滑。治以健脾和中、清热化湿，用四君子汤合黄连温胆汤或半夏泻心汤加减。伴口苦重，苔黄腻厚，胆汁反流，重用半夏、竹茹、黄连以降胆胃之逆；胃黏膜糜烂出血明显加蒲公英、金银花、白及粉、大黄粉，以清热解毒、凉血止血；恶心呕吐重。伴幽门口炎加白花蛇舌草、蒲公英、代赭石、旋覆花以清热解毒、降逆吐呕；如出血胃黏膜肠化或不典型增生稍加三棱、莪术；胃黏膜广泛性潮红、水肿、糜烂，重用黄芪、五倍子、乳香、没药、丹参以消痈祛腐生新；胃酸过低，脘中痞满加马齿苋、蒲公英、杭白芍、山楂、乌梅；伴失眠加枣仁、夜交藤。

【病例】患者，女，65岁，胃脘反复疼痛20余年，近日疼痛加重，且有烧灼感。脘中痞满、纳差、呃逆，泛吐黄绿苦水，面色萎黄，神疲乏力，少动懒言，舌质略红。苔黄腻厚，胃镜提示：胆汁反流性胃炎，幽门口炎。治以清热利湿，和胃降逆。

处方：半夏10g，黄连10g，黄芩10g，竹茹10g，枳实10g，瓜蒌20g，代赭石（先煎）30g，陈皮10g，甘草7g，虎杖20g，蒲公英30g，白花蛇舌草30g，吴茱萸3g，生姜4g。

以上方加减变化先后服药20余剂，胃脘烧灼感止，食欲增加，苔退，精神转佳，停止服药。

按语：老年人的脾胃病由于病史一般都较长，久病必虚，所以不管疾病在那一个阶段，"虚"是老年人脾胃病的"本"。随着疾病的发展可以表现中虚气滞型，本型多见于萎缩性胃炎，或并发胃溃疡。虚久则瘀，使疾病进入气虚血瘀型，本型多见于萎缩性胃炎合并肠化或上皮增生或胃黏膜呈颗粒状、结节状，以及糜烂出血性胃炎或胃黏膜充血水肿。由于慢性脾胃病胃黏膜均有血瘀存在，瘀久多化热伤脉络，又往往导致上消化道出血。脾胃久虚，脾失健运。脾虚不能运化水湿，致水湿停阻，日久化热，则湿热中阻，本型多见于胆汁反流性胃炎，并幽门口炎、萎缩性胃炎。从以上病机病理变化看老年人脾胃病一般都表现为"本虚标实证"，即脾胃虚是"本"，气滞、血瘀、湿热是"标"。由于病理上存在标本虚实的变化，虽然脾胃虚弱贯穿始终，但在不同时期，气滞、血瘀、湿热又都表现不同。甚至交错出现，因此在临床上不能简单机械的分型硬套，在治疗大法不变的情况下还要根据病人的临床表现灵活运用，才能提高治疗效果。

3."肺与大肠相表里"对临床的指导意义

"肺与大肠相表里"的关系，是祖国医学理论宝库中的重要组成部分。多年来它对临床遇到的肺与大肠方面出现的实证、热证，在治疗方面一直有着重要的指导意义，只要能够正确运用"肺与大肠相表里"的关系，处理临床上遇到的病证，往往都会收到提高疗效、缩短病程的效果。

肺在体主皮毛，其经络下络大肠，互为表里。肺主一身之气，司呼吸，为气机出入升降之枢。大肠司传糟粕，以排出体外。肺与大肠互为表里，在生理上是互相联系的，在病理上也是互相影响的。大肠的传导功能，有赖于肺气的肃降，若肺失清肃，往往会影响大肠的传导，而致大便秘结。

反之，大肠传导通畅，肺气才能和利，若大肠壅滞不通，也会影响肺的肃降功能，引起气逆作咳。根据这种相互关系，在临床上遇到因肺经热证引起的大便秘结，可以泄大肠，使肺热从大肠下泄，而气的肃降，咳喘自平。遇到因肺经实证引起的便秘腹胀，可以通过宣肺使肺气肃降，大便自通，胀满自消。遇到因肺气所致大肠津液不布而出现的便秘，可用滋养肺气之法，以通润大便。

（1）风寒感冒并发腹胀　风寒感冒为临床上最常见的疾病之一，但风寒感冒并有胸腹胀满疼痛难忍者，在临床上则比较少见。本病主要是风邪病毒侵袭人体所致。病邪目呼吸道犯肺，肺卫感邪之后，卫气被遏，则出现发热、恶寒等上焦肺经及卫表的症状。风寒袭肺，肺气壅遏不宣，清肃之令失常，则痰液滋生，阻塞气道不通，引起咳嗽，吐大量稀白色痰。风寒束肺，肺失宣降，腑气不通，则出现胸腹胀满，疼痛难忍。采用麻黄汤加前胡、桔梗、防风之类，以辛温解表，宣肺散寒，同时配合小承气汤以行气泄满。表里同治，内外分解，肺气和利，腑气通畅，则邪气即迅速消散，达到肺卫表证解除，胸腹胀满消失的目的。

【病例】患者，男，45岁，1980年5月4日以发热、恶寒、胸腹胀满、疼痛难忍一日来诊。患者体质素盛，昨日突然出现发热，体温39°，恶寒，肢节酸痛，胸腹胀满，叩之如鼓，胀痛难忍，大便不通。舌苔白润，脉浮紧。

根据以上脉证，断为风寒束肺，肺气不宣，腑气不通。治以温散寒邪，宣通肺气，兼通腑实，以小青龙汤加减主之。

处方：麻黄10g，桂枝10g，干姜7g，甘草3g，杭白芍10g，杏仁10g，桔梗10g，防风10g，厚朴10g，大黄10g（后下），服1剂后表证减轻，肠鸣如雷，泄下4次，胀满消失，再服1剂而愈。

（2）成人急性肺炎治从大肠　本病主要是外感风邪或风寒人里化热，热邪壅肺，炼液为痰，痰热郁阻于肺，肺气不利，气滞血瘀，肺络受伤，则见高烧、咳嗽、气喘、胸痛，吐大量铁锈样痰或痰中带有血丝。临床见到因肺经热甚而致大便秘结者，采用麻杏石甘汤加二花、蒲公英、桔梗、黄芩以清热解毒，宣肺化痰；加大黄以通腑，使肺热从大肠下泄。我们体会到，尽早的配合通腑泄热法，体温往往在1日内就会降至正常，可扭转病情，缩短肺炎病程。

【病例】患者，男，60岁，1980年4月3日来诊。患者以高烧、寒战、咳嗽、胸痛7日，吐铁锈痰1日，急诊入院。1周前因外出行走感受风寒，出现发热、恶寒，两身疼痛等肺卫表证，在医疗站用西药治疗1次，病情不见好转。且咳嗽加剧，热势不减。昨日吐现铁锈样痰，痰中带有血丝，气促汗出，体倦无力，大便4日未行，小便黄，舌干苔黄，脉浮数，体温40℃，白细胞2.1×10^9/L，中性粒细胞83%，淋巴细胞17%，X光提示急性肺炎。根据以上脉证及检查，断为风寒入里化热，热邪壅肺。肺热下移大肠，而表现一系列痰热壅肺及腑气不通的症候。治以清热解毒，宣肺化痰，兼通腑泄热，以麻杏石甘汤加减为主，并配合抗菌素及输液。

处方：麻黄7g，杏仁，10g，甘草3g，生石膏30g，金银花15g，蒲公英30g，桔梗12g，黄芩10g，大黄10g（后下）服1剂后，泄下两次，夹有燥屎五、六枚，下午体温降至37.5℃，病人自觉精神好转，诸病减轻。上法去大黄又进2剂，痰色转白，咳嗽减轻，已能进食。又服益气养阴、润肺化痰之剂3日，痊愈出院。

（3）肺痈治从肠道　本病主要是由于风热病毒，壅滞于肺，蓄热内蒸，热壅血瘀，蕴毒化脓而成痈。以咳嗽、胸疼、发热和吐痰腥臭，甚则咳出脓血为主证。在成痈期，主要表现为热毒内盛，痰热壅肺，肺气上逆，邪热伤津的症候。临床上常见到因肺经热毒，而致大便秘结。采用千金苇茎汤加金银花、连翘、鱼腥草、大青叶、黄芩、以清热解毒化瘀；加大黄、枳实以荡涤积热，使肺热从大肠下泄。采用清热解毒化瘀与荡涤积热相结合的方法，比单纯地采用清热解毒化瘀治疗"肺痈"疗效要好得多，对于"肺痈"病人可以起到加速痊愈的作用。

1976年曾治疗一例患"肺痈"的9岁小女孩，在成痈期，由于单纯采用清热解毒化瘀之法，高烧一周不退，热毒壅肺过久，血瘀肉腐较重，血瘀成脓，咳出大量脓臭痰，虽经积极治疗，但病程拖了半年之久，病才告愈。在泻大肠，使肺热得清的启发下，以后遇到"肺痈"病人，只要见到腑实不通的情况，及早采用清热解毒化瘀加荡涤腑实之法，高烧一般在三日内都降至正常，使病程明显缩短。

【病例】患者，女，14岁，1979年11月诊治。患者以高烧、胸痛、咳吐脓臭痰2日急诊入院。十天前发烧、恶寒、咳嗽、吐白色痰、周身痛，在医疗站以感冒处理，病情好转。近五日复发高烧、胸痛、咳嗽，痰转色黄，腥臭，且右上腹疼痛，呕吐大量黄绿色胆汁，随即转入我院。查体：体温39°，右胸中部叩浊，闻及细湿性罗音。白细胞2.0×10^9/L，中性粒细胞90%，淋巴细胞10%，X光提示右肺中叶肺炎，内有核桃大空洞，并有液平面存在。大便4日未行，舌红苔黄，脉细数。根据以上脉症及检查，断为风热入里化热，热邪内郁于肺，热壅血瘀及肺经热毒下移大肠。治以清热解毒化瘀，荡涤积热，并配合抗生素。

处方：金银花20g，连翘12g，桃仁10g，瓜蒌仁10g，黄芩10g，薏苡仁15g，桔梗15g，板蓝根10g，芦根30g，枳实10g，大黄7g（后下）。上方服3剂后，腑气已通，身热渐退，已能进食。咳嗽、胸痛、吐黄脓腥臭痰如前。上方去大黄、枳实，守前法出入加减，连服15剂，咳嗽、胸痛，吐黄脓痰均减轻。饮食有味，下午只有微烧，自觉口干，五心烦热，神疲乏力，此乃余邪未尽，阴虚气弱之征，治以润肺化痰，益气养阴。

处方：黄芪20g，桔梗15g，薏苡仁15g，沙参10g，川贝7g，瓜蒌12g，麦冬10g，甘草3g，枇杷叶10g，桑白皮10g，上方连服5剂，诸症均减，经X光提示：炎症在吸收期，室腔已不明显，告愈出院，继续在门诊治疗。

（4）小儿肺炎并发腹胀　本病主要是由于外感风邪，内犯于肺，肺气被邪气所阻遏不能宣达，肺中津液化为痰液，阻于气道，以致肃降无权，出现发热、咳嗽、气促、鼻翼煽动、喉中痰鸣等肺气上逆、肺气闭塞的症状。常因肺经热毒下移大肠而致便秘腹胀（即中毒性肠麻痹）。小儿肺炎并发中毒性肠麻痹，是肺炎患儿死亡的重要原因之一，在这方面，我们是有深刻教训的。以前对这类患儿多采用中西医结合的方法治疗。西药用抗生素、激素、强心剂及一般对症处理。中药采用宣肺清热化痰之法，对于腹张多采用葱白捣泥外贴脐部，并做针刺和导尿管排气，或给钾，不见效时再采用新斯的明足三里穴位注射法，一般是可以消除腹胀的。但遇到中毒症状严重者，则治疗无效。根据"肺与大肠相表里"的关系，后来在宣肺清热化痰的基础上，加大黄、厚朴、莱菔子、荡涤腑实。使大肠通畅，肺热下泄，肺气和利，咳喘自平，胀满自消，病情得以扭转。

【病例】患者，女，2岁，1980年3月诊治。高烧、咳嗽4日，喘憋并有烦躁不安半日急人院。查体：体温39.5℃，烦躁不安，喘重，有汗，气促鼻煽，面赤唇紫，舌红苔黄，大便3日未行，指纹青紫，透过气关，脉浮数。应用抗生素及对症治疗两日病情未见好转，且腹胀加重，叩之如鼓，肠鸣音消失，患儿辗转不安，病情危急。根据脉症分析，此乃外感风邪，内犯于肺，肺气为邪气所阻遏，不能宣达，肺热下移大肠，则表现肺气闭塞及腑气不通之证。治以宣肺清热化痰，兼通腑泄热。

处方：麻黄3g，杏仁7g，甘草3g，生石膏10g，前胡5g，桑白皮5g，黄芩5g，金银花7g，枳实4g，莱菔子4g，大黄3g（后下），服药1剂，腑气即通，泄下燥屎数枚，腹胀消失，体温降至37.8°，患儿安静入睡，喘促消失，咳嗽减轻。又遵宣肺化痰、养阴清热之法，连用3剂，病愈出院。

（5）气虚便秘 本病主要是由于肺气不足。脾肺功能受到影响，肺气虚则大肠传送无力，津液不布，以致出现便秘。采用黄芪汤加党参、白术，滋养肺气，润肠通便。效果要比单纯通下为好。特别是对身体虚弱、年老病人，坚持采用滋肺气之法，即可得到不同程度的缓解。

【病例】患者，女，50岁，1976年5月诊治。患者体形虚胖，面色㿠白，常易感冒，稍劳则气短，汗多，大便经常数日一行，且排便困难。大黄苏打片、果导片成为常服之药。舌质淡边有齿痕，苔白，脉虚无力。根据脉症分析，属于久病脾肺气虚，导致便秘。治以益气健脾，润肠通便。

处方：黄芪30g，党参15g，白术40g，当归10g，麻仁20g，陈皮10g，白蜜30g（冲），上方加减服用20余剂，大便1日1行，排便通畅，精神体力转佳，已能胜任一般家务劳动。

（6）节段性肠炎一例治验　节段性肠炎是局限于胃肠道一处或多处的非特异性炎症。西医对于本病多采用手术治疗，但手术治疗复发率较高，且容易出现肠瘘。目前，对于本病的内科治验很少见有报导，笔者通过运用祖国医学理论，复习有关文献，采用辨证施治的方法，单纯使用中药，治愈了一例，现报告如下。

【病例】患者，女，68岁，于1984年3月2日以"上腹痛，呕吐，拒食"前来就医。患者素体虚弱，两个月前，因吃冷手抓羊肉，出现痉挛性的上腹部疼痛，疼时且能触及一包块，饮食明显减少，勉强进食自觉饮食停留胃中不动，且有下坠感，并出现不同程度的腹泻。经在大队医疗站、公社卫生院多次治疗无效，且病情逐日加重，出现发热，疲乏无力，消瘦，体重明显减轻，腹部包块逐日加大。近十日来出现呕吐，大便数日不行，拒食卧床，周身痿软无力，不能行走，于3月2日急转我院。

检查：患者呈慢性消耗性病容，神志清楚，体温38℃，呼吸正常，脉率84次/分，血压96/60mm Hg，心律齐，上腹部高度膨隆，且能触及一15cm×17cm大的包块。X光片提示：食道下段近喷门处粘膜略欠规整，并示局部有狭窄现象，胃呈横型。空腹有较多滞留物，胃体部黏膜显示粗乱不规划，胃蠕动减弱，十二指肠球部不见明显充盈，十二指肠降明显扩张，与升段交界处有一狭窄处，长短约30cm左右，此段黏膜交错不整，管壁不能扩张，有轻度僵硬感，直至观察到回肠末段，余处再未见狭窄征象。印象：节段性肠炎。

症见：面色晦暗，形体消瘦，大肉已脱。不能行走，上腹隆起，有孩儿头大一包块，近十日内很少进食，且食人即吐，尿少，大便五日没行，腹中冷疼，喜热敷，肢冷畏寒，时有烦热，舌质淡，舌体胖大，苔白厚腻，脉沉细无力。

西医诊断：节段性肠炎。

中医诊断，腹疼，便秘，虚劳关格。

证属：脾肾阳虚，寒凝气滞。

方选：右归丸、理中汤、大建中汤合方化裁。

拟方：山萸肉15g，熟地12g，茯苓10g，白术15g，山药12g，干姜6g，杭白芍12g，附子10g，党参15g，肉桂7g，川椒7g，木香10g，莱菔子10g，

二诊（3月6日）：前方服3剂后，腹胀疼明显减轻，呕吐停止，且能稍进饮食，大便已行，苔仍腻厚腻，中阳不振，寒湿凝滞较重，上方去木香，莱菔子，加苍术15g，厚朴10g。

三诊（3月10日）：服上方3剂后，诸证明显减轻，饮食更增，精神明显好转，白厚腻苔略退，上方加神曲12g。

四诊（3月15日）：饮食能进二两，腹胀减缓，包块明显减小，可自行扶棍行走，苔仍白厚腻，上方加白豆蔻10g，薏苡仁30g。

五诊（4月10日）：上方又进15剂，病人自觉痛苦消失，体温、大小便已恢复正常，饮食更增，体重增加，行动自如，包块缩到拳头大小，白腻苔退净。后以上方化裁，又进10剂，患者恢复健康。

按语：节段性肠炎是临床上少见的特殊性疾病，病因迄今未明，近年来认为是一种自身免疫性疾病，病变部位好发于回肠末端，早期容易误诊为急性阑尾炎。但本例病变部位在食道下端近喷门处与十二指肠降段。由于包块部门偏高，加上恶病质明显，前医误诊为上腹部肿瘤，使治疗一错再错，加重病情。

中医学认为，本病是由于患者素体虚弱，肾阳不足，阴寒内盛，夏因

过食生冷，使寒邪客于肠间，中阳不振，寒凝气滞，腑气不畅，故早期出现腹疼，腹泻；久病失治，寒邪久羁肠间，脉络阻滞，则凝痰胶结，故腹部出现膨隆和包块；寒性收引，瘀血凝痰搏结，阻于肠道，腑气不通，则又出现腹胀，呕逆，大便不行，发为"关格"，寒极生热，日久则正气灼耗，由于"关格"饮食精微又不能得以补充，则出现一派虚寒劳伤之象。

患者由于平素虚弱，命门火衰，不能温脾阳，以致脾肾阳虚，寒凝气滞。治以温补脾肾为主。方用附子，干姜，川椒，温补肾阳，以助脾阳；熟地，山萸肉，白芍，敛阴以和阳，阴中求阳。即《景岳全书》曰："善补阳者，必于阴中求阳，则阳得阴助而生化无穷。"党参，白术，山药，茯苓，健脾补中以助后天之本，阴阳两补，侧重于补阳。初诊因腹胀明显．加木香，莱菔子以行气消胀；二诊因腹胀减，但苔白厚腻，说明中焦寒湿明显，故去木香，莱菔子加苍术，厚朴，燥湿健脾，温中消胀。由于治疗本病始终抓住脾肾阳虚，寒凝气滞，凝痰交结这一病机，立法处方丝丝入扣，所以只服中药30余剂，顽固怪疾，就告痊愈。虽然近期效果满意，但远期疗效及确切的预后如何，尚须继续观察。

邓存国

男，汉族，中共党员，1954年11月出生，宁夏青铜峡市人，主任中医师。1977年10月毕业于宁夏新医学校，1988年7月毕业于安徽中医学院。先后在中滩公社卫生院，青铜峡市中医院从事中医临床工作。1992年6月至1995年2月任市中医院办公室主任，1995年2月至2007年4月任市中医院副院长，从事中医临床工作40多年，先后在《中医杂志》《中国针灸》《新中医》《陕西中医》《四川中医》等国家级核心期刊上发表学术论文40余篇。

自参加工作以来，先后10余次被吴忠市委、市人民政府，吴忠市卫生局，青铜峡市委、市人民政府，市卫生局授予"优秀共产党员""先进工作者""劳动模范""记功奖励"等光荣称号。2015年8月被自治区人社厅、卫计委、财政厅授予"自治区名中医"称号，2015年10月被国家中医药管理局授予"全国基层名老中医"称号。

❀学术思想

1. 中医"辨证"和西医"辨病"相结合

"辨证"是祖国医学分析、辨别、和认识疾病的一种方法。而运用现代先进的医疗技术和化验室检测，对疾病的认识应更加全面，也是传统中医学望诊、切诊的外延和发展。辨证与辨病相结合，互相取长补短，临床可以为中医辨证提供更加准确、客观、有力的依据，还可以掌握疾病的发生、发展、转归和预后，极大地丰富了中医以形态上进行微观辨证的内涵，对于提高中医辨证论治水平和临床治疗效果有着非常重要的临床意义。

2. 脾胃用药，贵在轻灵，性味平和

治疗用药切记"补勿过腻、攻勿太过、寒勿过偏、热勿过燥"。脾与胃相表里，脏腑络属，"脾宜升则健，胃宜降则和"。"腑以通为补、肝以散为补、气以行为补"。胃主受纳，脾主运化，"胃喜柔润、脾喜刚燥"。其纳、运、升、降、润、燥、散、补八字既概括了脾胃的生理特性和喜恶，又体现了治法的内容。在治疗用药过程中，药量要轻、药性宜平、调和为主。慎用香燥、破气攻下、苦寒滋腻之品。使其补而不滞、温而不燥、滋而不腻，治疗上应顺脾胃升降通调的生理功能，病情则自然缓解和痊愈。

3. 注重脾胃，顾护胃气

脾胃为后天之本，气血生化之源，五脏六腑四肢百骸皆禀于脾胃。调理脾胃不应局限于治疗脾胃所独用，在临床各科疾病中都应以脾胃调畅为重点。脾胃居中央属土，在人体属中焦，无论何邪所侵，何脏所损，必将伤及脾胃。脾胃之气的盛衰存亡，对疾病的预后、转归有着极其重要的意义。"有胃气则生，无胃气则死。"故在治疗慢性病时必须首先着注重脾胃，不论何种慢性病，凡有食欲不振或腹胀便溏者，必先调理其脾胃，即使脾胃功能正常者，亦须时时顾护胃气。景岳曰："善治脾胃者，即安五脏也。"《医材绳墨》云："脾胃一虚则脏腑无所禀受，百脉无所交通，气血无所荣养，而为诸病。"故注重脾胃，顾护胃气，气血生化之源不乏，正气恢复，疾病可随之而愈。

❀临床经验

胃痛之病，其病因虽复杂多端，关键是辨证论治，区别缓急，分清虚实，明白寒热。究其病机，则由气滞、寒凝、伤食、湿阻、血瘀、停饮、中虚、

阴亏等引起。故治法必当辨证审因，相机立法。除了精于辨证，合理遣方用药外，还需对病人进行必要的饮食、起居、调护指导和心理的疏导。临床上在运用中医望、闻、问、切四诊外，还需结合现代影像学的诊断，特别是纤维胃镜及病理活检，以及心电图的检查，这对正确诊断，防止漏诊、误诊，提高疗效，减少复发，判定预后是非常重要的。

1. 胃脘痛治疗八法

（1）寒邪客胃　外寒内侵、或过食生冷，寒积胃脘，胃阳不振，气机阻滞。症见胃痛暴作，恶寒喜暖，得温痛减，遇寒则甚，泛吐清水，大便溏薄，小便清长，舌苔白滑，脉象弦紧。

治法：温胃散寒、和胃止痛。

处方：良附丸合理中汤加减。

组成：良姜10g，香附10g，党参10g，白术10g，干姜6g，砂仁5g，炙甘草6g。

加减：脘腹胀满，便溏甚者加厚朴10g，木香6g，苍术10g，以理气除湿散满；泛吐清水较重者加吴茱萸5g，丁香3g以降逆温胃化饮。

（2）饮食停滞　暴饮暴食，饮食过量，或过食生冷、油腻之物，停滞于胃，以致健运失常发生胃痛。症见胃脘胀满，疼痛拒按，嗳腐吞酸，或吐或泻，大便不爽，舌苔黄腻，脉滑有力。

治法：消食导滞，通腑止痛。

处方：保和丸加减。

组成：炒谷麦芽各30g，焦山楂15g，炒神曲15g，鸡内金10g，茯苓10g，陈皮10g，连翘10g，炒莱菔子10g。

加减：气滞腹胀加厚朴10g、木香6g、大腹皮15g行气消胀；口臭便结者去茯苓加枳实10g、槟榔10g、黄连10g清热利湿，消积导滞。

（3）肝气犯胃　情志不舒，或忧思恼怒，郁而伤肝，肝失疏泄，气失条达，横逆犯胃，气机阻滞，故致胃痛。症见胃脘胀痛，连及两胁，痛有定处，嗳气频繁，吞酸嘈杂，屡欲太息，每因情志因素而痛作，大便不畅，苔多薄白，脉象沉弦。

治法：疏肝解郁，行气止痛。

处方：柴胡疏肝散加减。

组成：柴胡10g，香附10g，白芍10g，川芎6g，枳壳10g，陈皮6g，甘草5g。

加减：痛甚者加川楝子10g，元胡10g以加强理气止痛之功；嗳气频繁者加旋覆花10g（包煎），代赭石30g以平上逆之气；脘腹胀甚加厚朴10g，青皮10g理气消胀；吞酸嘈杂合用左金丸。

（4）肝胃郁热　肝气郁结，久而化热，热邪犯胃，胃热气滞，引发胃痛。症见脘部灼痛拒按，痛势急迫，心烦易怒，吞酸嘈杂，口苦口干，大便干结，小便短赤，舌红苔黄，脉象弦数。

治法：清胃泻肝，理气止痛。

处方：化肝煎合左金丸加减。

组成：黄连6g，吴茱萸3g，赤芍10g，香附10g，青皮10g，栀子10g，川楝子10g。

加减：热甚腑实便结者加枳实10g，生大黄6g以通腑泄热；吞酸嘈杂加煅瓦楞子30g（先煎），乌贼骨30g以增强制酸之力；小便短赤者加连翘10g，竹叶6g清利湿热以泻火。

（5）湿热壅滞　外感时邪，或素嗜肥甘辛辣，厚味饮食，烟酒之品，致湿热内蕴，伤脾碍胃，阻遏气机。症见脘腹胀痛，口苦口黏，不思饮食，口出浊气，头身困重，大便秘结或黏滞不爽，小便色黄，苔黄厚腻，脉象滑数。

治法：清热化湿，理气和中。

处方：芩连温胆汤加减。

组成：黄芩10g，黄连6g，陈皮10g，半夏10g，茯苓10g，苏梗10g，白豆蔻3g，石菖蒲10g。

加减：脘痛腹胀甚加枳实10g，厚朴10g，炒莱菔子15g以行气消胀除满；湿热甚者加蒲公英30g，茵陈15g，连翘10g以清中和胃；胃气上逆者加竹茹15g甘寒入胃，清热降逆；大便不爽加生大黄6g通腑导滞。

（6）瘀血停滞　胃为多气多血之腑，初病在气，气滞日久，久病入络，瘀血阻滞。症见胃脘疼痛，痛有定处而拒按，或痛有针刺感，食后痛甚，或见吐血便血，舌质紫黯，脉象细涩。

治法：活血通络，理气止痛。

处方：失笑散合丹参饮加减。

组成：蒲黄10g，五灵脂10g，丹参15g，檀香3g，砂仁5g，炒九香虫10g。

加减：病久中虚加炙黄芪30g，党参15g，当归10g，阿胶10g（烊化）益气补血；痛甚加元胡15g，白芍15g以缓急止痛；出血不止加三七粉3g（冲服），白及10g以化瘀止血；口燥咽干加生地黄10g，沙参10g，麦冬10g，丹皮10g以滋阴凉血。

（7）脾胃虚寒　素体阳虚，中焦虚寒，寒从内生，或饮食不调，过食生冷，导致脾虚不运，胃失通降，气机凝滞，胃痛而发。症见胃痛隐隐，喜温喜按，空腹痛甚，得食痛减，倦怠乏力，神疲懒言，畏寒肢冷，大便溏薄，舌淡苔白，脉细无力。

治法：温阳益气，健脾止痛。

处方：黄芪建中汤加减。

组成：炙黄芪15g，党参15g，炒白术10g，桂枝10g，生姜6g，炙甘草10g，大枣3枚。

加减：泛酸加吴茱萸5g，乌贼骨30g以暖肝温胃制酸；内寒甚去生姜加干姜6g以增强温中散寒之力；呕吐清水加陈皮10g，姜半夏10g，茯苓10g以助运健脾；痛止证缓后宜香砂六君子汤调理。

（8）胃阴亏虚。胃痛日久，郁热伤阴，耗损胃液，阴虚津少，胃失濡养。症见胃痛隐隐，咽干口燥，似饥不欲食，口干不欲饮，大便干结，或手足心热，舌红少津、有裂纹，苔少、或苔净光剥，脉象细数。

治法：养阴生津，益胃止痛。

处方：沙参麦冬汤、益胃汤合芍药甘草汤加减。

组成：北沙参15g，麦冬10g，玉竹10g，生地黄10g，乌梅10g，石斛10g，白芍10g，甘草10g。

加减：大便秘结加全瓜蒌15g，火麻仁15g以润肠通便；纳差不欲食加神曲15g，炒谷麦芽15g，陈皮6g理气消食和胃；心烦少寐者加炒酸枣仁15g、柏子仁10g养心安神

2. 金平良建汤治疗胃脘痛经验

金平良建汤组成：川楝子10g，延胡索10g，苍术10g，厚朴10g，陈皮10g，良姜10g，香附10g，黄芪15g，白芍15g，桂枝10g。

功能：理气止痛、温中散寒、健脾和胃、补中益气。

主治：身体羸瘦，食少倦怠，胃腹胀痛，胸胁不适，大便溏薄，舌质淡，苔薄白，脉沉细。症属寒邪阻滞、肝气犯胃、脾胃虚寒型者优佳。

用法：将上药先用冷水适量浸泡40min，加温煎沸后，再经文火煎30min，取汁250ml，1日1剂，每剂两次，早晚分服。

方义：金平良建汤是以金铃子散、平胃散、良附丸、黄芪建中汤合而为一。此方组方独特，配方严谨，融理气止痛，温中散寒，健脾和胃，补中益气之法于一方。其意用金铃子散疏肝行气止痛；配良附丸温胃散寒、和胃止痛；伍平胃散燥湿运脾、散满除湿；合黄芪建中汤温中补虚、缓急止痛。诸方合用，相辅相成，共奏温胃散寒、疏肝行滞、和胃止痛，温中补虚之功效。

加减：若气滞者加枳壳10g，乌药10g以理气和胃；痞满甚者加半夏10g，莪术10g以除痞散结；脘腹冷痛者加干姜10g以温胃散寒；痛有定处

者加五灵脂10g，丹参10g以化瘀通络止痛；食滞纳呆者加焦三仙10g，鸡内金10g以消食化滞；胃阴虚者去良姜，桂枝加芦根30g，沙参15g以养胃阴；挟湿热者去良姜，桂枝加蒲公英30g，黄芩10g，黄连6g以清利湿热；大便潜血阳性者加海螵蛸15g，白及10g，三七粉6g（冲服）以化瘀止血。

【病例】患者，男，42岁，自诉上腹胀痛时轻时重1年多，饮食稍有不慎即可诱发。曾纤维胃镜检查，诊断为慢性浅表性胃炎，胃黏膜充血水肿，幽门螺旋杆菌检测（+），经服西药和中药治疗，病情时缓时作。经人介绍来诊，诊见形体消瘦，胃脘隐痛，痛时喜按，得温痛减，食少纳呆，时有嗳气，神疲气短，大便溏薄，口泛清涎，舌质淡，苔薄白，脉沉细。证属脾胃虚寒，拟益气健脾，和胃止痛之法，给予自拟金平良建汤加干姜10g，1日1剂，水煎分2次服。连服1周，症状减缓，大便成形，但进食后仍有胀痛，时有嗳气，再加入枳壳10g，半夏10g理气宽中，降气除满。经依上方加减出入10余剂，症状消失，胃纳转佳，继以香砂六君子汤调治两个月，三个月后纤维胃镜复查显示：胃黏膜充血水肿现象消失，幽门螺旋杆菌检测（-），随访1年无复发。

【按语】胃脘痛为临床常见病，多发病。是以上腹胃脘部近心窝处经常发生疼痛为主证的一种疾病。多由寒邪客胃、饮食伤胃、肝气犯胃、脾胃虚弱等因素所致。究其病机，虽病位在胃，但涉及肝脾。胃主通降，以降为顺；肝主疏泄，调畅气机；脾主升清，以升为健。若脾失健运，胃失和降，肝气郁结，疏泄不利，均可直接影响气机通畅。因此胃痛不论寒热虚实，气机阻滞，"不通则痛"是共同的病理特征。故胃痛治疗关键是一个"通"字。清·高士宗《医学真传》曰："通之之法，各有不同，调气以和血，调血以和气，通也；上逆者使之下行，中结者使之旁达，亦通也；虚者补之使通，寒者温之使通，无非通之之法也。若必以下泄为通，则妄矣。"

李卫强

男，1974年3月出生，陕西凤翔县人，教授，硕士研究生导师，中医临床基础系主任，附属回医中医院脾胃（肝胆病）副主任，宁夏医科大学中医脾胃病重点实验室负责人。国家中医药管理局脾胃病重点学科带头人，国家中医药管理局脾胃病重点专科带头人，中华中医药学会脾胃病分会委员，世界中联消化病专业委员会常务理事，中国民族医药学会脾胃病分会理事，吴阶平医学基金会炎症性肠病联盟中医药专业委员会常委，中国中西医结合学会消化病专业委员会脾胃学说创新与应用专委会委员，宁夏中医药学会脾胃病分会副主任委员兼秘书，宁夏中西医结合学会消化病专委会副主任委员。自治区中医药巡讲专家，国家中医药管理局第六批名老中医经验继承人。

主持参与国家自然科学基金项目4项，省部级项目4项，厅局级项目10余项，发表论文50余篇，主编专著6部，专利4项。主要从事本科生及研究生《伤寒论》《金匮要略》《中医经典医籍选读》等课程教学，以及中医药防治消化系统疾病和肝病的临床及实验研究。

❀学术思想

1. 注重肝主疏泄功能，胃黏膜糜烂从肝论治

胃黏膜糜烂是指各种原因引起胃黏膜上皮完整性受损的一种病变。临证中胃黏膜糜烂患者多无药物或食物致胃黏膜糜烂的病史，不表现出任何

不适症状，部分患者可见食欲减退、腹部胀满、腹部化痛、隐痛、嗳气、反酸、烧心或胸骨后烧灼感等症状。中医学中并无"胃黏膜糜烂"的记载，但根据其所表现出的临床症状，可将其归纳在历代文献中记载的胃脘痛、吐酸、嘈杂、纳呆等病证的范畴中。我们研究发现此类病证患者多情绪抑郁或急躁，存在典型的肝失疏泄状况，因此临证中从肝论治取得较好疗效，以下就其机制作以探讨。

（1）肝胃在生理上的相关性　肝胃生理上相互依存，关系密切。①二者经脉相连，如《灵枢·经脉》曰："肝足厥阴之脉……抵小腹，挟胃……。"所以，就经络而言，足厥阴肝经与胃相互连属，经气相通。②肝胃在气机运行上升降相因，《黄帝内经·素问·刺禁论》说："肝生于左，肺藏于右。"即肝为阳主升发，以升发条达为畅，经过脾胃气机斡旋的枢纽，受脾胃之气正常通降的影响，一升一降，保障机体正常的气机循行，维持各自正常的生理功能。同时，肝主疏泄，喜条达，能疏土助运，即《血证论》："木之性主于疏泄，食气入胃，全赖肝木之气以疏泄之，而水谷乃化。"③肝主藏血，脾主生血，共助血脉循行。《内经》曰："中焦受气，取汁，变化而赤，是谓血，……食气入胃，散精于肝，淫气于筋。"因此，脾胃化生血液则肝可得血而藏，肝体得柔而可疏泄气机。

（2）胃黏膜糜烂发病机理　《素问·血气形态篇》中说："夫人之常数，太阳常多血少气，少阳常少血多气，阳明常多气多血，少阴常少血多气，厥阴常多血少气，太阴常多气少血，此天之常数。"因此，阳明胃腑多气多血，正常胃黏膜色红，为气血充沛，血流通畅的表现，研究表明，胃黏膜下丰富的血流量是胃黏膜的重要保护屏障，正常黏膜的血流供应可维持胃黏膜酸碱状态，并中和血液内及回渗细胞内的氢离子，提供黏膜必需的氧、三磷酸腺苷等防御能量，清除黏膜内的弱酸药物（如 NSAID）、乙醇等有害物质，起到很强的黏膜保护作用。

胃黏膜糜烂患者胃镜下常见散在糜烂面，黏膜充血、水肿等。胃黏膜下血流和黏膜防御关系的最重要因素是维持胃黏膜内 pH 呈中性，单位时间内通过黏膜的血流量越多，运走的氢离子越多，促进黏膜酸碱中和，同时血流提供黏膜必需的氧、三磷酸腺苷等防御能量，清除黏膜内的弱酸药物（如 NSAID）、乙醇等有害物质，起到很强的黏膜保护作用。

中医学认为，肝胃在生理上的相关性，也决定了其病理上的相互影响。肝主疏泄，性喜条达而恶抑郁，主调畅情志，《素问·天元纪大论》曰："天有五行御五位，以生寒暑燥湿风；人有五藏化五气，以生喜怒思忧恐。"即表明人体情绪的变化实则是脏腑气化功能变化的表现。因此，临证中因性格内向，情绪抑郁，即《素问·举痛论》说"思则气结"，肝气郁结不畅，疏泄失常，木不疏土；而阳明胃为多气多血之腑，情绪不遂引起木不疏土、胃腑气机壅滞而致血脉瘀滞不循常道，临证出现胃黏膜糜烂出血；或情绪急躁或暴怒，即《素问·举痛论》说："怒则气上，"肝气疏泄太过，下降不及，横逆犯胃，肝胃不和，致胃失和降，胃气上逆，多气多血之阳明胃腑血脉瘀滞不循常道，临证亦可出现胃黏膜糜烂出血。即《临证指南医案》所说："脉弦，心中热，欲呕，不思食，……乃厥阴肝阳，顺乘胃口。"《临证备要·吞酸》说："胃中泛酸，嘈杂有烧灼感，多因于肝气犯胃。"说明一方面在情绪失调、肝失疏泄的应激状态下，ACTH、肾上腺皮质激素大量释放，胃分泌显著增多，胃酸分泌增加，改变了胃黏膜的酸碱状态，胃黏液减少；另一方面通过植物神经使黏膜血管痉挛，加之血容量不足，使胃黏膜血流量减少、缺氧、能量代谢受影响，病变处的肥大细胞释放组胺及5-羟色胺等活性物质，使局部血管扩张、渗出、水肿、并进一步兴奋壁细胞H2受体大量分泌胃酸，导致胃黏膜糜烂。正如叶天士《临证指南医案》所言："木火郁而不泄，阳明无有不受其戕。呃逆恶心，是肝气犯胃，食入卧著，痛而且胀，夜寐不安，亦是胃中不和，泛酸灼心，亦属火化。"

（3）从肝论治胃黏膜糜烂的思路与方法 我们临证研究发现，胃黏膜糜烂患者多性格内向、情绪抑郁或性情急躁，叶天士《临证指南医案》言：

"肝为起病之源，胃为传病之所，醒胃必先治肝，培土必先制木。"临证中主要分为两种类型。

①肝气郁滞、肝胃不和型　临床症见胃脘胀满或伴疼痛，胸闷喜叹息，嗳气，生气后加重，无明显反酸烧心，望诊见面部表情欠自然，气机呆滞不流畅，脉弦等，我们临证多以逍遥散或柴胡疏肝散化裁，加入生大黄3~5g，百合10~15g，生地黄10g，白及10g，生山药20~30g，谷芽15g以疏肝而不伐肝，理气和胃消糜。

②肝火犯胃型　临证以胃痛，反酸、烧心为主，望诊见面部表情多发红或有毛细血管扩张的表现，气机呆滞不灵活，脉弦细等，证属肝火反胃，治以清肝泻火，和胃制酸，方用楝焦芍郁散化裁，药用川楝子、焦栀子、炒白芍、元胡、郁金、干姜、吴茱萸、黄连及生大黄3~5g，百合10~15g，生地黄10g，白及10g，生山药20~30g，谷芽15g等清肝火，平肝气，降胃气，则肝火得散，胃黏膜糜烂渐复。

（4）典型病例

【病例】患者，男，46岁，2018年4月10日初诊，胃镜示：萎缩性胃炎伴胃黏膜糜烂，自诉胃胀，反酸，乏力、纳差，大便不成形，平素性格内向，面部表情较凝滞，笑不自然。舌质淡，苔白厚腻、脉濡细。证属：脾虚湿盛兼肝气犯胃证。方拟：平胃散和柴胡舒肝散化裁，药用苍术12g，厚朴15g，陈皮15g，升麻6g，柴胡6g，枳壳10g，干姜10g，天花粉10g，益智仁20g，生山药30g，代赭石10g，香附10g，木瓜20g，白及10g，生牡蛎20g，炙甘草10g，炒白芍20g，羌活10g，6剂，水煎200ml，分温二服。

4月17日二诊：自诉服药后症状明显缓解，情绪好转，舌质淡，苔白略腻，脉濡细，原方去天花粉，加石菖蒲10g以化湿醒脾，遵《伤寒论·太阴病》"宜四逆辈"之旨，加补骨脂10g，补肾气助脾胃，6剂。后又经几次调理，胃黏膜糜烂消失。

【病例】患者，男，37岁，2018年5月15日初诊，胃镜示：非萎缩性胃炎伴糜烂。自诉胃胀、隐痛、怕凉、反酸，乏力、纳差，大便不成形，舌质淡，苔白厚腻、脉濡细，望诊见面部笑不自然，表情凝滞。证属：寒湿内蕴兼肝气犯胃，方拟正气天香散和逍遥散化裁，药用醋香附10g，紫苏叶10g，高良姜10g，乌药10，陈皮10g，升麻6g，柴胡6g，炒枳壳10g，炒白芍10g，当归10g，淫羊藿10g，吴茱萸6g，白及10g，生山药20g，百合10g，酒大黄3g，炙甘草10g，6剂，水煎200ml，分温二服。

5月22日二诊：自诉服药后胃胀明显缓解，疼痛反酸消失，纳食好转，舌质淡，苔白略腻，脉濡细，原方去酒大黄，加石菖蒲10g、草果10g以化湿醒脾，小茴香10g温散肝肾之寒以助脾胃，6剂。后又经3次调理，胃黏膜糜烂消失。

【病例】患者，女，53岁，2018年8月21日初诊，症见胃胀，怕凉，口苦，口干，多梦易醒，大便干，舌质淡，苔白腻，脉弦细，胃镜示：萎缩性胃炎伴胃黏膜糜烂，B超：甲状腺结节，乳腺增生。望诊见面部表情较凝滞，两颧部发红，证属：肝火犯胃，药用川楝子10g，焦栀子10g，炒白芍20g，元胡10g，郁金10g，干姜10g，吴茱萸8g，黄连6g，生大黄3g，百合15g，生地黄10g，白及20g，生山药30g，谷芽15g，茵陈蒿10g，清肝火，平肝气，降胃气，6剂，水煎200ml，分温二服。

8月28日二诊：自诉服药后胃胀明显缓解，口苦消失，睡眠好转，舌质淡，苔白略腻，脉弦细，改用逍遥丸化裁，配以生大黄3g，百合15g，生地黄10g，白及20g，生山药30g，6剂。后经几次调理，电话随访告知，胃镜检查显示胃黏膜糜烂已消失。

2. 临证肝病证治中善于创新，紧扣疾病根本，提高临床疗效

（1）单纯性胆红素增高症

【病例】患者，男，38岁，记者，2017年5月9日初诊。患者两年前出现两侧胁肋部胀闷不适，伴有晨起口苦，睡眠欠佳，食纳尚可，二便调。在某三甲医院查肝功显示：总胆红素22.1mmol/L，直接胆红素8.1mmol/L，余（－），B超提示：肝胆脾胰未见异常。于多方求诊，治疗效果不理想，患者也非常苦闷。今为求治而来我院门诊。症见：两侧胁肋部胀闷不适，晨起略有口苦，睡眠欠佳，食纳尚可，舌质淡，苔薄白，脉弦细。

中医诊断：胆胀，肝气郁结证。治以疏肝理气消胀。方选柴胡桂枝汤化裁，药用：醋柴胡12g，黄芩8g，桂枝10g，白芍15g，升麻6g，葛根20g，莪术10g，黄芪30g，郁金15g，香附15g，丝瓜络30g，五味子15g，谷芽15g，吴茱萸10g，小茴香10g，炙甘草6g。7剂，水煎服，1日3服。5月13日，患者二诊来诉，肝区胀闷不适明显减轻，心情舒畅，并自书"德高医湛"赠予我们。后守方调理两次而愈。

【按语】单纯性胆红素增高属于中医"黄疸""胆胀"范畴，为临床常见病症，现代医学属于胆汁淤积。《灵枢·胀论》曰："胆胀者，胁下痛胀，口苦，善太息。"单纯性胆红素增高病症多无肝炎等肝胆系统病史，且胆红素多轻度升高，临床中多被认为没有临床意义。但我们认为，《脉经》指出："肝之余气，泄于胆，聚而成精。"即胆汁为肝之余气所化，因此出现此类单纯性胆红素增高即是肝失疏泄致胆汁排泌失常的表现，即心理学中指出的因情绪引起的心身反应到心身疾病的过程，是患者情绪焦虑、抑郁，心理压力较大的表现，其症病位在胆，病机为肝之气机郁滞，疏泄不畅，而致胆失通降，壅而作胀，常随情绪变化而加重或减轻，反复发作。我们指出，临床中常根据患者肝胆气机郁滞轻重程度不同而可见胆汁淤积、胆红素增高，甚则出现胆囊壁毛糙、胆囊炎、胆石症等。故此，我们强调临床中治疗必须疏肝利胆，调畅气机，解郁消胀，顺应肝胆之生理特性，采用柴胡桂枝汤化裁，以醋柴胡、黄芩、郁金、香附、丝瓜络、川楝子、橘核、莪术之属疏泄肝胆气机，活血理气。五味子、白芍酸敛入肝柔肝养肝，肝体得柔则气机舒畅，谷芽则禀春发之性，与肝之体阴用阳相应，疏肝不伤肝，吴茱萸、小茴香温肝助气化；并遵从《金匮要略》"见肝之病，知肝传脾，当先实脾"之训，以桂枝、白芍、升麻、葛根、黄芪、炙甘草健脾补中，调理而愈。

（2）肝硬化

【病例】患者，男，48岁。患者2018年2月出现急性黄疸，伴乏力、纳差，在某院感染科住院诊断为肝硬化，经治后诸症好转。为求进一步诊治3月6日来诊。刻下：全身皮肤、小便及巩膜发黄，纳呆乏力，口干，大便不成形，舌质淡胖，有齿痕，苔白、略厚腻，脉濡细。查ALT305U/L，AST128U/L，TBIL326mmol/L，B超示：肝弥漫性病变，回声增粗，提示肝硬化，既往有乙肝病史，服用恩替卡韦分散片0.5mg，1日1片。

中医诊断：鼓胀，脾虚湿盛证。治以健脾化湿，理气消痞。方药：苍术12g，厚朴20g，陈皮15g，升麻6g，葛根20g，天花粉10g，川牛膝15g，猪苓20g，灵芝30g，鳖甲15g，皂角刺20g，白花蛇舌草30g，茵陈10g，谷芽15g，生山楂20g，神曲15g，水蛭5g，当归20g，生地黄10g，炙甘草10g，五味子10g。7剂，水煎服，1日3服。

3月13日，患者二诊来诉，诸证好转，乏力减轻，遂调方如下：苍术12g，厚朴20g，陈皮15g，升麻6g，葛根20g，丹参20g，赤芍15g，神曲15g，川牛膝15g，猪苓20g，灵芝30g，鳖甲15g，皂角刺20g，枸杞15g，炙黄芪30g，生山楂20g，当归20g，郁金15g，五味子10g。14剂，水煎服，日3服。3月27日复查肝功：ALT112U/L，AST106U/L，TBIL102mmol/L。此后坚持服药治疗，5月15日患者复查B超显示肝血管显示清晰，走行自然，脾大4.1cm，余（－），肝功已显示正常，以香砂六君子丸调理善后。

【按语】肝硬化属中医鼓胀范畴，肝胆属木，脾胃属土，肝木疏土，助其运化之功，脾土营木，成其疏泄之用。因此，我们指出肝脾之间首先是相互依存，其次才是相互制约，肝与胆同司疏泄，共同发挥协助消化的作用，以助脾胃运化水谷，转输精微。再则，脾胃化生气血则肝可得血而藏，肝体得柔，肝疏泄气机之用可发挥，调肝养肝之药亦需脾之运化吸收。若肝体硬化失用，肝木损则承脾土，脾失健运，则出现纳呆乏力，口干便溏，脾脏肿大等临床表现。我们秉承《金匮要略》"见肝之病，知肝传脾，当先实脾"，四季脾旺则不受邪之理论，在鼓胀治疗中重视调理脾胃，以"实脾"为先，培土生木，实脾以治肝。且《金匮要略》指出："黄家所得，从湿得之。"而湿之根源即在于脾。脾气旺盛一则可升清降浊，则湿邪自去；另一方面，气血生化有源，则肝体得养，有助于肝脏修复。

临床中，我们据脾喜燥恶湿之性，多选用平胃散健脾化湿，配以升麻、葛根、炙黄芪、灵芝补气升提之品。从"血不利则为水"之意，取川牛膝、猪苓、丹参、赤芍、郁金等活血利水渗湿。生山楂、神曲助脾胃运化，当归、五味子养肝体，鳖甲、皂角刺软坚散结。此外，我们在调理脾胃的同时，根据《伤寒论》治疗太阴病本证，提出"宜服四逆辈"的指导，临床中多加入枸杞、桑寄生、补骨脂之类补肾健脾，增强中焦运化水湿能力，多获良效。

（3）慢性肝炎致低热脱发

【病例】患者，女，38岁，2015年3月10日初诊既往有乙肝病史，患者低热37~38℃之间，夜间尤甚，面色干黑无泽，脱发，睡眠欠佳，二便尚可。在多家医院检查B超显示肝实质回声增粗，CT及磁共振均无明显发现，乙肝小三阳，肝功显示正常，HBV-DNA<1.0×10³拷贝/ml。低热经多方治疗无明显效果，为此来诊。舌质淡红，苔薄白，脉弦细。

中医诊断为发热，肝肾阴虚证。处方：太子参30g，石斛10g，乌梅炭10g，知母10g，牡丹皮20g，升麻6g，郁金15g，香附10g，鳖甲20g，青蒿10g，生地黄10g，百合20g，黄芪30g，谷芽15g，桑寄生15g，骨碎补15g，杜仲10g。7剂，水煎，分三次服。

二诊来诉，症状减轻，夜间发热明显缓解，偶有发热，要求调方继续治疗。后以此方加鸡血藤30g、当归20g调理月余，已无发热，脱发也已消失，头皮可见新生头发出现。

【按语】患者乙肝病史多年，迁延未愈，湿热疫毒滞留体内，蕴结于肝，耗伤肝阴肝血，以致肝体失养，日久子病及母，肝损及肾，导致肝肾阴虚，症见夜间发热、面色晦暗无光泽、脱发、睡眠差等症，现代医学归因于肝脏功能损伤，肠道菌群失调，同时在肝实质细胞损害的同时，网状内皮系统也遭受损害，其吞噬、杀灭细菌以及对细菌毒素解毒功能均受到抑制而出现的内毒素血症的症状。针对此类情况，我们注重顾护脾胃，保护胃气，即《内经》曰："万物所归，无所复传，复归于土"，"土溉万物"，据胃喜润恶燥之性，在临床中以润降和胃为基础，采用太子参、石斛、乌梅炭润燥养胃和胃，生化气血，配合犀角地黄汤、青蒿鳖甲汤和百合地黄汤之意，用知母、牡丹皮、鳖甲、青蒿、生地黄、百合滋阴清热安神，桑寄生、骨碎补、杜仲补肾填精，可更令母壮子实，肾水足而能涵木，后期配以养肝血之鸡血藤、当归而愈发热、脱发。

（4）慢性乙肝急性发作

【病例】患者，男，27岁，2015年2月17日初诊。患者自诉神疲乏力，口干口苦，纳差，小便略黄，大便尚可，舌质红，苔薄白，脉弦细。实验室检查示：ALT 361 U/L，AST 326 U/L，DBIL 36 mmol/L，余（−），乙肝大三阳，B超提示肝回声弥漫性增粗，HBV–DNA 1.0×10^7 拷贝 /ml。

中医诊断为胁痛，肝郁脾虚兼气阴两虚证。治以疏肝健脾，益气养阴，清解疫毒。处方：太子参20g，乌梅（炭）15g，升麻6g，葛根20g，柴胡10g，黄芩10g，炙黄芪60g，桂枝10g，当归10g，莪术10g，白豆蔻10g，生山楂20g，枸杞10g，灵芝15g，丹参20g，鸡血藤20g，生甘草6g，白花蛇舌草20g，重楼10g，益智仁20g，6剂，水煎分三服，配合服用恩替卡韦0.5mg，每天1次。一周后复诊，乏力等症状减轻，仍感口干，略口苦，调方加太子参至50g，生山楂30g，当归20g，茵陈10g，继服。此后坚持服药，三个月后复查肝功正常，乙肝五项为小三阳，HBV–DNA $< 1.0 \times 10^3$ 拷贝 /ml。以香砂六君子汤化裁调理善后。

【按语】乙肝病毒属温病范畴，与湿温相近，但又别于湿温兼具疫毒特性。明代吴又可在《温疫论》中指出："人病而禽兽不病，究其所伤不同，因其气各异也，知其气各异，故谓之杂气，……适有某气专入某脏腑经络，专发为某病，故众人之病相同，非脏腑经络或为之征也。"我们认为，乙肝病毒侵入机体后伏于膜原，当患者因饮食失节、嗜酒无度、劳逸失常等造成脾胃损伤，正气亏虚、抵抗力下降之时而发病，与现代医学认为乙肝病情的转归与人体免疫功能密切相关的理论相一致。我们指出，《金匮要略》黄疸病篇明确提出，"黄家所得，从湿得之""脾色必黄，瘀热以行"，表明湿瘀热与乙肝的发生密切相关，湿温疫毒胶结，临证中难清难利，且易滞脾遏气，耗伤阴液，致血行不畅而为瘀。湿热疫毒与瘀血相互交结、互为影响，贯穿于乙肝整个病程。但胃气为人体之本，因此，在乙肝治疗过程中，我们注重以扶正抗邪、顾护脾胃为基础，兼以清解疫毒，活血疏肝，临床中乙肝多获转阴。但临证需注意，健脾疏肝要根据肝体阴用阳之性，用药不可过于苦寒，免伤肝脾气机，致少阳之火升发无权，疏泄无力，进而致脾运不健，纳食呆滞等中气斡旋失司、升降乖戾之症，此即辨证虽有理而施治太过，其治亦必无功。

（5）酒精性肝硬化致低热

【病例】患者，女，50岁，2016年4月12日初诊。自诉肝硬化十余年，现夜间发热37.8~38.2℃，白天则体温正常，手足心热，口干，乏力，面色干黑无泽，睡后易醒，大便溏薄，舌质嫩红，有裂纹，苔薄白，脉弦细。既往有类风湿关节炎病史，因服用自制药酒（具体药物不详）后出现酒精性肝硬化。

中医诊断为鼓胀，气阴两虚证。处方：太子参50g，石斛10g，知母10g，牡丹皮10g，乌梅（炭）10g，升麻6g，柴胡8g，郁金10g，鳖甲（先煎）15g，补骨脂10g，青蒿10g，生地黄10g，百合10g，炙黄芪50g，黄精10g，神曲10g，谷芽10g，生山楂15g，骨碎补20g，炙甘草10g。7剂，水煎，分三服。

4月19日，患者二诊来诉，自己中药熬制量较大，每天喝5~6次，现发热37.3℃左右，口干、睡眠差等症好转，乏力减轻，舌质淡嫩，苔薄白，脉弦细。守方调整：太子参60g，石斛10g，乌梅（炭）10g，知母10g，生地黄20g，百合30g，牡丹皮10g，升麻6g，柴胡8g，郁金10g，鳖甲（先煎）15g，补骨脂10g，青蒿10g，炙黄芪60g，神曲10g，谷芽10g，生山楂15g，骨碎补20g，灵芝30g，炙甘草10g。先后以此方加减调理一月余，夜间发热消失。

【按语】《景岳全书·肿胀》指出："少年纵酒无节，多成水鼓。"酒精性肝硬化也是临床中的常见病症。肝硬化患者出现低热，在排除细菌感染的情况下，其可能原因是肝细胞坏死时释放出的蛋白产物进入血液，影响体温调节中枢，或是肝脏解毒功能下降，肠道菌群失调等引起的内毒素血症。我们认为，饮酒过度，易生湿热，滞脾碍胃，且乙癸同源，精血互生，肝病日久，终及于肾，肾虚精亏，形成肝脾肾俱损的病理。因此，临床中肝硬化出现低热多属于中医阴虚内热证候，对其治疗应在顾护脾胃基础上，取滋水涵木法。《四圣心源》指出中气："脾为己土，以太阴而主升；胃为戊土，以阳明而主降。升降之权，则在阴阳之交，是谓中气。胃主受盛，脾主消化，中气旺则胃降而善纳，脾升而善磨，水谷腐熟，精气滋生，所以无病。脾升则肾肝亦升，故水木不郁；胃降则心肺亦降，故金火不滞。""中气衰则升降窒，肾水下寒而精病，心火上炎而神病，肝木左郁而血病，肺金右滞而气病"，"中气者，和济水火之机，升降金木之轴，……医书不解，滋阴泻火，伐削中气，故病不皆死，而药不一生""以故医家之药，首在中气""使中气轮转，清浊复位，却病延年之法，莫妙于此矣"。

因此，我们在临床中以平补中气之太子参、石斛之品，配以升麻、柴胡升提中气，炙黄芪、灵芝、神曲、谷芽、生山楂补气助运，配合青蒿鳖甲汤、百合地黄汤等方药以达脾气健运，肝肾之阴得补之功，治疗肝硬化低热阴虚内热证，临床疗效较佳。

3.《伤寒论》六经辨治应用于乙肝，提高临床疗效

乙型肝炎是一种危害较大的临床常见传染性疾病，发病率高，极易慢性化，且病情缠绵难愈，治疗难取捷效。《伤寒论》虽是一部以阐述外感热病诊治为主的经典著作，但其中不乏杂病辨治，明代方中行指出："论病以辨明伤寒，非谓论伤寒之一病也"。柯韵伯说得尤为明确："原夫仲景之六经，为百病立法，不专为伤寒一科，伤寒杂病，治无二理，咸归六经之节制，六经各有伤寒，非伤寒中独有六经也。"我们在临床中将运用《伤寒论》六经辨证指导乙肝治疗，取得较好疗效。

（1）太阳肝病辨治　现代医学认为，乙型肝炎为免疫介导性疾病，其病情轻重和机体免疫应答状况关系密切，免疫发病原理是乙肝发病的重要机制。中医将乙型肝炎归属于温病范畴，HBV 属"疫毒"之气，临床中不少患者为乙肝携带者，平素正邪平衡，处于免疫耐受状况而不发病。太阳居六经之首，主一身之表，故外邪侵袭，太阳首当其冲，固有"六经藩篱"之称。所以《灵枢·营卫生会》说："太阳主外。"此类患者多素体湿热内蕴，在饮食失当、劳累等机体正气不足的因素诱发下，外邪犯及太阳，正邪相争，营卫失和，正气亏虚，不能抵御外邪，HBV 在机体免疫耐受被打破的情况下大量复制，外邪加之湿热蕴蒸造成急性肝炎的发生。临床症见恶寒、发热等表证，伴有身黄、目黄如橘色，小便不利而色黄，心烦，口渴，身痒，甚见水肿等肝病症状，因此临床中有"感冒加胃炎"时当注意患者肝炎发病之训。此种肝病即属于太阳肝病。

因此，我们结合病证特点，以祛风解表，清利湿热为法，应用《伤寒论》262 条麻黄连连轺赤小豆汤化裁治疗。原文云："伤寒瘀热在里，身必黄，麻黄连翘赤小豆汤主之。"《医宗金鉴·卷四》："伤寒表邪未解，适遇其人阳明素有湿邪，热入里而与湿合，湿热蒸瘀，外薄肌表，身必发黄也。若其人头有汗，小便不利，大便硬，则或清、或下、或利小便，自可愈也。今乃无汗小便利，是里之瘀热未深，表之郁遏犹甚，故用麻黄连翘赤小豆

汤，外发其表，内逐其湿也。"许宏在《金镜内台方议》中曰："伤寒瘀热在里，身必发黄，此盖其人素有湿热，就因伤寒汗不尽，则阳明之经为瘀热所凝，则遍身必发黄。"即太阳伤寒不解，阳明素有内湿，二者相合而致黄疸。综观麻黄连翘赤小豆汤之组方特点，以麻黄、生姜发散太阳寒邪，以梓白皮、赤小豆等通利阳明湿热，可适当加入丹参、赤芍活血化瘀，改善肝脏血液循环；茵陈、虎杖等增强清热利湿退黄之效。

（2）阳明肝病辨治　脾为湿土之脏，胃为水谷之海，脾胃功能失常是内湿产生的根源，《内经》中提出脾喜燥恶湿，湿邪重着黏腻易伤脾胃，故《素问·至真要大论》云："诸湿肿满，皆属于脾。"《金匮要略·黄疸》指出"黄家所得，从湿得之"，"脾色必黄，瘀热以行"，明确指出中医对以黄疸为主要症状的乙肝的认识是以"脾黄学说"立论，即湿热蕴闭于脾，熏蒸脾之本色外露而为黄疸。《金匮要略·黄疸》："谷疸之为病，寒热不食，食即头眩，心胸不安，久久发黄，为谷疸，茵陈蒿汤主之。"明确将此病列为谷疸，即因饮食失当，导致脾胃功能失调，湿邪内生，腑气不降，湿邪无排出途径而致气血运行不畅而发黄，多在乙肝的急性发病期间，临床可见黄疸色鲜明，恶心厌油腻，小便短少黄赤，身倦乏力等，辨证属于阳明肝病，《伤寒论》将其列为阳明发黄证，236条曰："阳明病，发热，汗出者，此为热越，不能发黄也。但头汗出，身无汗，剂颈而还，小便不利，渴引水浆者，此为瘀热在里，身必发黄，茵陈蒿汤主之。"260条曰："伤寒七八日，身黄如橘子色，小便不利，腹微满者，茵陈蒿汤主之。"

湿热发黄往往有一个病机演变的过程，多由湿热蕴结中焦引起，故治以清热利湿、逐瘀退黄为主。茵陈蒿汤为治疗湿热发黄的首选方，以通腑泄迪，荡涤实热为主，大凡湿热交蒸引起的肝病，均可以本方化裁治疗，方中以茵陈蒿清热利湿退黄为主，栀子清三焦邪热而通利水道，大黄通腑泄热、活血退黄。茵陈、大黄、栀子现代药理证明这三味药物均有促进胆汁分泌和松弛奥狄氏括约肌的功效，具有利胆保肝的药理作用。可显著降低转氨酶，抑制肝细胞发炎、肿胀、变性、脂肪变及坏死等作用。其中大黄的通腑泄热与现代医学在乙肝治疗时使用乳果糖类酸化肠道，微泻排除毒素机理相一致。

此外，在乙肝慢性化阶段，还可以见到脾胃阳虚的纳差乏力，舌质淡，脉沉细等证候，我们采用《伤寒论》中的阳明虚寒证的治疗方药吴茱萸汤化裁也多获良效。

（3）少阳肝病辨治　脾为湿土，胆寄相火，湿从脾来，热从胆来，肝、胆、脾关系密切，生理上相辅相成，病理上相互影响，脾失健运则胆失通利，郁而化热，胆失通利则脾失健运，郁而生湿，湿热交蒸，难解难分。脾失健运，胆失通利都可影响肝的疏泄。肝失疏泄也可影响脾的运化和胆的通利。所以肝、胆、脾功能失调是慢性乙肝的基本病理，湿热证候是基本证候。这是临床上经常见到各种证候都可兼有湿热的原因。胆郁气滞，脾失健运临床见口苦，胁肋胀满，纳呆，呕恶，厌油腻，甚至身目发黄，尿黄等胆腑湿热证候，辨证属于少阳肝病。

临床中可以《伤寒论》中小柴胡汤、大柴胡汤等方药来治疗。其中小柴胡汤在《伤寒论》中用于治疗"胁下满痛，面目及身黄，颈项强，小便难者"，《金匮要略·黄疸》治疗"诸黄，腹痛而呕"，该方可疏肝利胆，临床用于治疗慢性乙型肝炎、肝纤维化，疗效持久，可有效提高患者生存质量和治疗效果。此外，在乙肝的慢性化过程中，还可出现患者情绪不畅，胁肋部胀闷不适，食纳一般或纳呆，大便溏薄或黏滞不爽，舌质淡或淡胖，多有齿痕的肝郁脾虚证，临床中我们多选用柴胡桂枝干姜汤治疗；对胃脘部胀满较明显的患者，多以治疗心下痞的柴胡桂枝汤化裁，疏泄肝胆气机，调整中焦斡旋功能以取效。

（4）太阴肝病辨治　太阴脾为湿土之脏，为气机升降之枢纽，脾胃功能失常是内湿产生的根源。薛生白指出："中气实则病在阳明，中气虚则病在太阴。"中气盛衰决定着湿邪的转化，素体中阳偏旺者则邪从热化而病变偏于阳明胃，素体中阳偏虚者则邪从寒化而病变偏于太阴脾。张仲景在《金匮要略·黄疸病脉症并治》中说"见肝之病，知肝传脾，当先实脾"，还指出："脾色必黄，瘀热以行。"《类证治裁·肝气》有："肝木性升散不受遏郁，郁则经气逆，为嗳，为胀，为呕吐，为暴怒胁痛，为胸满不食……皆肝气横决也。"即在乙肝患者肝郁气滞的基础上乘及脾土，致脾升清降浊失常出现脘痞腹胀，纳差便溏，身倦乏力等脾虚证候，乙肝慢性化时间较长者，可出现肝区不适，肝脾肿大，面色黄而晦暗无泽，或黑，舌质紫暗或有瘀点、瘀斑，甚者舌下脉络青紫、迂曲，脉细涩，并可见蜘蛛痣、肝掌，肝功检查则胆红素、球蛋白升高，其原因多由湿热瘀毒结聚肝脾所致，此即太阴肝病。

《伤寒论·太阴病脉证并治》中提出："自利不渴者，属太阴，以其脏有寒故也。当温之，宜四逆辈。"王和安《王和安伤寒论新注》谓："温其中兼温其下宜四逆，但温其中宜理中、吴茱萸，寒结宜大建中汤。湿宜真武汤，渴者宜五苓散，不渴而滑宜赤石脂禹余粮汤。而愚则谓甘草干姜汤、干姜附子汤、茯苓四逆汤诸方，皆可因证选用也。"我们临证中针对脾虚为主的慢性乙肝患者，多选用理中丸化裁，温健中阳，方中干姜温脾阳，祛寒邪；人参补气健脾；白术健脾燥湿；炙甘草益气健脾，在此基础上可加入丹参、黄芪、桂枝、生山楂、灵芝等活血益气之品；此外，还遵从"宜四逆辈"的用药原则，适当加入补骨脂、肉苁蓉、枸杞、桑寄生、杜仲等补肾之品增强脾运，疗效较佳。对于出现肝脾肿大等肝病病证，可以在理中丸基础上配合《金匮要略》鳖甲煎丸或大黄䗪虫丸，或加入生牡蛎、鳖甲、白芷、僵蚕等药物软坚散结、祛风胜湿，攻补兼施，攻不伤正。

（5）少阴肝病辨治　少阴为水火之脏，真阳命火潜藏之处。肾藏精，肝藏血，二者母子相生，精血同源，《张氏医通》曰："气不耗，归精于肾肝而为精，精不泄，归精于肝而为清血。"此言肝血为肾精所化生，厥阴必待少阴之精足方能血充气畅，疏泄条达。正所谓母子相生，精血同源。同时，肝肾经气互通，八脉共隶，张介宾《类经·藏象类》云："肝肾为子母，其气相通也。"指出肝肾通过经气相互灌注而沟通联系。足厥阴肝经与足少阴肾经均循行于身体内侧，并在经脉循行上通过肝、膈、肺、肾相互直接联系；还通过交会于足太阴脾经的三阴交和任脉的关元、中极穴间接联系。肝肾又和奇经八脉密切相关，肝肾同隶奇经，冲任督三脉均起胞中，胞胎为肝肾所主，故有"八脉隶于肝肾"之说。再者肝肾同居下焦，共寄相火，朱丹溪《相火论》云："（相火）见于人者寄于肝肾二部，肝属木，而肾属水也。"因此，慢性乙肝在病程发展过程中可以出现肝损及肾之证，表现为畏寒肢冷，精神疲惫，小腹冷痛，腰膝酸软，腹胀便溏，脉沉弱细等肾阳虚证候；或头晕、目眩，两目干涩，口燥咽干，失眠多梦，五心烦热，胁部隐痛，腰膝酸软等肝肾阴虚证候，此即少阴肝病。

我们临床治疗中，遵从少阴寒化、热化的不同分证，寒化肝病多以五苓散、真武汤或肾气丸随证化裁施治，温阳补肾，助肾气化；针对热化病证，则选用黄连阿胶汤化裁，《伤寒论》中治"少阴病，心中烦，不得卧"，以此促进"心肾相交，水火即济"，方中黄连苦寒入心经以直折君火，黄芩苦寒入肝胆以清相火，白芍酸寒柔肝养血。阿胶、鸡子黄滋助心肾之阴，如此使水升火降，心肾交则诸症自除。亦可以配合二至丸、左归丸、左归饮、寿胎丸等补肾良方为治。

（6）厥阴肝病辨治　厥阴主风木，与胆相表里，下连少阴寒水，上承心包相火，同时厥阴与脾胃关系密切，故厥阴病较为复杂，有些症候相当危重。《伤寒论》326条曰："厥阴之为病，消渴，气上撞心，心中疼热，饥而不欲食，食则吐蛔，下之利不止。"肝主藏血，内寄相火，体阴而用阳，性喜条达而主疏泄。慢性乙肝发展后期，肝之功能损伤较重，一身气机失于疏泄，则影响各个脏腑，可见消渴、心慌心悸、胃痛反酸、腹痛腹泻等诸症。此即现代医学所言，一是肝脏功能失调，影响到内分泌紊乱，出现肝源性糖尿病、胆心病，雌激素灭活障碍见肝掌蜘蛛痣等；二是影响到肠道菌群失调，出现胃痛反酸、腹痛腹泻等诸症；三是一些器质性病变，如肝脾肿大、肝硬化，严重则发展为肝癌。此即厥阴肝病，在病证表现上所以寒热错杂为主。

我们临证治疗上多选用《伤寒论》乌梅丸化裁治疗。方中乌梅酸敛入肝，柔肝养肝，当归温补肝血，肝体得血以养，黄连、黄柏泻肝邪热，干姜、蜀椒温中，正如《金匮要略》所言："夫肝之病，补用酸，助用焦苦，益用甘味之药调之。"同时可随证配合二至丸、失笑散、金铃子散等。若出现肝脾肿大、肝硬化等症状时，选用《金匮要略》大黄䗪虫丸和鳖甲煎丸，寒热并用，攻补兼施，扶正祛邪、消瘀化积。研究表明，鳖甲煎丸与大黄䗪虫丸均可使肝纤维化指标（透明质酸、层粘连蛋白、Ⅳ型胶原、Ⅲ前胶原胺端肽）下降，血流动力学指标（门静脉内径、门静脉平均血流速度、脾静脉内径、脾静脉平均血流速度）改善，两药联合使用效果更加明显。

4.《金匮要略》五脏病之脾胃证治观

脾胃为气血生化之源，五脏皆赖脾胃以养。《素问·经脉别论篇第二十一》曰："食气入胃，散精于肝，淫气于筋。食气入胃，浊气归心，淫精于脉。脉气流经，经气归于肺，肺朝百脉，输精于皮毛。毛脉合精，行气于府，府精神明，留于四脏。"《素问·阴阳应象大论篇第五》亦曰"谷气通于脾，雨气通于肾。六经为川，肠胃为海，九窍为水注之气。"因此，补土派李东垣《脾胃论》指出："九窍者，五脏主之。五脏皆得胃气，乃能通利。""内伤脾胃，百病由生"。《金匮要略》作为治疗杂病之典范，其中张仲景重视脾胃，注重顾护胃气，从脾胃论治五脏病症亦是临证特色。以下就五脏病之脾胃证治观作以探讨。

（1）肝病从脾胃论治　黄元御《四圣心源·劳伤解》曰："脾为己土，以太阴而主升，胃为戊土，以阳明而主降，则在阴阳之交，是谓中气。"强调脾胃位居中焦，脾胃之气一升一降，升降相因，通过气机升降出入，调理各脏腑之协调运转，为五脏六腑气机升降之枢纽。《素问·刺禁论》指出：

"肝生于左，肺藏于右。"肝属木主生发，肺属金主肃降，二者一升一降，共同调节着气机的运行。脾胃作为气机升降之枢纽，直接关系到肝肺气机升降，此如《医圣心源》所言："脾升则肝肾亦升，故乙木不郁；胃降则心肺亦降，故金火不滞，……以中气之善运也。"《名医方论·卷一》提到："肝为木气，全赖土以滋培，水以灌溉，……肝木亦靠脾土灌溉而升。"故脾胃转疏气机作用决定肝肾之气机循序升降。同时，肝疏泄功能之正常发挥，也离不开脾胃化生水谷精微的濡养。因此，肝与脾胃生理上密切相关，肝病从脾胃论治亦是仲景特色。

《金匮要略·脏腑经络先后病脉证》即曰："见肝之病，知肝传脾，当先实脾。"指出从脾治肝的疾病防治思路。《金匮要略·腹满寒疝宿食脉证并治》："趺阳脉微弦，法当腹满，不满者必便难，两胠疼痛，此虚寒从下上也，当以温药服之。"表明脾胃阳虚，气机斡旋失司可致两侧胁肋肝脉所过之处气机不利，出现胀满或疼痛不适，此即脾病而见肝之病，并指出采用小建中汤、理中丸等温药予以治疗。《金匮要略·痰饮病脉证并治》亦有："心下有痰饮，胸胁支满，目眩，苓桂术甘汤主之。"说明在脾胃阳气损伤，阳虚则痰饮内生，停于胃口，土湿木郁，胆经莫降，故胸胁偏支胀满，目珠眩晕，目者神魂之开窍，故眩见于目。苓桂术甘汤中术、甘补中而燥土，苓、桂泻水而疏木。此为内科杂病中从脾治肝之法。

此外，妇人病中亦有从脾治肝之证。如《金匮要略·妇人妊娠病脉证并治第二十》亦有："妇人怀妊，腹中疞痛，当归芍药散主之。"《金匮要略·妇人杂病脉证并治第二十二》："妇人腹中诸疾痛，当归芍药散主之。"此类证候是因妇人脾虚气血生化不足，肝失濡养，加之阴血聚以养胞而气血相对不足，致使肝无血可藏，肝体失于柔顺；同时，脾虚湿邪内蕴，致使肝气疏泄不利而郁滞，则见气机疏泄不利，筋脉失于温养而腹中绵绵作痛，临床上多见产前焦虑症、抑郁症等，治疗上采用健脾益气养血，柔肝缓急止痛之法，白术、苓、泽健脾化湿，当归、芍药、川芎养血柔肝疏肝活血行气利湿。

（2）心病从脾胃论治。脾胃病变可致心病，从脾胃治疗心病亦早已有之。《内经》中即有脾心痛、胃心痛的记载。如《灵枢·厥病》："厥心痛，痛如以锥针刺其心，心痛甚者，脾心痛也，……厥心痛，腹胀胸满，心尤痛甚，胃心痛也。"《杂病源流犀烛·心病源流》："腹胀胸满，胃脘当心痛，上支两胁，咽膈不通，胃心痛也。宜草豆蔻丸、清热解郁汤。"《灵枢·经脉》即指出，"脾足太阴之脉，……上膈，挟咽，连舌本，散舌下；其支者，复从胃别上膈，注心中"。而脾所生病者，就包括舌本痛，烦心，心下急痛等，表明生理上脾之经脉与心通过经脉相连，关系密切，病理上又相互影响。

《金匮要略·胸痹心痛短气脉证并治》中对从脾胃论治心病有详尽阐述："胸痹心中痞，留气结在胸，胸满，胁下逆抢心，枳实薤白桂枝汤主之，人参汤亦主之。"枳实薤白桂枝汤为脾胃气滞，胸中气机不利而致胸闷短气之心病，为调畅胸中气机，振奋心阳，即胸胃同治之举。而人参汤即理中丸，胸痹病，心下痞气，闷而不通者虚也。虚者用人参汤（即理中汤）主之，是以温中补气为主也，由此可知痛有补法，塞因塞用之义也。魏荔彤曰："胸痹自是阳微阴盛矣，心中痞气，气结在胸，正胸痹之病状也。再连胁下之气，俱逆而抢心，则痰饮水气。俱乘阴寒之邪，动而上逆，胸胃之阳气全难支拒矣。……再或虚寒已甚，无敢恣为开破者，故人参汤亦主之，以温补其阳，使正气旺而邪气自消也。"即从脾治心之法。

脾胃脏腑相连，经络相通，燥湿相济，升降相因，从胃治心在《金匮要略》中也有体现。如《胸痹心痛短气脉证并治》曰："胸痹，胸中气塞、短气，茯苓杏仁甘草汤主之，橘枳姜汤亦主之。"橘枳姜汤即从胃治心之法。胸痹胸中急痛，胸痹之重者也；胸中气塞，胸痹之轻者也。胸为气海，一有其隙，若阳邪干之则化火，火性气开不大病痹也。若中焦胃之寒湿阴邪上逆干之则化水，水性气阖，故令胸中气塞短气，不足以息，而为胸痹也。沈明宗曰："邪气阻塞胸膈，肺气不得往来流利，则胸中气塞短气，方用杏仁使肺气下通，以茯苓导引湿下行，甘草和中，俾邪去则痹开而气不短矣，然胸痹乃胸中气塞，土湿寒浊阴气以挟外邪上逆所致，故橘、枳、生姜善于散邪下浊，所以亦主之。"

（3）肺病从脾胃论治 《薛生白医案》指出："脾为元气之本，赖谷气以生；肺为气化之源，而寄养于脾者也。"所以，何梦瑶《医碥》中说："饮食入胃，脾为运行其精英之令，虽曰周布诸脏，实先上输于肺，肺先受其益，是为脾土生肺金，肺受脾之益，则气益旺，化水下降，泽及百体。"所谓肺为主气之枢，脾为生气之源，就是肺与脾在气的生成和输布方面的相互作用。同时，脾肺均能调节水液代谢，《类证治裁》云"盖肺为贮痰之器，脾为生痰之源"。因此，《慎斋遗书》即有"扶脾即所以保肺，土能生金也"，说明从脾治肺之重要。

张仲景在《金匮要略》中亦有从脾治肺之法。如《肺痿肺痈咳嗽上气病脉证治第七》曰："肺痿吐涎沫而不咳者，其人不渴，必遗尿，小便数。所以然者，以上虚不能制下故也。此为肺中冷，必眩，多涎唾，甘草干姜汤以温之。""火逆上气，咽喉不利，止逆下气者，麦门冬汤主之"。清代俞嘉言《医门法律·肺痿肺痈门》指出："肺痿者，其积渐已非一日，其寒热不止一端，总由胃中津液不输于肺，肺失所养，转枯转燥，然后成之"。表明肺痿之成因与中焦虚寒或虚热伤津，肺失温养有关，因此，张璐玉在《张氏医通·肺痿》将其治法概括为"缓而图之，生胃津，润肺燥，下逆气，开积痰，止浊唾，补真气……散风热"七个方面。甘草干姜汤方为理中汤之半，乃辛甘化阳之温补剂，是太阴病方。用辛温之干姜温脾阳，甘草和中。甘草之剂量大于干姜一倍，旨在既扶脾阳，即培土生金之法，以甘草、干姜辛甘温化。而胃热伤阴之虚热灼津成痰，阴伤肺失濡养而痿。因此，以麦门冬汤滋养中焦脾胃之阴液，止逆下气而治肺痿。《金匮要略》中治疗痰饮病的小青龙汤、射干麻黄汤之类，亦以干姜、细辛、生姜之属温脾散寒、化饮止咳，也是仲景从脾治肺饮之法。

（4）肾病从脾胃论治。脾胃为"后天之源"，肾为"先天之根"。脾胃异常与肾病的发生、发展有密切关系。因此，张仲景《金匮要略》中肾病也多从脾胃而治。如《金匮要略·五脏风寒积聚病脉证并治》："肾着之病，其人身体重，腰中冷，如坐水中，形如水状，反不渴，小便自利，饮食如故，病属下焦，身劳汗出，衣里冷湿，久久得之，腰以下冷痛，腹重如带五千钱。"肾者即为阳气不足外受寒湿侵袭的肾之外经病证，即寒湿附着肾经而见腰部寒冷沉重的病证。水盛阴旺，故身体迟重，腰中寒冷，如坐水中。水旺土湿，故反不渴。肾位在腰，自腰以下，阴冷痛楚。土位在腹，水旺侮土，故腹重如带五千钱也。姜甘苓术汤中姜、苓，温中而泻水，术、甘，培土而去湿也。

另外，《金匮要略·水气病脉证并治第十四》也有从脾治疗肾之水肿之法："风水，脉浮身重，汗出恶风者，防己黄芪汤主之，腹痛加芍药。"临证中多为脾胃阳气不足，外邪侵袭而水津运化不利，由脾及肾而水肿。《素问·至真要大论》指出："诸湿肿满，皆属于脾。"《脾胃论》亦有："脾病则下流乘肾。"《景岳全书·肿胀》指出："凡水肿等证，乃脾肺肾三脏相干之病。盖水为至阴，故其本在肾……水惟畏土，故其制在脾……"因此，防己黄芪汤方中以防己、黄芪健脾益气，固表利水，白术补气健脾祛湿，姜、枣、甘草和中调药，脾旺而水肿消退。

纵观以上，张仲景从脾胃治疗五脏病症是其重视脾胃的具体表现，也是后世李东垣《脾胃论》"内伤脾胃，百病由生"之百病脾胃证治观的理论渊源。因此，张仲景五脏病之脾胃证治观值得临床深入研究。

❀脾胃病临证诊疗经验

1. 脾胃病临证用药经验

脾胃病为临床常见疾病，结合文献及临床门诊研究，根据脾胃的生理特性和病理特点，现将脾胃病临床用药特点作以探析。

（1）秉承胃腑特性，注重润降益胃

①胃腑主于通降，用药降气行气　胃腑居于中焦，主受纳腐熟，为气机上下斡旋的枢纽，其气通降正常，则食物下行通畅。《灵枢·五味》："水谷皆入于胃，……谷气津液已行，荣卫大通，乃化糟粕，以次传下。"胃腑保持"通"的状态，有赖于胃气的推动作用，胃气运动特点即"降"。"通"与"降"含义虽不同，但二者关系密切。通，才能降；降，才能保持通。即通与降互为条件、互为因果。只有保持通畅下行，才能气得上下，五脏安定，血脉和利，精神乃居。《伤寒论·阳明病脉证并治》曰："阳明之为病，胃家实是也。"即说明脾胃病证的产生因于胃气郁滞不通，失于和降。胃失通降，胃气传送无力，就会产生胃脘胀满、疼痛、食少等；甚则胃气上逆，出现嗳气、呃逆、呕吐等症。因此，治疗上应遵循胃腑"以通为用，以降为顺"之法则，将"通降胃气"贯穿整个治疗始终。

临床中在辨证基础上可加入行气降气、助胃肠运动之品。行气之品如枳实、枳壳、槟榔、莱菔子等，其中枳实行气助胃肠蠕动之力较好，根据病情可用到30~50g以上。降气药如旋覆花、代赭石、丁香、柿蒂等。旋覆花降气和胃之功较佳，《本草汇言》曰："旋覆花，消痰逐水，利气下行之药也。主心肺结气，胁下虚满，胸中结痰，呕吐，痞坚噫气，或心脾伏饮，膀胱留饮，宿水等证。大抵此剂微咸以软坚散痞，性利下气行痰水，实消伐之药也。"代赭石善镇逆气，降痰涎，其重坠之力可引胃气下行，是治疗胃气不降的首选药，张锡纯善用代赭石，其在《医学衷中参西录》指出该药"能生血兼能凉血，而其质重坠，又善镇逆气，降痰涎，止呕吐，通燥结"，又"治吐衄之证，当以降胃为主，而降胃之药，实以赭石为最效"，可随证配入。"世人只知丹参活血，不知其降胃也"，唐宋教授自创加味丹参饮善行脾胃气滞，重用丹参活血祛瘀兼降胃气，用檀香、广木香、厚朴、枳实、砂仁、红蔻行气宽中降胃，与脾胃气机升降相关的疾病均可以临症加减。

此外，小半夏汤中的半夏、生姜相伍亦有良好的降逆和胃止呕之效，被后世誉为"止呕神方"；竹茹味甘性微寒，可用于胃热呕吐，和降胃气；木香、槟榔也都能行肠胃气滞，降胃降浊，如木香槟榔丸。

②胃腑喜润恶燥，养阴润燥和胃　胃为阳腑，但其发挥腐熟功能要靠胃阴的滋润，故胃喜柔润而恶燥。《临证指南医案·脾胃》即指出："太阴湿土，得阳始运；阳明阳（燥）土，得阴自安。以脾喜刚燥，胃喜柔润也。"《灵枢·营卫生会》指出："中焦如沤。"饮食入胃，必赖胃液浸渍和腐熟；若胃液不足，沤腐难成，则致消化不良诸症。从胃受纳腐熟功能失常的临床表现来看，因胃阴虚而致者，亦每每易见，有学者研究发现慢性萎缩性胃炎及其癌前病变中气阴不足证候尤为明显。胃阴虚临床多见胃脘隐痛，咽干舌燥，纳食减少，或虚痞不食，嘈杂不舒，形体消瘦，神疲乏力，舌质光红或干红少津有裂纹，脉弦细而数，或细数无力等症。临证治疗上应以养阴润燥和胃为主。《临证指南医案·脾胃》指出："所谓胃宜降则和者，非用辛开苦降，亦非苦寒下夺，以损胃气，不过甘平或甘凉濡润以养阴，则津液来复，使之通降而已矣。"临床多施以甘凉柔润或甘寒生津药物之品。近代张锡纯创味薯蓣饮，只用山药一味，称其既能滋阴又能利湿，能补肺肾兼补脾胃，是补脾阴的良药。王道坤教授运用枳壳益胃汤治疗胃肠阴虚，方中多用北沙参、麦冬、玉竹、石斛、生地黄等滋阴药以养阴清胃，常获佳效。我们临床中应用验方蜥蜴胃康方化裁施治，方中太子参药性甘平，益气养阴，石斛、麦冬、乌梅、生山楂酸敛养阴和胃；枳壳行气除胀，防养阴药滋腻滞胃；葛根生津止渴；百合安神养胃，诸药合用，临证多获良效。

（2）脾胃虚损气陷，注重升提中气

脾胃为后天之本，主运化，为人体气机升降之枢纽。脾气之升与胃气之降协调共济、升降相因，则中气冲和条达，清浊各行其道。《脾胃论·天地阴阳生杀之理在升降沉浮》指出："盖胃为水谷之海，饮食入胃，而精气上输脾归肺，以滋养全身，乃清气为天者也。升已而下输膀胱，为传化糟粕而出，乃浊阴为地者也。"通过脾的升清，将饮食水谷之精微，上输心肺，外达四末，濡养周身。同时，藉胃之和降，将糟粕之物排出体外。《灵枢·口问》云："中气不足，溲便为之变。"脾胃受损则影响到升清降浊，引起中气不足或下陷，湿浊内生。李东垣《脾胃论》曰："脾胃之气下流，使谷气不得升浮。"中气不足或下陷常见眩晕、气短乏力、小腹坠胀、泄泻、便溏、大便不成形等。因此，我们临床在脾胃病辨治中据《素问·至真要大论》"下者举之"，治用补中升阳之法，选用具有升清、举陷、补中、益气、发散、温阳等功效的药物，仿《脾胃论》补中益气汤、升陷汤之意，在人参、黄芪补气健脾基础上，配伍升麻3~6g，柴胡3~6g，葛根10~20g等升阳举陷，升举清气，清气升则浊气得除，气机升降有常，中焦运化得健，诸证即除。

（3）脾虚湿邪内生，风药祛风胜湿

《素问·宣明五气论》："心恶热、肺恶寒、肝恶风、脾恶湿、肾恶燥，是谓五恶。"张景岳注："脾属土，其应湿，湿胜则伤肌肉，故恶湿。"正所谓"无湿不成泄"，脾为阴土，易被湿困而伤及脾阳，使其运化无权。《黄帝内经》曰："湿胜则濡泄。"临床可见大便不成形、溏滞黏腻不爽，舌苔白厚腻，胖大舌、齿痕舌等。《黄帝内经》提出风能胜湿，其中"风"多指具有走窜开泄、辛香发散、宣畅气机之药，如藿香、荷梗、紫苏、防风、羌活、藁本、白芷、苍术、厚朴等。《先醒斋医学广笔记·泄泻》载："长夏湿热令行，又岁湿太过，民多病泄。当专以风药，如羌活、防风、升麻、柴胡、白芷之属，必二、三剂，缘风能胜湿故也。"这里提到在泄泻中加入风药，就是取其风药升阳的作用。在治疗慢性泄泻上刘教授经常在甘温药物的基础上加一些祛风升提药，如羌活、独活、柴胡、升麻、葛根等。中气充足，气陷升提，则泄泻自止。李东垣《脾胃论》中云："湿寒之胜，当助风以平之。"多频次使用羌活、独活、防风等风药。临床中多在以平胃散配合健脾补气药物的基础上，酌加羌活、独活、防风、威灵仙、僵蚕等祛风除湿，醒脾健脾，则湿邪易除、脾气得复。其中羌活《本草经疏》曰："羌活性温，辛、苦，气厚于味，浮而升，阳也。手足太阳行经风药，并入足厥阴、少阴经气分。"《本草备要》论羌活："宣。搜风，发表胜湿。"独活祛风，胜湿，散寒，止痛，《神农本草经》云："主风寒所击。"《药性论》曰："治中诸风湿冷。"《汤液本草》中记载防风："足阳明胃、足太阴脾二经之行经药。"《本草纲目》对防风有："三十六般风，去上焦风邪，头目滞气，经络留湿，一身骨节痛。除风去湿仙药。";《日华子本草》："治三十六般风，男子一切劳劣，补中益神……"

临证需注意，因风药性温热、刚燥，治湿虽疗效甚好，但因湿性黏腻，消除较慢，如长时间使用致过分辛燥，往往易耗气伤阴。因此临证用药应谨察阴阳所在而调之，以平为期，理脾而不伤脾、祛湿而不伤阴之旨，达到治病而不伤阴之效。

（4）心胃母子相关，温心健脾理气

心与脾胃部位相邻，心居膈上，为君主之官，脾胃居于膈下，为水谷之海，二者仅一膜之隔。郑寿全《医法圆通》曰"心居膈膜之上，下一寸即胃口，胃口离心不远"。其次心与脾胃功能相系，《杂病源流犀烛》曰："脾也者，心君储精待用之府也……为胃行精液，故其位即在广明之下，与心紧切相承。"《灵枢·经脉》云："心手少阴之脉，起于心中，出属心系，下膈络小肠。"以上均明确指出胃络通心，心胃通过经络相连。脾胃属土，心属火，心与脾胃乃母子相生关系。心与脾胃因其部位相邻、经络相系、五行相生，故此在生理、病理上相互影响。

心者君主之官，主血脉运行，气血运行有赖于心阳温煦推动作用，则诸脏得养。故此脾胃纳运功能，亦有赖于心阳的温煦。张仲景《金匮要略·胸痹心痛短气脉证并治》指出的："胸痹心中痞，留气结在胸，胸满，胁下逆抢心，枳实薤白桂枝汤主之。"则可见心病及脾。一旦心阳不振，温土不及，则可影响脾胃运化致痰饮内停，发生胸闷、气短、纳差、腹痛、腹泻等。此证仲圣治以甘草干姜汤、理中丸、苓术姜甘汤、桂枝人参汤等，多以干姜、炙甘草、桂枝等辛甘心阳温扶脾阳。因此，我们在临床脾胃病的治疗上多遵《灵枢》"胃络通心"理论，心胃相关，胸胃同治，注重温通心阳以助脾运。

临证中在辨证论治基础上，多配合采用张仲景《金匮要略·胸痹心痛短气脉证并治》之法，选用瓜蒌薤白白酒汤、瓜蒌薤白半夏汤、枳实薤白桂枝汤等方剂进行治疗。方中主药栝楼宽胸理气涤痰，薤白温心阳散结气，枳实、厚朴行气除痞，桂枝上以宣通心阳，下以温化中焦阴气。诸药合用，温心通阳，理气健脾，胸胃同治，提高脾胃功能，取效迅捷。

（5）注重温阳补肾，治用四逆之辈

肾为水脏，内寓相火，脾为土脏，土筑为堤，水屯其中，命门火旺必伤脾土；肾为先天之本，脾为后天之本，先天肾精有赖后天脾气滋养和培育，肾命门火衰，则脾土难旺，脾随肾虚，脾胃受病，故《素问·五脏生成》有："肾之合骨也，其荣发也，其主脾也。"张景岳在《景岳全书·杂证谟·脾胃》中指出："盖人之始生，本乎精血之源；人之既生，由乎水谷之养。非精血无以成形体之基，非水谷无以成形体之壮。精血之司在命门，水谷之司在脾胃。故命门得先天之气，脾胃得后天之气也。是以水谷之海，本赖先天为之主，而精血之海，又必赖后天为之资。"即是指脾与肾相互滋生，相互促进。

若肾阳虚弱，不能煦脾，运化失常，会引起腹痛、腹泻等，如《景岳全书·泄泻》指出："肾为胃关，开窍於二阴，所以二便之开闭，皆肾脏之所主，今肾中阳气不足，则命门火衰……阴气盛极之时，即令人洞泄不止。"临床症见黎明前腹部疼痛，肠鸣即泻，泻后则安，形寒肢冷，腰膝酸软，面色㿠白，舌淡苔白，脉细无力。年老体衰或久病伤阳者多见。魏建功等用自制的枳术补肾汤治疗泄泻，方中益智仁、制附片（先煎）温补肾阳，白术、黄芪、甘草健脾益气，调理脾胃；肾阳温，则脾阳健。总观该方，脾肾双治，肾阳为主，以脾阳为辅，其效更彰。

赵献可《医贯》曰："饮食入胃，犹水谷在釜中，非火不熟，脾能化食，全借少阳相火之无形者，在下焦腐熟，始能运化也。"强调欲补太阴脾土，先补肾中少阳相火，因肾火对脾土有温煦作用。许叔微《普济本事方·二神丸》亦指出"肾气怯弱，真元衰劣，自是不能消化饮食，譬如鼎釜之中，置诸米谷，下无火力，维终日米不熟，其何能化？"指出脾的运化功能须有肾火的推动。严用和分析"补真丸"时有"……肾气若壮，丹田火经上蒸脾土，脾土温和，中焦自治，膈开能食矣"。也认为脾土需要肾阳的温煦。

因此要想增强脾胃功能，增强脾胃病治疗效果，必当温阳补肾。《伤寒论·辨太阴病脉证并治》："自利不渴者，属太阴，以其脏有寒故也，当温之，宜服四逆辈。"此处"四逆"是指四逆汤一类温阳补肾的方剂，如通脉四逆汤、茯苓四逆汤、当归四逆汤、肾气丸等，除四逆辈类还有白通汤、干姜附子汤等，方剂组成总不离干姜配附子，以达阳气复用之效。这实则是告诫医者在脾胃病证治疗中要注意通过补肾阳、助肾气以达到提高脾胃运化功能，促进脾胃疾病康复的目的。《医宗金鉴》评论四逆汤能"鼓肾阳，温中寒，有水中暖土之功"。临证用药时可以在补气健脾基础上适当加用附子、肉桂、桂枝、细辛、吴茱萸、小茴香、补骨脂、肉苁蓉等，多获良效。

2. 胃癌的中医药治疗思路与方法

胃癌是临床常见的恶性肿瘤之一，我国每年新增胃癌人数居世界之首，其死亡率居我国所有癌症死亡率的前三位。在中国，胃癌发病率居男性全身恶性肿瘤第二位，女性第四位。研究表明，病变位于黏膜层及黏膜下层早期胃癌的防治，可使患者5年生存率达到90%以上，而转移是影响胃癌患者疗效及预后的主要原因之一，严重威胁着患者的健康和生命。

因胃癌患者早期症状隐匿，目前尚缺乏有效的筛查和治疗方法，虽然化疗、介入等能延缓胃癌病程，但其毒副作用对患者身心伤害较大。且胃癌前病变及早癌诊断也有较大的局限性，加之胃癌发病机制尚不完全清楚，因此，胃癌诊治仍为临床难点之一，积极开展高效低毒的有效药物，特别是中医药抗肿瘤及抑制肿瘤浸润迁移的疗效及机制研究就显示出其重要性和迫切性。

（1）胃癌中医病名认识　胃癌属"胃脘痛""胃痞""噎膈""伏梁""积聚"等范畴，因其当"心下至脐有肿物，犹梁之横架于横膈，甚则呕血"，故《难经·五十五难》称为"伏梁"。《难经·五十六难·论五脏积病》说："心之积，名曰伏梁，起脐上，大如臂，上至心下，久不愈，令人病烦心。"当癌瘤引起贲门狭窄，导致进行性吞咽困难时与"噎膈"相似。癌瘤引起幽门狭窄，或完全梗塞、咽食不畅时，其临床表现与"反胃"相似；癌瘤浸润及周围神经组织，引起疼痛为主者则又与"胃脘痛"相似；癌瘤增大，出现实质性肿块时又似"积聚"。故胃癌在中医学中可属于不同病证。

（2）胃癌中医病因病机认识　我们通过文献及临床研究，认为胃癌病因主要有以下几方面。

①情绪因素　《素问·天元纪大论》曰："人有五脏化五气，以生喜怒悲忧恐。"《脾胃论》亦指出："气者，精神之根蒂也。"表明情绪变化是脏腑气机运行表现于外的征象。中医认为，思虑伤脾，脾伤则气结，气结则津液不能输布，聚而成痰；怒伤肝，肝伤则气郁，气郁则血液不能畅行，积而为瘀。痰瘀互结，壅塞腔道，阻隔胃气，而引起进食噎塞难下，或食人良久反吐。如《素问·通评虚实论》说："隔绝闭塞，上下不通，则暴忧之病也。"指出本病与精神情绪因素有关。《张氏医通》曰："此言噎膈皆起于郁结不舒。胃气不能敷布所致。张鸡峰所谓神思间病是也。"肝气郁滞，常可横逆犯胃侮脾，以致肝胃不和；气郁过久，则可化火伤阴，损及脉络，而见胃病、吐血、便黑等症。《诸病源候论·五噎气候》："恚膈之病，心下苦实满，意辄酢心，食不消，心下积结，牢在胃中……"似于胃癌，从症状来看也体现出与情绪失调关系密切。

②饮食因素　饮酒过度或多食辛香燥热之品，胃内积热，热久伤阴，以致阴液亏损，津枯血燥，瘀热停聚，胃脘干槁而致胃癌。正如《医宗金鉴》对胃癌病因、症状有详细阐述："三阳热结，谓胃、小肠、大肠三府热结不散，灼伤津液也。胃之上口为贲门，小肠之上口为幽门……贲门干枯，

则放出腐化之道路狭隘，故食入反出为翻胃也。"《局方发挥》说："积而久也，血液俱耗，胃脘干槁……其槁在下，与胃为近，食虽可入，难尽入胃，良久复出……日反胃。"《景岳全书·反胃》亦说："以酷饮无度，伤于酒湿；或以纵食生冷，败其真阳……总之无非内伤之甚，致损胃气而然。"此论均表明胃癌的发生与饮食不节关系密切。《医宗必读·反胃噎膈》说："大抵气血亏损，复因悲思忧患，则脾胃受伤，血液渐耗，郁气生痰，痰则塞而不通，气则上而不下，妨碍道路，饮食难进，噎塞所由成也。脾胃损伤，运行失职，不能腐熟五谷，变化精微，朝食暮吐，暮食朝吐，食虽入胃，复反而出，反胃所由成也。"

③Hp 等湿热"虫"毒感染　Hp 等湿热"虫"毒感染，久蕴胃腑则致毒热稽留、脾胃气阴耗损，如《景岳全书》云："凡人之气血犹源泉，盛则流畅，少则壅滞，故气血不虚不滞，虚则无有不滞也。"病久则耗气伤血，胃腑失养，络脉瘀滞，瘤结而成有形之积，胃镜下可见黏膜粗糙，有颗粒样物，病理提示为黏膜增生、肠化，即胃络微型癥瘕的胃癌前病变，重度增生、肠化即为原位胃癌。目前已有2项关于 HIF-1α 和胃肠道间质肿瘤预后关系的研究，得出 HIF-1α 是评价胃癌预后的有效指标 [5-8]。由此可见，HIF-1α 的表达与胃癌发生及浸润迁移关系密切。

现代研究表明，缺氧是实体肿瘤的常见现象，细胞缺血缺氧微环境的改变是胃癌发展过程中的普遍现象，而因细胞生存微环境改变导致上皮间质转化（EMT）发生是胃癌发生及浸润转移的主要原因。血液高凝状态是胃黏膜细胞萎缩变性，乃至癌变的主要因素之一。我们通过检测胃癌前病变患者甲皱微循环研究也表明，在管拌形态、管拌流态、管拌状态方面存在不同程度异常，表明了胃癌前病变患者的血液高凝状态。同时也说明了胃癌前病变存在着络脉瘀滞，胃黏膜下血液的高凝状态，细胞缺血缺氧微环境的改变。

叶天士《临证指南医案》云："经年宿病，病必在络。"清代高斗魁《四明心法》亦指出："膈症之人，其肠胃必枯槁干燥，绝无滑腻稠黏等象，是胃阴亡也。阴亡，地气绝也，地气绝则天气从何处生乎，故多死。"由此可见，胃癌中医主要病机主要在于胃腑气阴损伤，邪毒稽留，血络瘀滞，久则形成积聚，即胃癌。

（3）中医防治胃癌思路与方法

①紧扣本虚标实病性，辨用扶正祛邪之纲领　胃癌发生多因高年体弱，正气亏损，张仲景在《金匮要略·脏腑经络先后病》中指出"五脏元真通畅，人即安和"，强调病症的发生主要因于正气亏损。如《杂病源流犀烛·积聚症瘕痃癖痞源流》："壮盛之人，必无积聚。必其人正气不足，邪气留着，而后患此。"《医宗必读·积聚》："积之成也，正气不足，而后邪气居之。"因此，胃癌的发生因情绪、饮食、Hp 感染等因素，损伤脾胃，致气血痰湿稽留于胃腑，久则凝聚成积聚，即胃癌。因此，胃癌病变中，正气亏损为本，邪毒瘀血胶滞为标，在治疗中要紧扣胃癌本虚标实之病性，扶正培本为主，解毒通络为标，处处照顾正气，辨用扶正祛邪之纲领。临床治疗中，早期因情绪、饮食等损伤胃腑气机，胃气郁滞，失于通降之性，致痰湿瘀毒与正气亏损并存，早期扶正与调理气机相结合，柴平汤化裁为主，健脾疏肝理气消胀。中期痰湿瘀毒渐结成实，积聚渐大，此时当软坚散结兼以扶正，可采用海藻、昆布、生牡蛎、鳖甲之属以软坚散结抗癌。晚期正气耗损加重，癌瘤多以转移，胃气渐竭，此时当顾护胃气为本，可选香砂六君子汤化裁，配以白花蛇舌草、生半夏、山慈菇、露蜂房、蜥蜴解毒抗癌。

②秉承胃腑通降之性，润降益胃解毒通络　我们前期通过文献回顾及临床病例研究表明，胃癌中医主要病机主要在于胃腑气阴损伤，邪毒稽留，血络瘀滞，久则形成积聚，即胃癌。《局方发挥》亦指出："积而久也，血液俱耗，胃脘干槁。其槁在上，近咽之下，水饮可行，食物难入，间或可入，亦不多，名之曰噎。其槁在下，与胃为近，食虽可入，难尽入胃，良久复出，名之曰膈，亦曰反胃。大便秘少，若羊矢然，名虽不同，病出一体。"

《张氏医通》曰："古人指噎膈为津液干枯，故水液可行，干物梗涩，为槁在上焦，愚窃疑之。若果津枯，何以食才下咽，涎随上涌乎？故知膈咽之间，交通之气不得降者，皆冲脉上行，逆气所作也。"以上均表明胃腑尽失润降之性是胃癌重要机制。

因此，我们在三期分证论治的基础上，秉承胃腑通降之性，以润降益胃、解毒通络立法，采用蜥蜴胃康基本方（密点麻蜥、太子参、黄芪、石斛、乌梅、炒白芍、半枝莲、蛇莓、三七、枳壳、甘草等）治疗胃癌前病变及胃癌取得较好疗效。

方中密点麻蜥始载于《中国药用动物志》，属荒漠草原蜥种，味咸、寒，归心、肝经。具有破结散瘀，养血活血，清热解毒之效，《本草纲目》中记载："消水饮阴癀，滑窍破血。"可有效改善胃腑脉络瘀滞，解毒抗癌；实验研究表明密点麻蜥可促进人胃癌 BCG-823 细胞凋亡，干预 P53、Bax、基质金属蛋白酶-9（MMP-9）及 E-cad 蛋白表达水平，有效阻断肿瘤浸润转移。太子参 30~50 g，黄芪 30~50 g 用量较大，意在补中气，促化源，濡养黏膜。半枝莲、三七、蛇莓解毒通络活血、清利湿热；石斛、白芍、乌梅养阴生津和胃，柔肝止痛。枳壳行气通腑除胀，防养阴药滋腻滞胃。全方气阴双补，气血生化有源，并可使毒瘀消散，黏膜得养，阻断癌变。我们实验研究也表明，蜥蜴胃康方可通过影响 P53、Bax 蛋白表达，抑制细胞增殖，促进细胞凋亡，具有较好的抗癌作用。

因此，在胃癌防治研究中，我们基于扶正祛邪、分期辨治的基础上，结合胃癌中医气阴不足、毒瘀交阻的病机与胃黏膜细胞缺血缺氧西医病机一致性，从益气养阴、解毒通络立法施治的思路与方法，可供借鉴。

3. 脂肪肝中医治疗思路

脂肪肝是由多种原因引起的肝脏脂肪代谢紊乱导致肝实质细胞变性和脂肪贮积为特征的临床病理综合征，当肝细胞内脂质蓄积超过肝湿质量的5%，或组织学上每单位面积出现 1/3 以上肝细胞脂变时，称为脂肪肝。随着社会的进步，人们生活方式和饮食结构的改变，脂肪肝的发病率有上升趋势，部分脂肪肝患者可发展为肝纤维化甚至肝硬化，可以认为脂肪肝是肝纤维化及肝硬化的前期病变。目前现代医学对脂肪肝并没有较好的治疗药物，中医药在治疗脂肪肝方面具有较好的疗效。

（1）病因病机

①脾胃失调，痰湿内生　根据其胁肋部胀满或疼痛不适、乏力、多痰等临床表现，可归属于"胁痛""痞证""肥气"等范畴。《灵枢·百病始生篇》中说："肝之积，曰肥气。"肥气即膏脂积蓄之意，是导致脂肪肝直接病理因素；膏脂乃由水谷精微所化生，其生成及输布均依赖于脾胃运化输布。脂肪肝患者大多饮食不节，主要是嗜食肥甘厚味和恣饮醇酒，导致脾胃功能损伤，脾胃不能正常的受纳、腐熟、运化水谷精微，不能升清降浊，胃肠腑气不畅，大便排出不畅或大便不成形，排而不尽感，导致痰湿浊物不排，蓄积体内，久而久之，则可以影响肝气的正常疏泄，出现脂肪肝。张志聪在补注《内经》时指出："中焦之气，蒸津液化，其精微……溢于外则皮肉膏肥，余于内则膏肓丰满。"叶天士在《临证指南医案》中亦云："湿从内生者，必其人膏粱酒醴过度。"过食肥甘厚味，则会"饮食自倍，肠胃乃伤"，产生"膏粱之变"。因肥能生热，甘能壅中，肥甘太过可壅滞中焦，损伤脾胃，化湿生热，炼津为痰，痰湿内蕴，胃肠腑气不通，痰湿积久而变生本病，临证中多数患者出现舌苔白腻，略黄，但口苦却不明显。项凤梅等采用流行病学调查的方法，对518例脂肪肝患者和227例非脂肪肝患者进行中医体质判定及相关体检指标（血生化，肝、胆B超）统计。结果表明，脂肪肝患者各种体质分布：湿热质20.9%，气虚质18.7%，痰湿18.5%，平和质17.6%，阴虚质7.9%，阳虚质5.0%，气郁质4.4%，瘀血质3.1%，阳盛质2.5%，血虚质1.2%，肾虚质0.2%。与非脂肪肝患者比较，脂肪肝患者高血脂的人数比例明显升高（$P < 0.05$）。说明脂肪肝患者中痰湿所占比例较高，痰湿内蕴是脂肪肝的主要病机。

②痰瘀互结 现代医学研究表明，脂肪肝的病理特征是脂质过氧化作用损害肝细胞膜，引起肝脏细胞脂肪变性等。从中医病机来看，主要与痰湿、瘀血互结，肝脾失调，脏腑失养有关。巢元方在《诸病源候论》中指出："诸痰者，此因血脉壅塞，饮水积聚而不消散，故成痰也。"张景岳《景岳全书》中亦曰："痰涎皆本气血，若化失其正，则脏腑病，津液败，而血气即成痰涎。"

痰湿乃因脾胃功能失调而内生，属于阴浊之邪，其产生后可以滞碍阳气，导致阳气运行不畅，不能正常推动血液畅行而为留瘀。中医学认为，津血同源，生理上可以互相化生；在病理上，痰湿、瘀血形成后，可以相互影响。痰湿内蕴而不除，可加重血运不畅，加重瘀血；《金匮要略·水气病》载："师曰：寸口脉沉而迟，沉则为水……妇人则经水不通，经为血，血不利则为水，名曰血分。"瘀血内阻，"血不利则为水"，其必将影响津液输布代谢，加重痰浊产生，即《灵枢·百病始生》云："凝血蕴里而不散，津液涩渗，著而不去而积皆成矣。"研究表明，肝细胞脂肪变性，脂质过氧化正是痰湿、瘀血互结，细胞失养，痹阻肝脏脉络而形成脂肪肝的病理特征。

胡小娟等应用彩色多普勒探讨脂肪肝患者常见中医证型与肝脏彩色多普勒超声血流动力学变化之间的相关性，通过检测70例各常见中医证型的脂肪肝患者的肝右叶最大斜径、肝实质回声、远场回声、膈肌及肝内血管像的清晰度、肝静脉、门静脉血流参数，并与健康对照组比较。结果表明，痰瘀阻络型、痰湿内阻型脂肪肝患者门脉内径增宽，平均血流速度与健康对照组比较减低明显（P＜0.01）；痰瘀阻络型与痰湿内阻型比较，有明显差异（P＜0.01），门脉内径明显增宽，平均血流速度明显减低。有学者临床研究还发现，痰湿证及痰湿夹瘀证患者血液聚集性、黏滞性及凝固性（主要包括血小板、全血黏度、红细胞压积）均升高，而脂肪肝患者全血黏度、血浆黏度、红细胞压积也都显著提高，以痰瘀互结证明显，提示脂肪肝患者有痰湿、瘀血等病理产物的存在，这即说明痰瘀互结在脂肪肝发生中的重要性。此外，蔡建军等研究脂肪肝肝纤维化指标与中医证型的相关性表明，符合临床诊断的脂肪肝患者58例，经中医辨证后分型为脾虚痰湿型、湿热内蕴型、痰瘀互结型，作肝纤维化四项指标检测，以健康人作正常对照组。结果表明，脂肪肝组肝纤维化指标高于正常对照组（P<0.01），说明脂肪肝患者存在不同程度的肝纤维化趋向，提示痰瘀互结可能是脂肪肝向肝纤维化发展的主要病机。

（2）治疗方法

①健脾和胃，升清降浊，通畅腑气　脂肪肝的发病机制首先在于脾胃功能失调，不能升清降浊，胃肠腑气不畅，痰浊不除，膏脂内蕴，滞留肝内为害。故而，脂肪肝治疗上首先要健脾和胃，升清降浊，通畅腑气。脾健则尽其分清泌浊之职，化精微为气血，化水湿为津液，以绝浊脂代谢再生之源。临床中，根据李东垣《脾胃论》中益胃、强胃、升阳健脾之法，用药上多选用柴胡、益智仁、当归身、橘皮、升麻、黄芪、草豆蔻、六曲、人参、草决明、泽泻、石菖蒲、荷叶、薏苡仁之属，强胃升阳；同时，结合焦槟榔、莱菔子、枳实、厚朴等，通畅胃肠腑气，行气通腑化浊。对于痰湿郁久化热者，则可选用萆薢渗湿汤化裁。诸药合用，则脾胃阳气运化强健，腑气通畅而痰湿得除，膏脂得化。

②疏肝理气，化痰通络　肝主疏泄，体阴用阳，其肝阳具有疏泄气机、助脾运化的重要作用。肝调则尽其疏泄气机之用，协调脏腑气化，调控气血津液，以除痰湿脂浊转运紊乱之虞。《素问·阴阳应象大论》"结者散之""疏其血气，令其条达，以平为期"。临证中，我们根据清代医家王旭高治肝之法，在临证中从几个方面进行药物配伍选择：疏肝理气：患者兼以两胁胀闷甚或疼痛者，宜用醋香附、醋柴胡、焦枳实、青皮等。活血通络疏肝：对于病久入络，络脉瘀滞不通者，宜用旋覆花、当归须、桃仁、丝瓜络、橘络等药。柔缓肝气：对于肝气郁滞兼有肝血虚而疏肝有所过之，或者兼有脾胃功能损伤者，当用炒白芍、焦乌梅、五味子、菟丝子、酸枣仁、

山萸肉、焦山楂等酸敛之品柔肝敛肝养肝，配以大枣、炙甘草、枸杞等品。正如《金匮要略》中所言："夫肝之病，补用酸，助用焦苦，益用甘味之药调之。"抑木培土：对于患者情绪不稳，出现肝气乘脾，脘腹胀满不舒，甚或疼痛，可选择痛泻药方化裁为之。温补肝阳：对于肝阳虚有寒，患者出现泛酸、口中多涎沫，小腹冷痛者，宜选用吴茱萸汤化裁。滋补肝阴：用地黄、白芍、乌梅等药。温补肝气：对于肝气不足者，可选用白术、生姜、细辛、杜仲、羊肝等药。

总之，脂肪肝的中医治疗要紧抓病机，健脾疏肝并举，化痰利湿、活血通络兼用，治疗中照顾肝阳，顾护胃气，用药不可过于苦寒，疏泄不可过于峻猛。同时，兼以适当的饮食调理和运动，才可达到事半功倍之效。

4. 慢性乙肝证治思路

慢性乙型肝炎（简称慢乙肝）是一种危害较大的临床常见传染性疾病，发病率高，极易慢性化，且病情缠绵难愈，治疗均难取捷效。往往是利其湿而湿难尽，清其火而火易伏，凉其血而血不清，行其瘀而瘀难消。据统计，全世界无症状乙肝病毒携带者（HBsAg携带者）超过2.8亿，我国约占1.4亿。多数无症状，其中1/3出现肝损害的临床表现。目前我国有乙肝患者约4000万。乙肝在中医学中多以"黄疸""胁痛"等病证论治。我们在乙肝的诊治中，根据中医温病理论及乙肝发病特点，提出疫毒伏邪致病，认为瘀、毒贯穿乙肝整个病程。同时，根据张仲景在《金匮要略》中提出的"若五脏元真通畅，人即安和"的杂病发病理论，在临床治疗中注重证病结合、分型证治，既要化瘀解毒，又要辅助正气、顾护胃气，取得了较好的治疗效果。

（1）对于乙型肝炎中医病机的认识——提倡伏邪致病，瘀毒贯穿始终　乙型肝炎病毒属于祖国医学温病范畴，与湿温相近，但又别于湿温兼具疫毒特性。明代吴又可在《温疫论》中指出："人病而禽兽不病，究其所伤不同，因其气各异也，知其气各异，故谓之杂气……适有某气专入某脏腑经络，专发为某病，故众人之病相同，非脏腑经络或为之征也。"乙型肝炎病毒侵入机体后伏于膜原，这一阶段往往无证可辨，无药可投（相当于潜伏期）；当患者自身正气不足而祛邪无力时，则邪伏膜原时间较长（相当于免疫耐受期），患者无明显症状，成为乙型肝炎病毒携带者。若因饮食失节、嗜酒无度、劳逸失常等原因造成正气亏虚，抗邪无力，则病可从内生，或不慎受外邪侵袭而出现感冒、腹泻等抵抗力下降，脏腑功能失调时，则正气不能与伏于膜原之疫毒之邪相互抗争，邪胜于正，导致乙型肝炎病毒在体内大量复制而发病（相当于免疫清除期），与现代医学认为乙型肝炎病毒侵入机体后能否发病，特别是病情的转归与人体免疫功能密切相关的理论是一致的。

慢性乙型肝炎的主要症状是黄疸，而张仲景在《金匮要略·黄疸病脉证并治》中明确指出："然黄家所得，从湿得之。"说明湿邪是黄疸发生的重要因素。因此说，中医对以黄疸为主要症状的肝病的认识是以"脾黄学说"立论，即湿热迫使脾之本色外露。

脾为湿土之脏，胃为水谷之海，脾胃功能失常是内湿产生的根源，因而湿热疫邪致病其病变的中心在脾胃中焦。薛生白指出，"中气实则病在阳明，中气虚则病在太阴"，中气的盛衰决定着湿热的转化，素体中阳偏旺者则邪从热化而病变偏于阳明胃，素体中阳偏虚者则邪从寒化而病变偏于太阴脾。叶天士《临证指南医案·疸》中亦指出："阳黄之作，湿从火化，瘀热在里，不得胆热液泄，与胃之浊气共并，上不得越，下不得泄，薰蒸遏郁，浸入肺则身目俱黄，热流膀胱，溺色为之变赤，黄如橘子色，阳主明，治在胃。阴黄之作，湿从寒化，脾阳不能化热，胆热为湿所阻，渍于脾，浸淫肌肉，溢于皮肤，色如薰黄，阴主晦，治在脾。"张仲景在《金匮要略·黄疸病脉证并治》中还指出："脾色必黄，瘀热以行。"湿温疫毒难清难利，易滞脾遏气，耗伤津液，致血行不利而为瘀，并与瘀血相互交结，互为影响，贯穿于整个病程之中。叶天士还指出，初病在经，久病入络。慢性乙型肝炎患者湿热缠绵，清利两难，病程较长，久而久之会出现肝区疼痛不适，脾脏肿大，面色黄而晦暗无泽，或黑，舌质紫暗或有瘀点、瘀斑，甚者舌下络脉青紫、迂曲，脉细涩，并可见蜘蛛痣、肝掌，肝功检查则胆红素、球蛋白升高，其原因多由湿热瘀毒结聚肝经，肝气疏泄不利所致。

因此说，瘀毒贯穿在整个乙肝的治疗过程中，乙肝的治疗也即是清热、利湿、化瘀、解毒之法施治的过程。

（2）辨证辨病结合，施以三型分治　慢性乙型肝炎病程中湿、热、瘀、毒、虚交错，邪毒内伏、气血失调贯穿于始终。在临床治疗上，要注重辨证，善于抓住疾病的主要病机，据病因病机及湿温疫毒致病特性，辨证辨病相结合，从不同的证型进行治疗，注重健脾、利湿、活血、解毒药物的选用。同时，在治疗中要注意顾护胃气。

①湿热稽留，瘀毒内结证　湿热蕴结兼瘀毒证是乙肝最常见的症型，多见于乙肝初中期，邪势较盛，彰显湿温毒邪之性，以湿热内阻、中焦脾胃运化失调为主要病机。湿性黏腻，缠绵难去，与热相互交结，如油入面，难清难利，容易引起慢性化。症见胁痛，乏力，纳差，腹胀满，口苦干，口黏，大便溏泄，小便黄，舌淡或红，苔白或黄厚腻，脉缓或濡数。根据张子和"论病首重邪气，治病必先祛邪"，"先论攻其邪，邪去而元气自复"的观点，治疗上以清利湿热为主，兼以祛瘀、解毒，顾护胃气，以《金匮要略》中茵陈蒿汤合平胃散、五苓散化裁，可重用茵陈30～60g，金钱草30～60g。

②气阴两虚，瘀毒内结证　本证多见于乙肝中期，湿热毒邪蕴结日久，耗气伤津，则气阴两虚、瘀毒内结。张仲景《金匮要略》指出："见肝之病，知肝传脾，当先实脾。"肝属木，脾属土，肝木病久则克于脾土，脾胃功能失常，气血生化乏源，不能升清降浊，又会影响肝之藏血、主疏泄之职，土壤贫瘠，树木当然无法生长繁茂，形成恶性循环。本证临床中以脾胃气虚、肝肾阴虚为主，症见胁肋隐痛不适，乏力，五心烦热，头晕，眼睛干涩，腰膝酸软，舌质淡或红，苔薄白或苔少，脉细无力（有些患者无明显症状者，

可归此型）。治疗上以补气滋阴为主，兼以化瘀、解毒，顾护胃气。可选用乌梅丸合资生丸化裁，临床中养阴以女贞子、乌梅、枸杞、石斛、麦冬之清润较为妥当，既能补阴津之不足，又无滋腻碍脾恋湿之弊。补气则可选用太子参、党参、灵芝等平补之剂，并配以云苓、苍术等药以祛湿，利湿同时兼以顾护胃气。

此外，不少慢性乙肝患者还会出现舌体胖大、边有齿痕，腰部酸困乏力、怕冷等肾阳亏损的表现。《素问·脏气法时论》曰："肾者，作强之官，技巧出焉。"故常可加入仙灵脾、枸杞、补骨脂、台乌药等以温肾固本，增强机体正气，提升患者免疫功能的调节和肝功能的恢复，创造有利条件。

③气滞血瘀，瘀毒内结证　本证多见于乙肝中晚期。慢性乙肝病程较长，湿热毒邪肆掠日久，瘀毒结聚于肝脉，肝胆气机疏泄不利，致气滞血瘀，瘀毒内结，此阶段在现代医学中主要是肝细胞损伤后肝星状细胞被激活，继而引起肝脏内纤维结缔组织过度沉积，导致肝脏纤维化，甚者趋向于肝硬化的态势。该证主要症见：胁肋胀满，针刺样疼痛，夜间较甚，或胁下有痞块，面色晦暗无泽，牙龈或鼻腔出血，面部或手、胸部出现赤缕红丝，舌质紫暗或有瘀血斑点，舌底静脉曲张，脉缓或涩滞不畅。治疗上当以行气活血为主，兼以化瘀解毒，顾护胃气。方选膈下逐淤汤化裁，药用丹参、红花、当归、醋柴胡、半枝莲、郁金、熟大黄、生山楂之属。同时，可加入汉防己、皂角刺、鳖甲、土鳖虫、水蛭等品增强破血逐瘀力量，阻止肝纤维化的发展趋势，预防肝硬化。

以上是乙肝治疗的主要证治类型，但是临证中还要注意，健脾疏肝用药不可过于苦寒。在慢性乙肝的治疗中，多以苦寒清利，祛瘀解毒生新立法。但临床中常见到部分患者不仅无效，反而药后病情日重，或者出现腹痛、腹泻、纳呆等他证。究其原因是苦寒清利太过，伤及肝脾气机运动。肝体阴用阳，以疏泄气机为其职，并可助脾运化。肝泄脾升，则一身清气皆升，浊气皆降。苦寒之药虽可清热利湿，易于阻遏肝阳升发之气，致少阳之火升发无权，疏泄无力。同时又会引起脾运不健，致使纳食呆滞等中焦气机斡旋失司、升降乖戾之候，此即辨证虽有理而施治太过，其治亦必无功。

5. 从《脾胃论》看脾胃病的预防学

李东垣《脾胃论》是中医脾胃学说的标志性著作，其在继承《内经》《难经》《伤寒论》等经典理论的基础上结合长期临证实践，提出"人以胃土为本""内伤脾胃，百病由生"的见解，由于东垣认为饮食所伤、情志内伤、外感时邪、劳役过度等是造成疾病的主要因素，所以在胃病的预防与调养中东垣亦非常重视这些因素，如其引《素问·上古天真论》"上古之人，法于阴阳，和于术数，食饮有节，起居有常，不妄作劳，故能形与神俱，而尽终其天年，度百岁乃去。"说明饮食起居之际不可不慎。又如"人之不避大寒伤形，大热伤气，四时节候变更之异气，及饮食失节，妄作劳役，心生好恶，皆令元气不行，气化为火，乃失生夭折之由耳"。（《阴阳升降论》）所以东垣关于胃病预防、调养护理的思想对后世具有重要的影响。

（1）养心神　东垣在《省言箴》中言："气乃神之祖，精乃气之子。气者，精神之根蒂也。大矣哉！积气以成精，积精以全神，必清必静，御之以道，可以为天人矣。有道者能之，予何人哉，切宜省言而已。"指出养神为养生最高境界，有道者行之可以为天人，并谦逊的认为自己修行尚不够，只能做到省言以养气。

而养神的关键是做到远欲，使思维、精神始终保持必清必静。东垣在《远欲》篇举隋珠弹雀的故事说明争名夺利是所得极微而损失很大的愚蠢之举。奉劝人们"安于淡薄，少思寡欲，省语以养气，不妄作劳以养形，虚心以维神，寿夭得失，安之于数，得丧既轻，血气自然谐和，邪无所容，病安增剧？苟能持此，亦庶几于道，可谓得其真趣矣"。

（2）省言　李东垣认为，做不到养神的话就应该省言以养气，所以专门写了《省言箴》。因为"气者，精神之根蒂也"，是精神互相关系的枢纽，而且元气是维护身体健康、发挥各种生理功能的力量源泉，所以"养生当实元气"，而省言即是固气的方法之一。在补脾胃泻阴火升阳汤的方后注中东垣嘱咐"服药讫，忌语话一二时辰许"，可见其把省言视作常规治疗内容之一。

（3）调情志　东垣还认为，心胸宽广，性格开朗，轻常保持愉快的情绪，将有利于胃气。如"凡怒、忿、悲、思、恐、惧，皆损元气。夫阴火之炽盛，由心生凝滞，七情不安故也。"如果"使心无凝滞，或生欢忻，或逢喜事，或天气暄和，居温和之处，或食滋味，或眼前见欲受事，则慧然如无病矣，盖胃中元气得舒伸故也"。（《安养心神调治脾胃论》）

（4）节饮食　东垣引《素问·阴阳应象论》"水谷之寒热，感则害人六腑"，和《素问·痹论》"饮食自倍，肠胃乃伤"。反复阐明饮食所伤是引起胃病的最直接原因即"饮食不节则胃病"（《脾胃胜衰论》），所以饮食有节是预防胃病和胃病调养中的关键因素。在胃病的预防中要注意以下几点。

①饮食的量不要过多，因为"饮食自倍，肠胃乃伤"。

②饮食的寒温要适宜。东垣在《脾胃损在调饮食适寒温》《凡治病当问其所便》中两次引《灵枢·师传篇》"若饮食，热无灼灼，寒无怆怆，寒温中适，故气将持，乃不致邪僻"。强调饮食的寒温会影响胃气的盛衰。

③饮食不能有偏嗜，东垣言"至于五味，口嗜而欲食之，必自裁制，勿使过焉，过则伤其正也。"（《脾胃虚实传变论》）"或大热能食而渴，喜寒饮，当从权以饮之，然不可耽嗜。如冬寒喜热物，亦依时暂食。"（《摄养》）

④饮食忌"淡渗利小便，如白粥、粳米、绿豆、小豆、盐豉之类"，因为"小便数不可更利，况大泻阳气，反行阴道"；禁湿面，防止助热，如食之觉快，勿禁；"忌大咸，助火邪而泻肾水真阴"；忌"大辛味，蒜、韭、五辣、醋、大料物、官桂、干姜之类，皆伤元气"。（《脾胃将理法》）

⑤饮酒不可过多。东垣认为"夫酒者，大热有毒，气味俱阳，乃无形之物也"，饮用过多可导致湿热、虚损之病，针对酒病专门列有葛花解酲

汤、雄黄圣饼子、感应丸三方。但他强调解酒药不可常服，因为"此盖不得已而用之，岂可恃赖日日饮酒，此方气味辛辣，偶因酒病服之，则不损元气，何者？敌酒病也。"(《论饮酒过伤》)

东垣引《十四难》"损其脾者，调其饮食，适其寒温"。指出在胃病治疗关键在饮食调养，所以其在补脾胃泻阴火升阳汤和升阳益胃汤的方后注中详细列明如何调养饮食："服药之时，宜减食，宜美食。"而减食的原因是仲景云："胃胜思汤饼，而胃虚食汤饼者，往往增剧，湿能助火，火旺郁而不通主大热。初病火旺不可食，以助火也。"即胃病时多食可产生新的积滞而化湿助热。"若喜食，初一二日不可饱食，恐胃再伤，以药力尚少，胃气不得转运升发也。须薄滋味之食，或美食，助其药力，益升浮之气，而滋其胃气也，慎不可淡食，以损药力，而助邪气之降沉也"。"若胃气少觉强壮，少食果，以助谷药之力"。劝诫胃病初愈，饮食需逐渐加量，防止胃气再伤。还在黄芪人参汤后嘱咐服药时"不令妨其食，当以意斟酌；若防食则止，候食进，则再服。"

服药后忌"酒、湿面、大料物之类，恐大湿热之物，复助火邪而愈损元气也。亦忌冷水及寒凉淡渗之物及诸果，恐阳气不能生旺也。宜温食及薄滋味，以助阳气"，即不要寒凉淡渗损伤阳气，亦不要湿热之物损伤元气。

"此虽立食禁法，若可食之物，一切禁之，则胃气失所养也，亦当从权而食之，以滋胃也"。表明饮食也应当遵循权衡之法，合理选用。

（5）慎起居　法于四时，起居有常。东垣发挥《素问·阴阳应象论》"寒、暑过度，生乃不固"为"人之不避大寒伤形，大热伤气，四时节候变更之异气……乃失生夭折之由耳。"(《阴阳升降论》)，并且进一步认为不顺四时或起居失常，则有伤于脾胃。其指出"春气温和，夏气暑热，秋气清凉，冬气冷冽……若夫顺四时之气，起居有时，以避寒暑，饮食有节，及不暴喜怒，以颐神志，常欲四时均平，而无偏胜则安。不然，损伤脾胃，真气下溜，或下泄而久不能升，是有秋冬而无春夏，乃生长之用，陷于殒杀之气，而百病皆起；或久升而不降亦病焉。于此求之，则知履端之义矣。"（《天地阴阳生杀之理在升降浮沉之间论》）；《摄养》篇集中讲述了如何使起居有常："忌浴当风，汗当风。须以手摩汗孔合，方许见风，必无中风中寒之疾。遇卒风暴寒，衣服不能御者，则宜争努周身之气以当之，气弱不能御者病。如衣薄而气短，则添衣，于无风处居止；气尚短，则以沸汤一碗熏其口鼻，即不短也。如衣厚于不通风处居止而气短，则宜减衣，摩汗孔令合，于漫风处居止。如久居高屋，或天寒阴湿所遏，令气短者，亦如前法熏之。如居周密小室，或大热而处寒凉气短，则出就风日。凡气短，皆宜食滋味汤饮，令胃调和。夜不安寝，衾厚热壅故也，当急去之，仍拭汗；或薄而不安，即加之，睡自稳也。饥而睡不安，则宜少食；饱而睡不安，则少行坐。遇天气变更，风寒阴晦，宜预避之。"

（6）忌劳倦　正常的劳动和体育锻炼，有助于气血疏通，可使体魄增强。但形体劳役过度，累及脾胃，脾输精气不足，可致困倦无力，嗜卧、泄泻等症发生。即"形体劳役则脾病，脾病则倦惰嗜卧，四肢不收，大便泄泻。脾既病，则其胃不能独行津液，故亦从而病焉"。

此外，东垣认为"阳气者，烦劳则张……故苍天之气贵清净，阳气恶烦劳，病从脾胃生者一也"，即劳倦过度会造成阳气外张而散，从而引起脾胃病。鉴此，他提出"不妄作劳以养形"，如此以预防脾胃疾病的发生。

在服药过程中东垣是权衡劳役之过与不及而运用的。如在升阳益胃汤的方后注中说"可以小役形体，使胃与药得转运升发，慎勿大劳役，使复伤。若脾胃得安静尤佳"。

总之，只有合理的调养护理，胃病才可以得到有效的预防和治疗。